特色穴位注射疗法
——健骨注射液的应用技术
疼痛篇

主编　贾春生　尹宝光

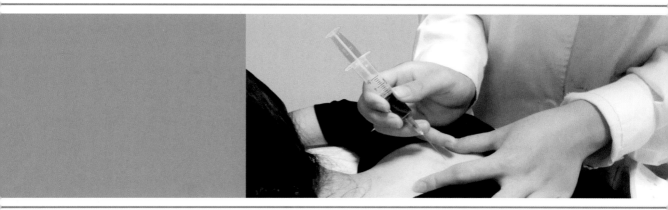

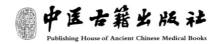
中医古籍出版社
Publishing House of Ancient Chinese Medical Books

图书在版编目（CIP）数据

特色穴位注射疗法：健骨注射液的应用技术.疼痛篇/贾春生，尹宝光主编.—北京：中医古籍出版社，2018.11（2024.7重印）

ISBN 978-7-5152-1781-9

Ⅰ.①特… Ⅱ.①贾… ②尹 Ⅲ.①疼痛—水针疗法 Ⅳ.① R245.9

中国版本图书馆 CIP 数据核字（2018）第 179319 号

特色穴位注射疗法：健骨注射液的应用技术（疼痛篇）

贾春生　尹宝光　主编

责任编辑　孙志波
封面设计　韩博玥
出版发行　中医古籍出版社
社　　址　北京市东城区东直门内南小街 16 号（100700）
电　　话　010-64089446（总编室）　010-64002949（发行部）
网　　址　www.zhongyiguji.com.cn
印　　刷　廊坊市鸿煊印刷有限公司
开　　本　787mm×1092mm　1/16
印　　张　20
字　　数　440 千字
版　　次　2018 年 11 月第 1 版　2024 年 7 月第 4 次印刷
书　　号　ISBN 978-7-5152-1781-9
定　　价　139.00 元

特色穴位注射疗法：健骨注射液的应用技术（疼痛篇）

专家指导委员会

主　任：刘保延　郭　雄

副主任：贾春生　尹宝光　肖　淋　胡　燕　贾世伟

委　员：（按姓氏笔画为序）

冯淑兰　伍国华　刘兴旺　杨　哲　张永臣　陈　勇

姜　楠　墙兴元

编委会

主　编：贾春生　尹宝光

副主编：（按姓氏笔画为序）

冯淑兰　邢海娇　伍国华　刘兴旺　杨　哲　肖　淋　张永臣

陈　勇　陈子龙　武继军　姜　楠　卿时汉　墙兴元　薛平聚

编　委：（按姓氏笔画为序）

王　聪　王丹萍　韦　皓　文舒宁　邓　郡　龙　华　田铁桥

庄子鹏　孙亚涛　李　昆　李冰洁　李茜茜　李俊蕾　李莉娟

杨　路　邱雪丽　何育函　张成龙　陈世杰　陈望龙　陈雷明

林凯勉　胡　萍　骆建宇　黄　强　黄秀明　曾榕颜　谭殷殷

谢敏娇　廖俊茗

秘　书：邢海娇（兼）　黄秀明（兼）

支持单位

中国针灸学会　　河北中医学院　　广州中医药大学　　山东中医药大学

广西南宁百会药业集团有限公司　　广东力恩普医疗服务有限公司

梧州市中医医院（广西中医药大学第六附属医院）

前 言

《特色穴位注射疗法：健骨注射液的应用技术（疼痛篇）》的编写充分汲取了相关专业书籍的编写经验，结合临床实际，既强化了传统针灸理论与技术对临床应用的指导作用，又充分体现了现代医学最新研究理论与成果，完美展示了穴位注射这一具有中西医结合特色疗法的魅力。本书可供中医师、基层临床工作者和中医学、中西医结合、针灸推拿学专业师生参考使用。

本书力求继承与发展相结合，改革和创新为目的，进一步适应我国医疗卫生体制改革和发展的需要。多家编写单位共同组织和参与的全国穴位注射疗法培训班已成功举办数十期，受到广大临床医务工作者的普遍好评和欢迎，应广大学员和临床工作者的热切要求，同时也为促进穴位注射疗法的理论学习、规范操作和技术推广，特编写此书。

本书分为上、中、下三篇，分别论述穴位注射疗法的历史和发展、理论基础、操作规范及注意事项、常用药物、不同部位常见疼痛类疾病的穴位注射治疗等，旨在满足读者临床应用此疗法的实际需要。

本书力求体现科学性、创新性、针对性和实用性。本书的创新点在于：①有较完整、系统的基础理论知识，方便非中医学专业或基层临床工作者学习使用。将中医学理论做了精简的阐述，同时对常用腧穴从定位、主治、操作、解剖层次等方面进行编写，并以腧穴表格形式概括每条经脉所有腧穴，既体现实用性，又体现经络腧穴理论的系统性。②充分体现了现代医学最新研究理论与成果。将与肌肉骨骼疼痛类疾病关系紧密的肌筋膜做了系统阐述，便于读者学习前沿理论知识，应用于临床实际，进一步提高治疗效果。③以广西南宁百会药业集团有限公司生产的健骨注射液作为穴位注射疗法的药物进行专书介绍。健骨注射液以壮药战骨（茎）加工提取而成，具有活血散瘀、强筋健骨、祛风止痛等功效。该药临床应用30余年，治愈疼痛患者无数，临床疗效显著，得到了广大临床工作者和患者的肯定与赞许。以健骨注射液的临床应用经验为基础，进行穴位注射疗法介绍，来源于临床，指导于临床。④以肌肉骨骼疼痛类疾病进行专书介绍，同时按照不同部位疼痛疾病进行分章节论述。穴位注射疗法应用范围广，适用于内、外、妇、儿各科疾病。本书选取临床常见的肌肉骨骼疼痛类疾病进行详细介绍，既满足了广大临床工作者的实际需求，又体现了本书的实用性和针对性的特色。

本书由来自全国多所医药院校、科研院所和企业单位的教授、专家参与编写。在编撰过程中，中国针灸学会、河北中医学院、广州中医药大学、山东中医药大学等单位给予了很大的支持与合作，在此一并表示感谢。同时也感谢广西南宁百会药业集团有限公司、广东力恩普医疗服务有限公司多年来为穴位注射疗法的推广做出的巨大贡献，临床工作的积累也为本书医案的引用奠定了良好的基础。

尽管全体编写人员努力进行了整合和审定，仍难免疏漏。我们诚挚地恳请广大读者和同道们不吝赐教，以便再版时修正提高。

编委会

目　　录

上篇　总论

第一章

穴位注射疗法的历史与发展

特色穴位注射疗法

第一节　穴位注射疗法的形成与发展

穴位注射疗法是以中医基础理论为指导，以激发经络、穴位的治疗作用，结合近代医药学中的药物药理作用和注射方法而形成的一种独特疗法。依据穴位作用和药物性能，在穴位内注入药物以防治疾病，因所注射用的药物绝大多数为液体，又被称为"水针疗法"。

穴位注射疗法始创于 20 世纪 50 年代，在当时蓬勃发展中医现代化的大浪潮下，针灸疗法的研究者和临床工作者在针具、刺激方法、应用范围等方面，都做了很多新的尝试，尤其是针灸疗法与现代医学、现代科技的结合，取得了一定的创造性发现。其中，在当时封闭疗法的广泛应用中，有医生将封闭与针灸疗法结合应用于某些病证的治疗，这种用注射器代替传统的针刺工具，并将药物注射到穴位上的治疗方法，被称为"孔穴封闭"疗法。经临床观察，二者结合后的疗效比单纯使用效果更佳。之后相关研究得到初步整理和报道，20 世纪 60 年代穴位注射疗法得到推广和应用；到 70 年代，穴位注射疗法应用于内、外、妇、儿、皮肤、五官各科的各类疾病治疗；90 年代中期穴位注射疗法采用的穴位从少到多，所用的药物扩大到上百种，治疗的病证也扩大到数百种。

经过几十年的发展，所用药物亦多样化。从临床资料来看，有穴位注药，如中药、西药以及中西药物混合制成的针剂；有穴位注射生理盐水、注射用水及低浓度的葡萄糖溶液等；有注射组织液；有注射氧气、空气等；有将抽取患者的血液注射于穴位上；还有用某种植物油，如花生油、生姜油等进行注射。除此之外，注射的部位及临床治疗的病证也日益增多，使用范围涉及内、外、妇、儿、五官等临床各科。此法既具有传统中医学的治疗特点与作用途径，又具有现代医学的药理作用特点及治疗途径，而且具有操作简便易掌握、治疗时间短、不影响患者正常活动、疗效持久的特点。

穴位注射疗法是依据穴位的功能和药物的作用，采用小剂量中西药注入穴位以治疗疾病的一种方法，是针刺、穴位和药物相结合的一种治疗方法。一方面针刺和药物直接刺激了经络线上的穴位，既有针刺对穴位的机械性刺激，又有药物的化学性刺激，二者协同作用，更有利于对机体的调整；另一方面，注射的药物在穴位处存留一定时间，可延长对穴位的刺激，从而增强穴位的治疗效能，疏通经气，直达病所，充分发挥穴位和药物的协同治疗作用；并且药物本身对穴位的作用亦可通过神经系统和神经体液系统发挥作用，激发人体抗病能力，产生出更大的疗效。

通过采用现代数据挖掘技术，对期刊论文、医籍和医案中有关穴位注射疗法相关数据进行整理和分析统计，其具有不同于传统疗法的规律和特点。第一，在治疗病种应用规律方面，虽然得到广泛应用，但在内科和外科疾病治疗的应用中优势比较明显。相对于其他病种，内科疾病呃逆和外科疾病腰腿痛应用最多。第二，穴位选择和应用规律方面，选用穴位少而精，平均每种疾病选用 4 个穴位；且以近部选穴和远部选穴为主。第三，药物选择和应用规律方面，选用药物数量少，平均每种疾病选用 2 种药物；且药物选择以西药制剂为主，可能由于西药制剂在运用中的药理作用明确，有利于腧穴及其周围局部组织的吸收、转运和代谢有关；单复方药物制剂的选择中，单方药物制剂的选择较多，可能与单方药物对疾病有更好的针对性治疗作用有关。第四，临床疗效方面，穴位注射疗法对各科疾病都有很好的疗效。

第二节 穴位注射疗法的国家标准化制定

GB/T21709《针灸技术操作规范》分为21个部分，其中穴位注射为第6部分。GB/T21709《针灸技术操作规范》是由国家中医药管理局提出，由中国针灸学会负责组织与实施，于2008年4月23日由中华人民共和国国家质量监督检验检疫总局、中国国家标准化管理委员会发布，2008年6月1日，由中国标准出版社出版发行。《针灸技术操作规范 第6部分：穴位注射》（标准编号：GB/T21709.6—2008）规定了穴位注射的术语和定义、操作步骤与要求、操作方法、注意事项与禁忌。本部分适用于穴位注射技术操作，主要起草人为郭长春、刘清国、陈幼楠、武晓冬。

附：穴位注射国家标准

中华人民共和国国家标准（GB/T21709.6—2008）

针灸技术操作规范 第6部分：穴位注射

《针灸技术操作规范 第6部分：穴位注射》项目组

1 范围

GB/T21709的本部分规定了穴位注射的术语和定义、操作步骤与要求、操作方法、注意事项与禁忌。

本部分适用于穴位注射技术操作。

2 规范性引用文件

下列文件中的条款通过GB/T21709的本部分的引用而成为本部分的条款。凡是注日期的引用文件，其随后所有的修改单（不包括勘误的内容）或修订版均不适用于本部分，然而，鼓励根据本部分达成协议的各方研究是否可使用这些文件的最新版本。凡是不注日期的引用文件，其最新版本适用于本部分。

GB/T12346 腧穴名称与定位

GB/T13734 耳穴名称与定位

GB15810 一次性使用无菌注射器

GB15811 一次性使用无菌注射针

中华人民共和国药典

3 术语和定义

下列术语和定义适用于GB/T21709的本部分。

3.1 穴位注射 point injection

以中西医理论为指导，依据穴位作用和药物性能，在穴位内注入药物以防治疾病的方法。

3.2 揣穴 feeling points

用手指以按压、揣摸或循切的方式探索穴位。

3.3 爪切定位 nail-pressing location

以指甲在穴位上按掐一"十"字痕，便于取穴准确。

4 操作步骤与要求

4.1 施术前准备

4.1.1 针具

根据病情和操作部位的需要选择不同型号的一次性使用无菌注射器和一次性使用无菌注射针。一次性使用无菌注射器和一次性使用无菌注射针应分别符合GB15810和GB15811的要求。

4.1.2 药物

4.1.2.1 药物种类

穴位注射疗法常用药物包括中药及西

药肌肉注射剂，注射剂应符合《中华人民共和国药典》的规定。

4.1.2.2 药物剂量

一次穴位注射的用药总量须小于该药一次的常规肌肉注射用量，具体用量因注入的部位和药物的种类不同而各异。肌肉丰厚处用量可较大；关节腔、神经根等处用量宜小；刺激性较小的药物如葡萄糖液、生理盐水等用量可较大；刺激性较大的药物如乙醇，特异性药物如阿托品、抗生素等用量宜小。

在一次穴位注射中各部位的每穴注射量宜控制在：耳穴 0.1 ～ 0.2mL，头面部穴位 0.1 ～ 0.5mL，腹背及四肢部穴位 1 ～ 2mL，腰臀部穴位 2 ～ 5mL。

4.1.2.3 药物浓度

穴位注射用药浓度为该药肌肉注射的常规浓度。

4.1.2.4 药物质量

药物的包装应无破损，安瓿瓶身应无裂缝，药液应无浑浊变色且无霉菌。

4.1.3 体位

选择患者舒适、术者便于操作的治疗体位。

4.1.4 穴位

根据病证选取相应的穴位，穴位的定位应符合 GB/T12346 及 GB/T13734 的规定。

揣穴并爪切定位。当穴位位于关节四周时，牵拉运摇或上下屈伸肢体，活动关节，使穴位开放。

注：操作时用力要柔和，以免皮肤破损。确定穴位后，患者肢体姿势不可随意变换，以防穴位移位或消失。

4.1.5 环境

应注意环境清洁卫生，避免污染。

4.1.6 消毒

术者应用肥皂水清洗双手，继以清水冲净后用 75% 乙醇棉签或棉球擦拭。亦可直接用消毒啫喱干洗双手。

患者注射区域局部用止血钳夹无菌棉球或用无菌棉签蘸取安尔碘，按无菌原则自中心向外旋转涂擦 5cm×5cm 的区域，不留空隙。

4.2 施术方法

4.2.1 取药及穿刺进针

按注射卡或医嘱本仔细核对科别、患者姓名、年龄、药名、浓度、剂量、时间、用法及用药禁忌。从包装中取出注射器，将针头斜面与注射器刻度调到一个水平面旋紧，检查注射器是否漏气。遵医嘱取药，药液吸入针筒后再次核对。将注射器内空气排尽，依据穴位所在的部位、注射器的规格等因素选择不同的持针方式、进针方式及进针角度。

附录 A 给出了各种持针方式、进针方式及进针角度。

术者用前臂带动腕部的力量，将针头迅速刺入患者穴位处皮肤。进针后要通过针头获得各种不同感觉、握持注射器的手指感应及患者的反应，细心分辨出针头在不同组织中的进程情况，从而调整进针的方向、角度。各种针下感觉与操作参见附录 B。

4.2.2 调整得气

针头刺入穴位后细心体察针下是否得气。针尖到达所定深度后若得气感尚不明显，可将针退至浅层，调整针刺方向再次深入，直至患者出现酸、胀的得气反应。

4.2.3 注入药物

患者产生得气反应后回抽针芯，无回血、无回液时即可注入药物。在注射过程中随时观察患者的反应。宜根据治疗的需要选择不同的注射方法，附录C给出了各种注射方法。

4.2.4 出针

根据针刺的深浅选择不同的出针方式。浅刺的穴位出针时用左手持无菌棉签或无菌棉球压于穴位旁，右手快速拔针而出。深刺的穴位出针时先将针退至浅层，稍待后缓慢退出。针下沉紧或滞针时，不应用力猛拔，宜循经按压或拍打穴位外周以宣散气血，待针下感觉轻滑后方可出针。出针后如发现针孔溢液或出血，可用无菌棉签或无菌棉球压迫 0.5～2min。

最后整理用物，嘱患者保持舒适的体位休息 5～10min，以便观察是否出现不良反应。

注射的间隔时间及疗程参见附录D。

5 注意事项

5.1 治疗前应对患者说明治疗的特点和治疗时会出现的正常反应。

5.2 药物应在有效期内使用。

5.3 注意药物的性能、药理作用、剂量及配伍禁忌、不良反应及过敏反应。注射操作均应在药敏试验结束并合格的前提下进行。

5.4 回抽针芯见血或积液时应立即出针，用无菌棉签或无菌棉球压迫针孔 0.5～2min。更换注射器及药液后进行再次注射。

5.5 初次治疗及年老体弱者注射点不应过多，药量亦应酌情减少。

5.6 酒后、饭后及强体力劳动后不应穴位注射。

5.7 体质过分虚弱或有晕针史的患者不应穴位注射。

5.8 孕妇的下腹、腰骶部不应穴位注射。

5.9 耳穴注射应选用易于吸收、无刺激性的药物。注射不应过深，以免注入骨膜内，同时也不应过浅而注入皮内。

5.10 眼区穴位要注意进针角度和深度，不应做提、插、捻、转。

5.11 胸背部穴位注射，应平刺进针，针尖斜向脊柱。

5.12 下腹部穴位注射前应先令患者排尿，以免刺伤膀胱。

6 禁忌

6.1 禁止将药物注射在血管内。

6.2 禁针的穴位及部位禁止穴位注射。

6.3 表皮破损的部位禁止穴位注射。

附录 A（规范性附录）

持针方式、进针方式及针刺方向

A.1 持针

A.1.1 执笔式

如手持钢笔的姿势，以拇指和食指在注射器前夹持，以中指在后顶托扶。适用于各种注射器的操作。

A.1.2 五指握持式

以拇指与其他四指对掌握持注射器。适用于短小或粗径注射器的操作。

A.1.3 掌握式

用拇指、中指、无名指握住注射器，将食指前伸抵按针头，小鱼际抵住活塞；或用同样的方法握持长穿刺针头。主要适用于穿刺、平刺。

A.1.4 三指握持式

拇指在内，食指、中指在外的方法握持注射器，主要适用于进针后的提插操作。

A.2 进针

A.2.1 单手进针法

以执笔式或五指握持式握持注射器，针尖离穴 0.5cm，瞬间发力刺入，多用于短针。

A.2.2　舒张进针法

对于皮肤松弛或有皱纹的部位，可将穴位两侧皮肤用左手拇、食指向两侧用力绷紧，以便进针。操作时注意两指相对用力时要均衡固定皮肤，不能使锁定准的注射点移动位置。然后右手持针从两指之间刺入穴位。多用于腹部和颜面部的穴位进针。

A.2.3　夹持进针法

戴无菌手套或用左手拇、食二指持捏无菌棉球，夹住针身下端，露出针尖，右手握注射器，将针尖对准穴位，在接近皮肤时，双手配合用力，迅速刺入皮肤内。主要用于长针或皮肤致密的部位。

A.2.4　提捏进针法

左手拇、食指按着所要刺入的穴位两旁皮肤，将皮肤轻轻提起，右手持针从捏起部位的前端刺入。多用于皮肉浅薄的部位。

注：各种进针法均要求速刺，手法需熟练。

A.3　针刺方向

A.3.1　直刺法

将针体垂直刺入皮肤，使针体与皮肤成 90°角。适用于人体大多数穴位，浅刺和深刺都可应用。

A.3.2　斜刺法

将针倾斜刺入皮肤，使针体与皮肤成 45°角。适用于骨骼边缘和不宜深刺的穴位，为避开血管、肌腱以及瘢痕组织也宜倾斜进针。

A.3.3　横刺法

又称沿皮刺，是沿皮下进针横刺穴位的方法，针体与皮肤成 15°角。适用于头面、胸背、腹部穴位以及皮肉浅薄处的穴位。在施行透穴注药法时常用。

针下感觉与操作

B.1　患者感觉

麻木感、触电感及放射感，表示刺中神经，术者应退针少许。

B.2　术者感受

B.2.1　弹性阻抗感，表示刺中肌鞘、筋膜层。

B.2.2　硬性阻力感，表示刺中骨膜。

B.2.3　落空感，表示针尖通过组织进入某种空隙或腔隙。在危险区域注射时，该感觉往往提示下面可能有重要脏器，继续进针时应小心谨慎。

B.2.4　致密感，表示刺中韧带。

B.2.5　突破感，表示针尖穿过筋膜、韧带、囊壁或病灶部位。此处上下往往是推注药物治疗的重点部位。

B.2.6　搏动感，表示针尖位于大动脉近旁，当回抽有血时表明刺中血管，应退针调整。

附录 C（规范性附录）

注射方法

C.1　探寻注药法

用于针下有危险或空隙的区域。进针到一定的预警深度，接近危险部位时，暂停进针，改为间断式进针，即停针后推注少许药物试探阻力，如果有阻力，则可再进针少许，再针推药少许试压，如此数次。如果阻力变小或突然消失，则表明已抵达注射部位或已绝对靠近危险部位。注意间断式进针的距离不宜过大，防止直接刺入危险部位。进到预定注射部位后，可用止血钳紧贴表皮夹持固定针身，防止注药时

7

针身滑动刺中危险部位。同时嘱患者固定身体姿势。

注：当针刺危险或重要部位时，为避免造成不必要的损伤和危险，可先进针到与穴位相邻的组织，如骨骼、韧带、神经等处，并以此为参照物测定进针深度、方向和探索周围情况，然后在周围反复试探进针，或根据参照物退针到浅层改变针尖方向再进针，直至所需部位。临床上用于危险和重要部位及穴位的准确注射，有校正进针方向的作用。

C.2 分层注药法

将针刺入穴位深部或病灶反应部位，待得气后推注入大部分药液，然后退针少许，将剩余药液推入以扩大药物的渗透作用层面。注意分清主次层面，主要部位用药较多，次要层面则用药量较少。

C.3 快推刺激法

将针刺入穴位深部或病灶反应部位，待得气后加大压力快速推进药液，加大刺激量。分离粘连一般选用较粗的针径，以便药液快速进入组织，增加内压。如果单纯为了分离粘连，药液剂量可以酌情加大。

C.4 柔和慢注法

将针刺入穴位深部或病灶反应部位，待得气后缓慢柔和地推进药液。

C.5 退针匀注法

针刺到穴位一定的深度或病灶部位，在得气后推注一定量的药物，然后在匀速缓慢退针的同时，均匀地推注药物直至浅部。退针与推药要同步协调，行走成一条直线，保持平稳，推药要有连贯性，不可时断时续。

C.6 透穴注药法

先将针刺入某穴，再将针尖刺抵相邻的另一穴位，推注部分药物，然后在匀速缓慢退针的同时，均匀地推注药物直至浅部。在头面、背部、腹部操作时，多用横刺沿皮透穴，在四肢内外侧或前后侧相对穴位间，可沿组织间隙直透。

附录 D（资料性附录）
注射的间隔时间及疗程

D.1 同一组穴位两次注射间宜相隔 1～3d。

D.2 穴位注射两个疗程间宜相隔 5～7d。

D.3 穴位注射疗法一个疗程的治疗次数取决于疾病的性质及特点，以 3～10 次为宜。

［本规范引自中国标准出版社 2008 年 6 月出版的中华人民共和国国家标准《针灸技术操作规范 第 6 部分：穴位注射》（GB/T21709.6—2008）］

第二章

穴位注射疗法的理论基础

第一节 中医整体观和藏象学说

一、整体观

中医学具有完整的理论体系，在这一独特理论体系中，有两大主要特点：一是整体观念，二是辨证论治。

整体，就是完整性和统一性。整体观念，是中医学关于人体自身的完整性及人与自然、社会环境的统一性认识。

中医学认为人体是一个有机整体，构成人体的各部分之间，在结构上是不可分割的，在功能上是相互协调、相互为用的，在病理上是相互影响的。同时也认识到人体与自然环境、社会环境的重要关系和相互影响，人类在能动地适应自然和改造自然的斗争中，维持着机体正常的生命活动。这种内外环境的统一性和机体自身完整性的思想，即为整体观念。

整体观念包括以下三个方面内容：

1. 人体是有机的整体

人体是由许多组织器官所构成的，脏腑、经络、肢体、孔窍和气血津液等，虽各有不同的生理功能，但都不是孤立的，而是相互联系的。从而形成了一个以五脏为中心，配合六腑，联系五体、五官九窍等的五个生理系统，并通过经络纵横广泛地分布，以贯通内外上下，运行气血津液，滋养并调节各组织器官的活动。从而形成人对自身的有机的整体性认识，并体现于生理、病理和诊治等各个方面。

2. 人与自然环境的统一性

人与自然界存在着密切的关系。人类生活在自然界中，自然界存在着人类赖以生存的必要条件。同时，自然界的变化，

如季节气候、昼夜晨昏、地理环境等的不同，直接或间接地影响人体，而机体则相应地产生反应。属于生理范围内的，即是生理的适应性；超越了这个范围，即是病理性反应。由于人与自然界存在着既对立又统一的关系，所以因时、因地、因人制宜，也就成为中医治疗学上的重要原则。

3. 人与社会环境的统一性

人生活在复杂的社会环境中，其生命活动受到社会环境的影响，因而在生理上可表现为其身心机能和体质特点有一定差异。在病理上，剧烈、骤然变化的社会环境，可破坏原有的生理和心理的协调和稳定，进而引发某些身心疾病或使原发疾病恶化。

二、藏象学说

藏象学说，在中医学理论体系中占有极其重要的地位，对于阐明人体的生理和病理，指导临床实践具有普遍的意义。

藏，是指藏于体内的内脏；象，是指表现于外的生理、病理现象。张景岳在《类经》中说："象，形象也。藏居于内，形见于外，故曰藏象。"藏象学说，是通过对人体生理、病理现象的观察，研究人体各个脏腑的生理功能、病理变化及其相互关系的学说。藏象学说是以脏腑为基础。脏腑是内脏的总称。按照脏腑的生理功能特点，可分为脏、腑、奇恒之府三类：脏，即心、肺、脾、肝、肾，合称为"五脏"；腑，即胆、胃、小肠、大肠、膀胱、三焦，合称为"六腑"；奇恒之府，即脑、髓、骨、脉、胆、女子胞。

五脏的共同生理特点，是化生和贮藏精

气；六腑的共同生理特点，是受盛和传化水谷；奇恒之府，是指这一类腑的形态及其生理功能均有异于"六腑"，不与水谷直接接触，而是一个相对密闭的组织器官，而且还具有类似于脏的贮藏精气的作用，因而称为奇恒之府。

第二章 穴位注射疗法的理论基础

第二节　经络和腧穴理论基础

一、经络总论

经络（meridian and collateral）是人体内运行气血、联络脏腑、沟通内外、贯穿上下的通路，包括经脉和络脉。"经"，有路径的含义，为直行的主干；"络"，有网络的含义，为侧行的分支。经脉以上下纵行为主，系经络的主体部分；络脉从经脉中分出侧行，系经络的细小部分。《灵枢·脉度》指出："经脉为里，支而横者为络，络之别者为孙。"经络纵横交错，遍布全身，是人体重要的组成部分。

经络系统（system of meridians and collaterals）是由经脉与络脉相互联系、彼此衔接而构成的体系。经络系统中有经气的活动。所谓经气（meridian-qi），即经络之气，概指经络运行之气及其功能活动。经络系统将人体的组织器官、四肢百骸联络成一个有机的整体，并通过经气的活动，调节全身各部的机能，运行气血、协调阴阳，从而使整个机体保持协调和相对平衡。

经络系统由经脉和络脉组成，其中经脉包括十二经脉、奇经八脉，以及附属于十二经脉的十二经别、十二经筋、十二皮部；络脉包括十五络脉和难以计数的浮络、孙络等。

（一）十二经脉

十二经脉（twelve meridians）系指十二脏腑所属的经脉，是经络系统的主体，故又称为"正经"。

1. 十二经脉的名称

十二经脉的名称由手足、阴阳、脏腑三部分组成。首先用手、足将十二经脉分成手六经和足六经；凡属六脏及循行于肢体内侧的经脉为阴经，属六腑及循行于肢体外侧的经脉为阳经。根据阴阳消长变化的规律，阴阳又划分为三阴三阳，三阴为太阴、少阴、厥阴，三阳为阳明、太阳、少阳。按照上述命名规律，十二经脉的名称分别为手太阴肺经、手阳明大肠经、足阳明胃经、足太阴脾经、手少阴心经、手太阳小肠经、足太阳膀胱经、足少阴肾经、手厥阴心包经、手少阳三焦经、足少阳胆经、足厥阴肝经。

2. 十二经脉的分布规律

十二经脉左右对称地分布于头面、躯干和四肢，纵贯全身。与六脏相配属的六条阴经（六阴经），分布于四肢内侧和胸腹，上肢内侧为手三阴经，下肢内侧为足三阴经；与六腑相配属的六条阳经（六阳经），分布于四肢外侧和头面、躯干，上肢外侧为手三阳经，下肢外侧为足三阳经。十二经脉在四肢的分布呈现一定规律，具体如下：

按正立姿势，两臂自然下垂、拇指向前的体位，将上下肢的内外侧分别分成前、中、后三条区线。手足阳经为阳明在前、少阳在中、太阳在后；手足阴经为太阴在前、厥阴在中、少阴在后。其中足三阴经在足内踝上8寸以下为厥阴在前、太阴在中、少阴在后，至内踝上8寸以上，太阴交出于厥阴之前。

3. 十二经脉的属络表里关系

十二经脉在体内与脏腑相连属，由于脏腑有表里相合的关系，因此，十二经脉之阴经与阳经亦有明确的脏腑属络和表里关系。阴经属脏络腑，阳经属腑络脏，阴阳配对，这样就在脏腑阴阳经脉之间形成了六组表里属络关系。如手太阴肺经属肺络大肠，与手阳明大肠经相表里；手阳明大肠经属大肠络肺，与手太阴肺经相表里。互为表里的经脉在生理上相互联系，病理上相互影响，治疗上相互为用。

4. 十二经脉循行走向和交接规律

十二经脉的循行走向总的规律是：手三阴经从胸走手，手三阳经从手走头，足三阳经从头走足，足三阴经从足走腹胸。

十二经脉循行交接规律是：①相表里的阴经与阳经在手足末端交接，如手太阴肺经与手阳明大肠经交接于食指端。②同名的阳经与阳经在头面部交接，如手阳明大肠经与足阳明胃经交接于鼻旁。③相互衔接的阴经与阴经在胸中交接，如足太阴脾经与手少阴心经交接于心中。

5. 十二经脉的气血循环流注

十二经脉的气血流注从肺经开始逐经相传，至肝经而终，再由肝经复传于肺经，流注不已，从而构成了周而复始、如环无端的循环传注系统。十二经脉将气血周流全身，使人体不断地得到精微物质而维持各脏腑组织器官的功能活动。

（二）奇经八脉

奇经八脉（eight extra meridians），指别道奇行的经脉，包括督脉、任脉、冲脉、带脉、阴维脉、阳维脉、阴跷脉、阳跷脉，共 8 条，故称奇经八脉。

"奇"有"异"的意思，即奇特、奇异。奇经八脉与十二正经不同，不直接隶属十二脏腑，也无表里配合关系，故称"奇经"，也称"别道奇行"的经脉。奇经八脉中的督脉、任脉、冲脉皆起于胞中，同出于会阴，

而分别循行于人体的前后正中线和腹部两侧，故称为"一源三歧"。督脉可调节全身阳经脉气，故称"阳脉之海"；任脉可调节全身阴经脉气，故称"阴脉之海"；冲脉可含蓄调节十二经气血，故称"十二经之海"，又称"血海"。奇经八脉除带脉横向循行外，均为纵向循行，纵横交错地循行分布于十二经脉之间。奇经八脉的主要作用体现在两方面：其一，沟通了十二经脉之间的联系，将部位相近、功能相似的经脉联系起来，起到统摄有关经脉气血、协调阴阳的作用；其二，对十二经脉气血有着蓄积和渗灌的调节作用，若喻十二经脉如江河，奇经八脉则犹如湖泊。

奇经八脉中的督脉和任脉，各有其所属的腧穴，故与十二经相提并论合称"十四经"。十四经均具有一定的循行路线、病候和所属腧穴，是经络系统中的主要部分。

（三）十五络脉

十二经脉和任、督二脉各自别出一络，加上脾之大络，总计 15 条，称为十五络脉（fifteen collaterals）。十二经脉的别络均从本经四肢肘膝关节以下的络穴分出，走向其相表里的经脉，即阴经别络走向阳经，阳经别络走向阴经。

任脉、督脉的别络以及脾之大络主要分布在头身部。任脉的别络从鸠尾分出后散布于腹部，督脉的别络从长强分出后散布于头，左右别走足太阳经，脾之大络从大包分出后散布于胸胁。此外，还有从络脉分出的浮行于浅表部位的浮络和细小的孙络，分布极广，遍布全身。

四肢部的十二经别络，加强了十二经中表里两经的联系，沟通了表里两经的经气，补充了十二经脉循行的不足。躯干部

的任脉别络、督脉别络和脾之大络，分别沟通了腹、背和全身经气。

（四）十二经别

十二经别（twelve divergent meridians）是十二正经离、入、出、合的别行部分，是正经别行深入体腔的支脉。十二经别多从四肢肘膝关节附近的正经别出（离），经过躯干深入体腔与相关的脏腑联系（入），再浅出于体表上行头项部（出），在头项部，阳经经别合于本经的经脉，阴经经别合于其相表里的阳经经脉（合）。十二经别按阴阳表里关系汇合成六组，故有"六合"之称。

足太阳、足少阴经别从腘部分出，入走肾与膀胱，上出于项，合于足太阳膀胱经；足少阳、足厥阴经别从下肢分出，行至毛际，入走肝胆，上系于目，合于足少阳胆经；足阳明、足太阴经别从髀部分出，入走脾胃，上出于口，合于足阳明胃经；手太阳、手少阴经别从腋部分出，入走心与小肠，上出目内眦，合于手太阳小肠经；手少阳、手厥阴经别分别从所属正经分出，进入胸中，入走三焦，上出耳后，合于手少阳三焦经；手阳明、手太阴经别从所属正经分出，入走肺与大肠，上出缺盆，合于手阳明大肠经。

由于十二经别有离、入、出、合于人体表里之间的特点，不仅加强了十二经脉的内外联系，更加强了经脉所属络的脏腑在体腔深部的联系，补充了十二经脉在体内外循行的不足，扩大了经穴的主治范围。例如，十二经别通过表里相合的"六合"作用，使得十二经脉中的阴经与头部发生了联系，从而扩大了手足三阴经穴位的主治范围。手足三阴经穴位之所以能主治头面和五官疾病，与阴经经别合于阳经而上头面的循行是分不开的。

（五）十二经筋

十二经筋（twelve muscle regions）是十二经脉之气输布于筋肉骨节的体系，是附属于十二经脉的筋肉系统。其循行分布均起始于四肢末端，结聚于关节、骨骼部，走向躯干头面。十二经筋行于体表，不入内脏，有刚筋、柔筋之分。刚（阳）筋分布于项背和四肢外侧，以手足阳经经筋为主；柔（阴）筋分布于胸腹和四肢内侧，以手足阴经经筋为主。足三阳经筋起于足趾，循股外上行结于頄（面）；足三阴经筋起于足趾，循股内上行结于阴器（腹）；手三阳经筋起于手指，循臑外上行结于角（头）；手三阴经筋起于手指，循臑内上行结于贲（胸）。

经筋具有约束骨骼、屈伸关节、维持人体正常运动功能的作用，正如《素问·痿论》所说："宗筋主束骨而利机关也。"经筋为病，多为转筋、筋痛、痹病、口眼歪斜等，针灸治疗多局部取穴而泻之，如《灵枢·经筋》记载："治在燔针劫刺，以知为数，以痛为输。"

（六）十二皮部

十二皮部（twelve cutaneous regions）是十二经脉功能活动反应于体表的部位，也是络脉之气散布之所在。十二皮部的分布区域是以十二经脉在体表的分布范围，即十二经脉在皮肤上的分属部分为依据而划分的，故《素问·皮部论》指出："欲知皮部，以经脉为纪者，诸经皆然。"

由于十二皮部居于人体最外层，又与经络气血相通，故是机体的卫外屏障，起着保卫机体、抗御外邪和反应病证的作用。

（七）经络标本、根结、气街、四海

经络与全身各部的联系是复杂的，经气的运行也是多样的，除了前面所介绍的内容之外，还有标本、根结、气街、四海等理论。掌握这些理论，可以加深对经络分布及经气运行特殊规律的认识，从而有效地指导针灸临床实践。

"标本"（root and branch of meridian）主要指经脉腧穴分布部位的上下对应关系。"标"原意是树梢，引申为上部，与人体头面胸背的位置相应；"本"是树根，引申为下部，与人体四肢下端相应。十二经脉均有"标"部与"本"部。如足太阳之本，在跟以上5寸中，穴为跗阳，其标在两络命门（目），穴为睛明。

"根结"（position of starting and ending of meridian-qi）指经气的所起与所归，反映出经气上下两极间的关系。"根"指根本、开始，即四肢末端的井穴；"结"指结聚、归结，即头、胸、腹部。《标幽赋》指出："更穷四根三结，依标本而刺无不痊。"这里的"四根三结"意为十二经脉以四肢为"根"，以头、胸、腹三部为"结"。

标本根结的理论补充说明了经气的流注运行状况，即经气循行的多样性和弥散作用，强调了人体四肢与头身的密切联系，进一步说明四肢肘膝以下的腧穴治疗远离部位的脏腑及头面五官疾病的原理。

气街（qi thorough fare）是经气聚集运行的共同通路。《灵枢·卫气》记载："请言气街：胸气有街，腹气有街，头气有街，胫气有街。"《灵枢·动输》又指出："四街者，气之径路也。"说明了头、胸、腹、胫部有经脉之气聚集循行的通路。《灵枢·卫气》对气街有较详细记载："故气在头者，

止之于脑。气在胸者，止之膺与背俞。气在腹者，止之背俞，与冲脉于脐左右之动脉者。气在胫者，止之于气街，与承山踝上以下。"由此可见，气街具有横向为主、上下分部、紧邻脏腑、前后相连的特点，横贯脏腑经络，纵分头、胸、腹、胫是其核心内容。气街理论从另一角度阐述了经气运行的规律，为临床配穴提供了理论依据。

四海（four seas）即髓海、血海、气海、水谷之海的总称，为人体气血精髓等精微物质汇聚之所。"海"是江河之水归聚之处。经络学说认为十二经脉内流行的气血像大地上的水流一样，如百川归海，故《灵枢·海论》指出："人有髓海，有血海，有气海，有水谷之海，凡此四者，以应四海也。"四海的部位与气街的部位类似，髓海位于头部，气海位于胸部，水谷之海位于上腹部，血海位于下腹部，各部之间相互联系。四海主持全身的气血、津液。脑部髓海为元神之府，是神气的本源，脏腑经络活动的主宰；胸部为气海，宗气所聚之处，贯心脉而行呼吸；胃为水谷之海，是营气、卫气的化源之地，即气血生化之源；冲脉为十二经之海，起于胞宫，伴足少阴经上行，为十二经之根本，三焦原气之所出，乃人体生命活动的原动力，又称"血海"。四海理论进一步明确了经气的组成和来源。四海病变，主要分为有余、不足两大类，临床上可据此辨证施治。

（八）经络的作用

1. 联系脏腑、沟通内外

人体的五脏六腑、四肢百骸、五官九窍、皮肉筋骨等组织器官，之所以能保持相对的协调与统一，完成正常的生理活动，

是依靠经络系统的联络沟通而实现的。经络中的经脉、经别与奇经八脉、十五络脉，纵横交错，入里出表，通上达下，联系人体各脏腑组织；经筋、皮部联系肢体筋肉皮肤；浮络和孙络联系人体各细微部分。这样，经络将人体联系成了一个有机的整体。

2. 运行气血、营养全身

气血是人体生命活动的物质基础，全身各组织器官只有得到气血的温养和濡润才能完成正常的生理功能。经络是人体气血运行的通道，能将营养物质输布到全身各组织脏器，使脏腑组织得以营养，筋骨得以濡润，关节得以通利。

3. 抗御病邪、保卫机体

营气行于脉中，卫气行于脉外。经络"行血气"而使营卫之气密布周身，在内和调于五脏，洒陈于六腑，在外抗御病邪，防止内侵。外邪侵犯人体由表及里，先从皮毛开始。卫气充实于络脉，络脉散布于全身而密布于皮部，当外邪侵犯机体时，卫气首先发挥其抗御外邪、保卫机体的屏障作用。如《素问·缪刺论》所说："夫邪之客于形也，必先舍于皮毛，留而不去，入舍于孙脉，留而不去，入舍于络脉，留而不去，入舍于经脉，内连五脏，散于肠胃。"

（九）经络学说的临床应用

1. 说明病理变化

经络是人体通内达外的一个联络系统，在生理功能失调时，又是病邪传注的途径，具有反应病候的特点。如在有些疾病的病理过程中，常可在经络循行通路上出现明显的压痛，或结节、条索等反应物，以及相应的部位皮肤色泽、形态、温度等变化。通过望色、循经触摸反应物和按压等，可推断疾病的病理状况。

2. 指导辨证归经

辨证归经，是指通过辨析患者的症状、体征以及相关部位发生的病理变化，以确定疾病所在的经脉。辨证归经在经络学说指导下进行。如头痛一证，痛在前额者多与阳明经有关，痛在两侧者多与少阳经有关，痛在后项者多与太阳经有关，痛在巅顶者多与督脉、足厥阴经有关。这是根据头部经脉分布特点辨证归经。临床上还可根据所出现的证候，结合其所联系的脏腑，进行辨证归经。如咳嗽、鼻流清涕、胸闷，或胸外上方、上肢内侧前缘疼痛等，与手太阴肺经有关；脘腹胀满、胁肋疼痛、食欲不振、嗳气吞酸等，与足阳明胃经和足厥阴肝经有关。经络学说对中药的临床应用起重要指导作用，将药物按其主治性能归入某经或某几经，用于指导药物的应用，称为药物归经理论。如柴胡入少阳经可治寒热往来之少阳证，桂枝入太阳经可治畏寒发热之太阳证，这些都是经络学说在临床上指导辨证归经的具体应用。

3. 指导针灸治疗

针灸治病是通过针刺和艾灸等刺激体表经络腧穴，以疏通经气，调节人体脏腑气血功能，从而达到治疗疾病的目的。腧穴的选取、针灸方法的选用是针灸治疗的两大关键，均依靠经络学说的指导。针灸临床通常根据经脉循行和主治特点进行循经取穴，如《四总穴歌》所载"肚腹三里留，腰背委中求，头项寻列缺，面口合谷收"就是循经取穴的具体体现。十二经别理论在临床上也具有重要的指导意义，如十二经脉循行没有心、胃之间的直接联系，因足阳明经别"上通于心"，这就为"胃不和则卧不安"提供了理论依据，从而指导临床上采取和胃而安神的针灸方法。承山穴之所以能够治疗肛肠部位疾患，是因为足太阳经别"别入于肛"的缘故。由于经络、脏腑与皮部有密切联系，故经络、脏腑的疾患可以用皮肤针叩刺皮部或皮内埋针进行治疗，如胃脘痛可用皮肤针叩刺中脘、胃俞穴，也可在该穴皮内埋针；经络闭阻、气血瘀滞，可以刺其络脉出血进行治疗，如目赤肿痛刺太阳穴出血、软组织挫伤在其损伤局部刺络拔罐等。经筋理论在针灸临床上也具有重要的指导意义，如面瘫属手阳明、足阳明、手太阳、足太阳经筋病，这为选取相应经脉的穴位提供了理论依据。《难经·二十九难》提出的"阳缓则阴急""阴缓则阳急"是对经筋理论的运用和发展，针灸临床上针对一侧肌肉弛缓而对侧拘急的病证，可采用补缓侧泻拘急侧的方法来平衡经筋的功能。

二、腧穴总论

腧穴（acupoint）是人体脏腑经络之气输注于体表的特殊部位。腧，本写作"输"，或从简作"俞"，有转输、输注的含义，言经气转输之义；穴，即孔隙的意思，言经气所居之处。

腧穴在《内经》中又称作"节""会""气穴""气府""骨空"等；后世医家还将其称为"孔穴""穴道""穴位"；宋代的《铜人腧穴针灸图经》则通称"腧穴"。虽然"腧""输""俞"三者均指腧穴，但在具体应用时却各有所指。腧穴，是对穴位的统称；输穴，是对五输穴中的第三个穴位的专称；俞穴，专指特定穴中的背俞穴。

人体的腧穴既是疾病的反应点，又是针灸的施术部位。腧穴与经络、脏腑、气血密切相关。经穴均分别归属于各经脉，经脉又隶属于一定的脏腑，故腧穴、经脉、脏腑间形成了不可分割的联系。《灵枢·九针十二原》指出："五脏有疾也，应出十二原。"说明腧穴可以在一定程度上反映脏腑的病理状况。临床上，通过观察腧穴部位的形色变化、按压痛点、扪查阳性反应物等，可辅助诊断。《灵枢·九针十二原》载："欲以微针通其经脉，调其血气，营其逆顺出入之会。"说明针刺腧穴后，通过疏通经脉、调理气血，达到治疗疾病的目的。

（一）腧穴的分类

人体的腧穴总体上可归纳为十四经穴（acupoints of fourteen meridians）、奇穴（extrapoint）、阿是穴（ashi point）3类。

1. 十四经穴

是指具有固定的名称和位置，且归属于十四经脉系统的腧穴。这类腧穴具有治疗本经和相应脏腑病证的共同作用，所以，归属于十四经脉系统中。十四经穴简称"经穴"，是腧穴体系中的主体。

2. 奇穴

是指既有一定的名称，又有明确的位置，但尚未归入或不便归入十四经脉系统的腧穴。这类腧穴的主治范围比较单纯，多数对某些病证有特殊疗效，因而未归入十四经脉系统，故又称"经外奇穴"。历代对奇穴记载不一，也有一些奇穴在发展过程中被归入经穴。

3. 阿是穴

是指既无固定名称，亦无固定位置，而是以压痛点或病变局部或其他反应点等作为针灸施术部位的一类腧穴，又称"天应穴""不定穴""压痛点"等。唐代孙思邈的《备急千金要方》载："有阿是之法，言人有病痛，即令捏其上，若里当其处，不问孔穴，即得便成痛处，即云阿是，灸刺皆验，故曰阿是穴也。"阿是穴无一定数目。

（二）腧穴的主治特点

腧穴的主治特点主要表现在三个方面，即近治作用、远治作用和特殊作用。

1. 近治作用

近治作用（local and nearby therapeutic effect），是指腧穴具有治疗其所在部位局部及邻近组织、器官病证的作用。这是一切腧穴主治作用所具有的共同的和最基本的特点，是"腧穴所在，主治所在"规律的体现。如眼区周围的睛明、承泣、攒竹、瞳子髎等经穴均能治疗眼疾；胃脘部周围的中脘、建里、梁门等经穴均能治疗胃痛；膝关节周围的鹤顶、膝眼等奇穴均能治疗膝关节疼痛；阿是穴均可治疗所在部位局部的病痛等。

2. 远治作用

远治作用（remote therapeutic effect），是指腧穴具有治疗其远隔部位的脏腑、组织器官病证的作用。腧穴不仅能治疗局部病证，而且还有远治作用。十四经穴，尤其是十二经脉中位于四肢肘膝关节以下的经穴，远治作用尤为突出，如合谷穴不仅能治疗手部的局部病证，还能治疗本经所过处的颈部和头面部病证，这是"经脉所过，主治所及"规律的反映。

3. 特殊作用

特殊作用（special therapeutic effect），是指有些腧穴具有双向良性调整作用和相对特异的治疗作用。所谓双向良性调整作用，是指同一腧穴对机体不同的病理状态，可以起到两种相反而有效的治疗作用。如腹泻时针天枢穴可止泻，便秘时针天枢穴可以通便；内关可治心动过缓，又可治心动过速。又如实验证明，针刺足三里穴既可使原来处于弛缓状态或处于较低兴奋状态的胃运动加强，又可使原来处于紧张或收缩亢进状态的胃运动减弱。此外，腧穴的治疗作用还具有相对的特异性，如大椎穴退热、至阴穴矫正胎位、阑尾穴治疗阑尾炎等。

（三）腧穴的主治规律

腧穴（主要指十四经穴）的主治呈现出一定的规律性，主要有分经主治和分部主治两大规律。大体上，四肢部经穴以分经主治为主，头身部经穴以分部主治为主。

1. 分经主治规律

分经主治，是指某一经脉所属的经穴均可治疗该经循行部位及其相应脏腑的病证。古代医家在论述针灸治疗时，往往只选取有关经脉而不列举具体穴名，即所谓"定经不定穴"。如《灵枢·杂病》记载："齿痛，不恶清饮，取足阳明；恶清饮，取手阳明。"实践表明，同一经脉的不同经穴，可以治疗本经相同病证。如手太阴肺经的尺泽、孔最、列缺、鱼际，均可治疗咳嗽、气喘等肺系疾患，说明腧穴有分经主治规律。根据腧穴的分经主治规律，后世医家在针灸治疗上有"宁失其穴，勿失其经"之说。

另外，手三阳、手三阴、足三阳、足三阴、任脉和督脉经穴既具有各自的分经主治规律，同时又在某些主治上有共同点。如任脉穴有回阳、固脱及强壮作用，督脉穴可治中风、昏迷、热病、头面病，且两经腧穴均可治疗神志病、脏腑病、妇科病。总之，十四经腧穴的分经主治既各具特点，又具有某些共性。

2. 分部主治规律

分部主治，是指处于身体某一部位的腧穴均可治疗该部位及某类病证。腧穴的分部主治与腧穴的位置特点关系密切，如位于头面、颈项部的腧穴，以治疗头面五官及颈项部病证为主，后头区及项区穴又可治疗神志病，躯干部腧穴均可治疗相应、邻近脏腑疾病等。腧穴的分部主治规律与气街、四海的功能相关。

3. 特定穴

十四经穴中，有一部分腧穴被称为"特定穴"（specific point），它们除具有经穴的共同主治特点外，还有特殊的性能和治疗作用。特定穴是针灸临床最常用的经穴。掌握特定穴的有关知识，对针灸临床选穴具有重要的指导意义。十四经穴中具有特殊性能和治疗作用并有特定称号的腧穴，称为特定穴。根据其不同的分布特点、含义和治疗作用，将特定穴分为五输穴、原穴、络穴、郄穴、下合穴、背俞穴、募穴、八会穴、八脉交会穴和交会穴等 10 类。

（1）五输穴

十二经脉分布在肘膝关节以下的 5 个特定腧穴，即井、荥、输、经、合穴，称五输穴（five transport points），简称"五输"。古人把经气在经脉中的运行比作自然界之水流，认为其具有由小到大、由浅入深的特点。五输穴从四肢末端向肘膝方向依次排列。"井"，意为谷井，喻山谷之泉，是水之源头；井穴（jing-well point）分布在指或趾末端，为经气初出之处。"荥"，意为小水，喻刚出的泉水微流；荥穴（xing-spring point）分布于掌指或跖趾关节之前，为经气开始流动之处。"输"，有输注之意，喻水流由小到大，

由浅渐深；输穴（shu-stream point）分布于掌指或跖趾关节之后，其经气渐盛。"经"，意为水流宽大通畅；经穴（jing-river point）多位于腕踝关节以上之前臂、胫部，其经气盛大流行。"合"，有汇合之意，喻江河之水汇合入海；合穴（he-sea point）位于肘膝关节附近，其经气充盛且入合于脏腑。《灵枢·九针十二原》指出："所出为井，所溜为荥，所注为输，所行为经，所入为合。"是对五输穴经气流注特点的概括。五输穴与五行相配，故又有"五行输"之称。

（2）原穴、络穴

脏腑原气输注、经过和留止于十二经脉四肢部的腧穴，称为原穴（yuan-primary point），又称"十二原"。"原"含本原、原气之意，是人体生命活动的原动力，为十二经脉维持正常生理功能之根本。十二原穴多分布于腕踝关节附近。阴经上的原穴与五输穴中的输穴同穴名、同部位，实为一穴，即所谓"阴经以输为原""阴经之输并于原"。阳经上的原穴位于五输穴中的输穴之后，即另置一原。

十五络脉从经脉分出处各有一个腧穴，称之为络穴（luo-connecting point），又称"十五络穴"。"络"，有联络、散布之意。十二经脉的络穴位于四肢肘膝关节以下；任脉络穴鸠尾位于上腹部；督脉络穴长强位于尾骶部；脾之大络大包穴位于胸胁部。

（3）郄穴

十二经脉和奇经八脉中的阴维、阳维、阴跷、阳跷脉之经气深聚的部位，称为"郄穴"（xi-cleft point）。"郄"有空隙之意。郄穴共有 16 个，除胃经的梁丘穴之外，都分布于四肢肘膝关节以下。

（4）背俞穴、募穴

脏腑之气输注于背腰部的腧穴，称为背俞穴（back shu-transport point），又称为俞穴。"俞"，有输注、转输之意。六脏六腑各有一背俞穴，共 12 个。背俞穴均位于背腰部足太阳膀胱经第 1 侧线上，大体依脏腑位置的高低而上下排列，并分别冠以脏腑之名。

脏腑之气汇聚于胸腹部的腧穴，称为募穴（front mu-alarm point），又称为腹募穴。"募"，有聚集、汇合之意。六脏六腑各有一募穴，共 12 个。募穴均位于胸腹部有关经脉上，其位置与其相关脏腑所处部位相近。

（5）下合穴

六腑之气下合于下肢足三阳经的腧穴，称为下合穴（lower he-sea point），又称"六腑下合穴"。下合穴共有 6 个，其中胃、胆、膀胱的下合穴位于本经，与本经五输穴中的合穴同名同位；大肠、小肠的下合穴都位于胃经，三焦的下合穴位于膀胱经。

（6）八会穴

脏、腑、气、血、筋、脉、骨、髓等精气汇聚的 8 个腧穴，称为八会穴（eight influential points）。八会穴分散在躯干部和四肢部，其中脏、腑、气、血、骨之会穴位于躯干部；筋、脉、髓之会穴位于四肢部。

（7）八脉交会穴

奇经八脉与十二经脉之气相通的 8 个腧穴，称为八脉交会穴（eight confluent points），又称"交经八穴"。八脉交会穴均位于腕踝部的上下。

（8）八会穴

两经或数经相交会的腧穴，称为交会穴（crossing point）。交会穴多分布于头面、躯干部。

（四）腧穴的定位方法

取穴是否准确，直接影响针灸的疗效。因此，针灸治疗，强调准确取穴。《灵枢•邪气脏腑病形》指出："刺此者，必中气穴，无中肉节。"《备急千金要方》亦载："灸时孔穴不正，无益于事，徒破好肉耳。"为了准确取穴，必须掌握好腧穴的定位方法。

腧穴定位的描述采用标准解剖学体位，即：身体直立，两眼平视前方，两足并拢，足尖向前，上肢下垂于躯干两侧，掌心向前。

常用的腧穴定位方法有以下四种：

1. 体表解剖标志定位法

体表解剖标志定位法（acupoint-located method by anatomical landmark），是以人体解剖学的各种体表标志为依据来确定腧穴定位的方法。体表解剖标志，可分为固定标志和活动标志两种。

（1）固定标志

指在人体自然姿势下可见的标志，包括由骨节和肌肉所形成的突起或凹陷、五官轮廓、发际、指（趾）甲、乳头、肚脐等。借助固定标志来定位取穴是常用的方法，如鼻尖取素髎、两眉中间取印堂、两乳中间取膻中、脐中旁 2 寸取天枢、腓骨小头前下方凹陷处取阳陵泉等。

（2）活动标志

指在人体活动姿势下出现的标志，包括各部的关节、肌肉、肌腱、皮肤随着活动而出现的空隙、凹陷、皱纹、尖端等。例如：微张口，耳屏正中前缘凹陷中取听宫，闭口取下关；屈肘取曲池，展臂取肩髃；拇指上翘取阳溪，掌心向胸取养老等。

常用定穴解剖标志的体表定位方法如下：

第2肋：平胸骨角水平，锁骨下可触及的肋骨即第2肋。

第4肋间隙：男性乳头平第4肋间隙。

第7颈椎棘突：颈后隆起最高且能随头旋转而转动者为第7颈椎棘突。

第2胸椎棘突：直立，两手下垂时，两肩胛骨上角连线与后正中线的交点。

第3胸椎棘突：直立，两手下垂时，两肩胛冈内侧端连线与后正中线的交点。

第7胸椎棘突：直立，两手下垂时，两肩胛骨下角的水平线与后正中线的交点。

第12胸椎棘突：直立，两手下垂时，横平两肩胛骨下角与两髂嵴最高点连线的中点。

第4腰椎棘突：两髂嵴最高点连线与后正中线的交点。

第2骶椎：两髂后上棘连线与后正中线的交点。

骶管裂孔：取尾骨上方左右的骶角，与两骶角平齐的后正中线上。

肘横纹：与肱骨内上髁、外上髁连线相平。

腕掌侧远端横纹：在腕掌部，与豌豆骨上缘、桡骨茎突尖下连线相平。

腕背侧远端横纹：在腕背部，与豌豆骨上缘、桡骨茎突尖下连线相平。

2. 骨度折量定位法

骨度折量定位法（acupoint-located method by bone proportional cun），是指以体表骨节为主要标志折量全身各部的长度和宽度，定出分寸，用于腧穴定位的方法。即以《灵枢·骨度》规定的人体各部的分寸为基础，结合后世医家创用的折量分寸（将设定的两骨节点之间的长度折量为一定的等份，每1等份为1寸，10等份为1尺），作为定穴的依据。全身主要骨度折量寸见下表：

部位	起止点	折量寸	度量法	说明
头面部	前发际正中→后发际正中	12	直寸	用于确定头部腧穴的纵向距离
	眉间（印堂）→前发际正中	3	直寸	用于确定前后发际及其头部腧穴的纵向距离
	第7颈椎棘突下（大椎）→后发际正中	3	直寸	
	眉间（印堂）→后发际正中→第7颈椎棘突下（大椎）	18	直寸	
	前额两发角（头维）之间	9	横寸	用于确定头前部腧穴的横向距离
	耳后两乳突（完骨）之间	9	横寸	用于确定头后部腧穴的横向距离
胸腹胁部	胸骨上窝（天突）→胸剑联合中点（歧骨）	9	直寸	用于确定胸部腧穴的纵向距离
	胸剑联合中点（歧骨）→脐中	8	直寸	用于确定上腹部腧穴的纵向距离
	脐中→耻骨联合上缘（曲骨）	5	直寸	用于确定下腹部腧穴的纵向距离
	两乳头之间	8	横寸	用于确定胸腹部腧穴的横向距离
	腋窝顶点→第11肋游离端（章门）	12	直寸	用于确定胁肋部腧穴的纵向距离
背腰部	肩胛骨内缘→后正中线	3	横寸	用于确定背腰部腧穴的横向距离
	肩峰缘→后正中线	8	横寸	用于确定肩背部腧穴的横向距离
上肢部	腋前、后纹头→肘横纹（平肘尖）	9	直寸	用于确定上臂部腧穴的纵向距离
	肘横纹（平肘尖）→腕骨（背）侧横纹	12	直寸	用于确定前臂部腧穴的纵向距离

续表

部位	起止点	折量寸	度量法	说明
下肢部	耻骨联合上缘→股骨内上髁上缘	18	直寸	用于确定大腿内侧足三阴经腧穴的纵向距离
	胫骨内侧髁下方→内踝尖	13	直寸	用于确定小腿内侧足三阴经腧穴的纵向距离
	股骨大转子→腘横纹	19	直寸	用于确定大腿外后侧足三阳经腧穴的纵向距离（臀沟→腘横纹相当 14 寸）
	腘横纹→外踝尖	16	直寸	用于确定小腿外后侧足三阳经腧穴的纵向距离

3. 指寸定位法

指寸定位法（acupoint-located method by finger-cun），又称手指同身寸定位法，是指依据被取穴者本人手指所规定的分寸以量取腧穴的方法。此法主要用于下肢部。在具体取穴时，医者应当在骨度折量定位法的基础上，参照被取穴者自身的手指进行比量，并结合一些简便的活动标志取穴方法，以确定腧穴的标准定位。

（1）**中指同身寸** 以被取穴者的中指中节桡侧两端纹头（拇指、中指屈曲成环形）之间的距离作为 1 寸。

（2）**拇指同身寸** 以被取穴者拇指的指间关节的宽度作为 1 寸。

（3）**横指同身寸** 被取穴者手四指并拢，以其中指中节横纹为准，其四指的宽度作为 3 寸。四指相并名曰"一夫"，用横指同身寸法量取腧穴，又名"一夫法"。

4. 简便定位法

简便定位法（simple method of locating acupoint），是临床中一种简便易行的腧穴定位方法。如立正姿势，手臂自然下垂，其中指端在下肢所触及处为风市；两手虎口自然平直交叉，一手食指压在另一手腕后高骨的上方，其食指尽端到达处取列缺等。此法是一种辅助取穴方法。

第三节 十四经穴（穴位解剖）

一、手太阴肺经及其腧穴

（一）经脉循行

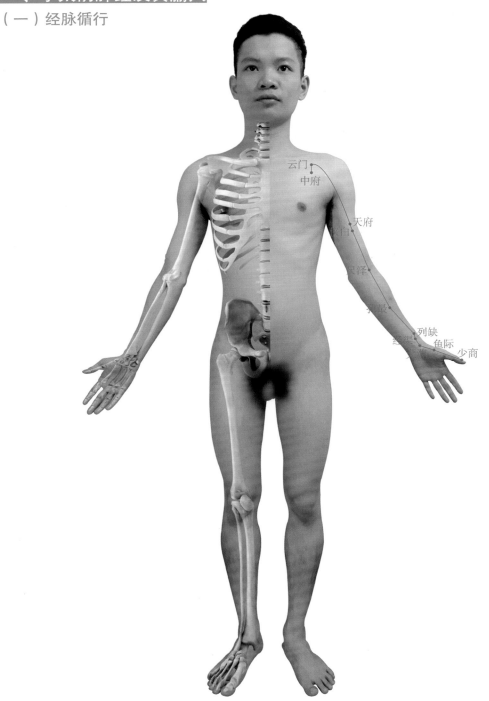

图 2-3-1　手太阴肺经穴

手太阴肺经，起于中焦，向下联络大肠，再返回沿胃上口，穿过横膈，入属于肺。从肺系（气管喉咙部）向外横行至腋窝下，沿上臂内侧下行，循行于手少阴与手厥阴经之前，下至肘中，沿着前臂内侧桡骨尺侧缘下行，经寸口动脉搏动处，行至大鱼际，再沿大鱼际桡侧缘循行直达拇指末端。其支脉，从手腕后分出，沿着食指桡侧直达食指末端。

（二）主要病候

咳嗽，气喘，少气不足以息，咯血，伤风，胸部胀满，咽喉肿痛，缺盆部和手臂内侧前缘痛，肩背部寒冷、疼痛等。

（三）主治概要

1. 肺系病证 咳嗽，气喘，咽喉肿痛，咯血，胸痛等。

2. 经脉循行部位的其他病证 肩背痛，肘臂挛痛，手腕痛等。

（四）本经主要腧穴

1. 中府（Zhongfu，LU1），肺之募穴

【定位】在胸部，横平第1肋间隙，锁骨下窝外侧，前正中线旁开6寸。

【解剖】当胸大肌、胸小肌处，内侧深层为第1肋间内、外肌；上外侧有腋动、静脉，胸肩峰动、静脉；布有锁骨上神经中间支，胸前神经分支及第1肋间神经外侧皮支。

【主治】①咳嗽、气喘、胸满痛等胸肺病证；②肩背痛。

【操作】向外斜刺或平刺0.5～0.8寸，不可向内深刺，以免伤及肺脏，引起气胸。

2. 尺泽（Chize，LU5），合穴

【定位】在肘区，肘横纹上，肱二头肌腱桡侧缘凹陷中。

【解剖】在肘关节，当肱二头肌腱桡侧，肱桡肌起始部；有桡侧返动、静脉分支及

头静脉；布有前臂外侧皮神经，直下为桡神经。

【主治】①咳嗽、气喘、咯血、咽喉肿痛等肺系实热性病证；②肘臂挛痛；③急性吐泻、中暑、小儿惊风等急症。

【操作】直刺0.8～1.2寸，或点刺出血。

3. 孔最（Kongzui，LU6），郄穴

【定位】在前臂前区，腕掌侧远端横纹上7寸，尺泽与太渊连线上。

【解剖】有肱桡肌及旋前圆肌，在桡侧腕长、短伸肌，肱桡肌内缘；有头静脉，桡动、静脉；布有前臂外侧皮神经、桡神经浅支。

【主治】①咯血、咳嗽、气喘、咽喉肿痛等肺系病证；②肘臂挛痛。

【操作】直刺0.5～1寸。

4. 列缺（Lieque，LU7），络穴；八脉交会穴（通于任脉）

【定位】在前臂，腕掌侧远端横纹上1.5寸，拇短伸肌腱和拇长展肌腱之间，拇长展肌腱沟的凹陷中。简便取穴法：两手虎口自然平直交叉，一手食指按在另一手桡骨茎突上，指尖下凹陷中是穴。

【解剖】在肱桡肌肌腱、拇长展肌肌腱与拇短伸肌肌腱之间，桡侧腕长伸肌腱内侧；有头静脉，桡动、静脉分支；布有前臂外侧皮神经和桡神经浅支的混合支。

【主治】①咳嗽、气喘、咽喉肿痛等肺系病证；②偏正头痛、齿痛、项强、口眼歪斜等头面部疾患；③手腕痛。

【操作】向上斜刺0.5～0.8寸。

5. 太渊（Taiyuan，LU9），输穴；肺之原穴；八会穴之脉会

【定位】在腕前区，桡骨茎突与舟状骨之间，拇长展肌腱尺侧凹陷中。

【解剖】桡侧腕屈肌腱的外侧，拇长展肌腱内侧；有桡动、静脉；布有前臂外侧皮神经和桡神经浅支混合支。

【主治】①咳嗽、气喘等肺系疾患；②无脉症；③腕臂痛。

【操作】避开桡动脉，直刺0.3～0.5寸。

6. 鱼际（Yuji，LU10），荥穴

【定位】在手外侧，第1掌骨桡侧中点赤白肉际处。

【解剖】有拇短展肌和拇指对掌肌；布有前臂外侧皮神经和桡神经浅支混合支。

【主治】①咳嗽、咯血、咽干、咽喉肿痛、失音等肺系热性病证；②掌中热；③小儿疳积。

【操作】直刺0.5～0.8寸。治小儿疳积可用割治法。

7. 少商（Shaoshang，LU11），井穴

【定位】在手指，拇指末节桡侧，指甲根角侧上方0.1寸。

【解剖】有指掌侧固有动、静脉所形成的动、静脉网；布有前臂外侧皮神经和桡神经浅支混合支，及正中神经的掌侧固有神经的末梢神经网。

【主治】①咽喉肿痛、鼻衄、高热、昏迷等肺系实热证；②癫狂。

【操作】浅刺0.1寸，或点刺出血。

肺经其他腧穴

穴名	类属	定位	主治	操作
云门（LU2）		在胸部，锁骨下窝凹陷中，肩胛骨喙突内缘，前正中线旁开6寸	①咳嗽、气喘、胸痛等胸肺病证；②肩背痛	向外斜刺0.5～0.8寸，不可向内深刺
天府（LU3）		在臂前区，腋前纹头下3寸，肱二头肌桡侧缘处	①咳嗽、气喘、鼻衄等肺系病证；②瘿气；③上臂痛	直刺0.5～1寸
侠白（LU4）		在臂前区，腋前纹头下4寸，肱二头肌桡侧缘处	①咳嗽、气喘等肺系病证；②心痛，干呕；③上臂痛	直刺0.5～1寸
经渠（LU8）	经穴	在前臂前区，腕掌侧远端横纹上1寸，桡骨茎突与桡动脉之间	①咳嗽、气喘、胸痛、咽喉肿痛等肺系病证；②手腕痛	避开桡动脉，直刺0.3～0.5寸

二、手阳明大肠经及其腧穴

（一）经脉循行

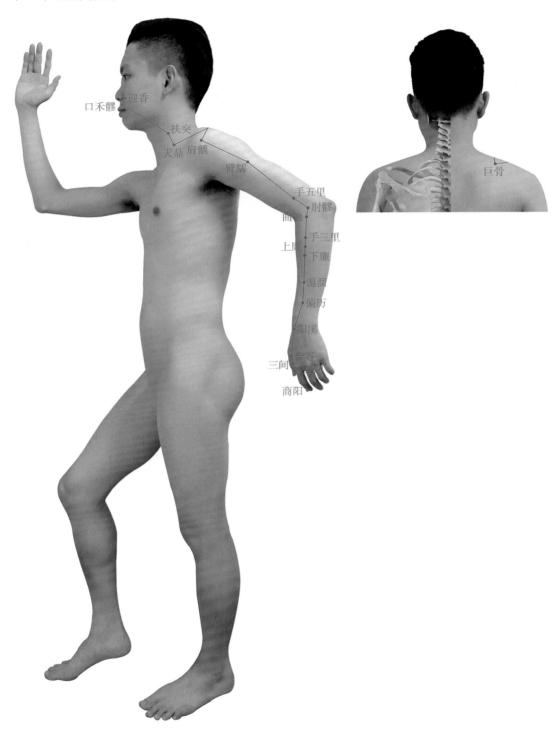

口禾髎　迎香
扶突
天鼎　肩髃
臂臑
手五里
曲池　肘髎
手三里
上廉　下廉
温溜
偏历
阳溪
三间　合谷
商阳
巨骨

图 2-3-2　手阳明大肠经穴

手阳明大肠经，起于食指之尖端（桡侧），沿食指桡侧，经过第1、2掌骨之间，上行至腕后两筋之间，沿前臂外侧前缘，至肘部外侧，再沿上臂外侧前缘上行到肩部，经肩峰前，向上循行至背部，与诸阳经交会于大椎穴，再向前行进入缺盆，络于肺，下行穿过横膈，属于大肠。其支脉，从缺盆部上行至颈部，经面颊进入下齿之中，又返回经口角到上口唇，交会于人中（水沟穴），左脉右行，右脉左行，止于对侧鼻孔旁。

（二）主要病候

腹痛，肠鸣，泄泻，便秘，痢疾，咽喉肿痛，齿病，鼻流清涕或出血，本经循行部位疼痛，热肿或寒冷等。

（三）主治概要

1. 头面五官病 齿痛，咽喉肿痛，鼻衄，口眼歪斜，耳聋等。

2. 热病、神志病 热病昏迷，眩晕，癫狂等。

3. 肠胃病 腹胀，腹痛，肠鸣，泄泻等。

4. 经脉循行部位的其他病证 手臂酸痛，半身不遂，手臂麻木等。

（四）本经主要腧穴

1. 商阳（Shangyang，LI1），井穴

【定位】在手指，食指末节桡侧，指甲根角侧上方0.1寸（指寸）。

【解剖】有指及掌背动、静脉网；布有来自正中神经的指掌侧固有神经，桡神经的指背侧神经。

【主治】①齿痛、咽喉肿痛等五官疾患；②热病、昏迷等热证、急症。

【操作】浅刺0.1寸，或点刺出血。

2. 合谷（Hegu，LI4），原穴

【定位】在手背，第2掌骨桡侧的中

点处。简便取穴法：以一手的拇指指间关节横纹，放在另一手拇、食指之间的指蹼缘上，当拇指尖下是穴。

【解剖】在第1、2掌骨之间，第1骨间背侧肌中，深层有拇收肌横头；有手背静脉网，为头静脉的起始部，腧穴近侧正当桡动脉从手背穿向手掌之处；布有桡神经浅支的掌背侧神经，深部有正中神经的指掌侧固有神经。

【主治】①头痛、目赤肿痛、齿痛、鼻衄、口眼歪斜、耳聋等头面五官诸疾；②发热恶寒等外感病证；③热病无汗或多汗；④经闭、滞产等妇产科病证；⑤牙拔除术、甲状腺手术等口面五官及颈部手术针麻常用穴。

【操作】直刺0.5～1寸，针刺时手呈半握拳状。孕妇不宜针。

3. 阳溪（Yangxi，LI5），经穴

【定位】在腕区，腕背侧远端横纹桡侧，桡骨茎突远端，解剖学"鼻烟窝"凹陷中。

【解剖】当拇短伸肌腱、拇长伸肌腱之间；有头静脉，桡动脉本干及其腕背支；布有桡神经浅支。

【主治】①头痛、目赤肿痛、耳聋等头面五官疾患；②手腕痛。

【操作】直刺或斜刺0.5～0.8寸。

4. 偏历（Pianli，LI6），络穴

【定位】在前臂，腕背侧远端横纹上3寸，阳溪与曲池连线上。

【解剖】在桡骨远端，桡侧腕短伸肌腱与拇长展肌腱之间；有头静脉；掌侧为前臂外侧皮神经和桡神经浅支，背侧为前臂背侧皮神经和前臂骨间背侧神经。

【主治】①耳鸣、鼻衄等五官疾患；②手臂酸痛；③腹部胀满；④水肿。

【操作】直刺或斜刺0.5～0.8寸。

5. 手三里（Shousanli，LI10）

【定位】在前臂，肘横纹下 2 寸，阳溪与曲池连线上。

【解剖】肌肉、神经同上廉穴，血管为桡返动脉的分支。

【主治】①手臂无力、上肢不遂等上肢病证；②腹痛，腹泻；③齿痛，颊肿。

【操作】直刺 1 ～ 1.5 寸。

6. 曲池（Quchi，LI11），合穴

【定位】在肘区，在尺泽与肱骨外上髁连线中点凹陷处。

【解剖】桡侧腕长伸肌起始部，肱桡肌的桡侧；有桡返动脉的分支；布有前臂背侧皮神经，内侧深层为桡神经本干。

【主治】①手臂痹痛、上肢不遂等上肢病证；②热病；③眩晕；④腹痛、吐泻等肠胃病证；⑤咽喉肿痛、齿痛、目赤肿痛等五官热性病证；⑥瘾疹、湿疹、瘰疬等皮外科疾患；⑦癫狂。

【操作】直刺 1 ～ 1.5 寸。

7. 臂臑（Binao，LI14）

【定位】在臂部，曲池上 7 寸，三角肌前缘处。

【解剖】在肱骨桡侧，三角肌下端，肱三头肌外侧头的前缘；有旋肱后动脉的分支及肱深动脉；布有前臂背侧皮神经，深层有桡神经本干。

【主治】①肩臂疼痛不遂、颈项拘挛等肩、颈项病证；②瘰疬；③目疾。

【操作】直刺或向上斜刺 0.8 ～ 1.5 寸。

8. 肩髃（Jianyu，LI15）

【定位】在三角肌区，肩峰外侧缘前端与肱骨大结节两骨间凹陷中。简便取穴法：屈臂外展，肩峰外侧缘呈现前后两个凹陷，前下方的凹陷即是本穴。

【解剖】有旋肱后动、静脉；布有锁骨上神经、腋神经。

【主治】①肩臂挛痛、上肢不遂等肩、上肢病证；②瘾疹。

【操作】直刺或向下斜刺 0.8 ～ 1.5 寸。肩周炎宜向肩关节方向直刺，上肢不遂宜向三角肌方向斜刺。

9. 扶突（Futu，LI18）

【定位】在胸锁乳突肌区，横平喉结，胸锁乳突肌前、后缘中间。

【解剖】在胸锁乳突肌、颈阔肌中，深层为肩胛提肌起始点；深层内侧有颈升动脉；布有耳大神经、颈皮神经、枕小神经及副神经。

【主治】①咽喉肿痛、暴喑、吞咽困难、呃逆等咽喉病证；②瘿气，瘰疬；③咳嗽，气喘；④颈部手术针麻用穴。

【操作】直刺 0.5 ～ 0.8 寸。注意避开颈动脉，不可过深。一般不用电针，以免引起迷走神经中枢反应。

10. 迎香（Yingxiang，LI20）

【定位】在面部，鼻翼外缘中点旁，鼻唇沟中。

【解剖】在提上唇肌中；有面动、静脉及眶下动、静脉分支；布有面神经与眶下神经的吻合丛。

【主治】①鼻塞、衄衄等鼻病；②口歪、面痒等面部病证；③胆道蛔虫症。

【操作】略向内上方斜刺或平刺 0.3 ～ 0.5 寸。

大肠经其他腧穴

穴名	类属	定位	主治	操作
二间（LI2）	荥穴	在手指，第2掌指关节桡侧远端赤白肉际处	①鼻衄、齿痛等五官疾患；②热病	直刺0.2～0.3寸
三间（LI3）	输穴	在手背，第2掌指关节桡侧近端凹陷中	①齿痛、咽喉肿痛等五官疾患；②腹胀、肠鸣等肠腑病证；③嗜睡	直刺0.3～0.5寸
温溜（LI7）	郄穴	在前臂，腕背侧远端横纹上5寸，阳溪与曲池连线上	①急性肠鸣、腹痛等肠腑病证；②疔疮；③头痛、面肿、咽喉肿痛等头面病证；④肩背酸痛	直刺0.5～1寸
下廉（LI8）		在前臂，肘横纹下4寸，阳溪与曲池连线上	①肘臂痛；②头痛，眩晕，目痛；③腹胀，腹痛	直刺0.5～1寸
上廉（LI9）		在前臂，肘横纹下3寸，阳溪与曲池连线上	①肘臂痛、半身不遂、手臂麻木等上肢病证；②头痛；③肠鸣，腹痛	直刺0.5～1寸
肘髎（LI12）		在肘区，肱骨外上髁上缘，髁上嵴的前缘	肘臂部疼痛、麻木、挛急等局部病证	直刺0.5～1寸
手五里（LI13）		在臂部，肘横纹上3寸，曲池与肩髃连线上	①肘臂挛痛；②瘰疬	避开动脉，直刺0.5～1寸
巨骨（LI16）		在肩胛区，锁骨肩峰端与肩胛冈之间凹陷	①肩臂挛痛、臂不举等局部病证；②瘰疬，瘿气	直刺，微斜向外下方，进针0.5～1寸
天鼎（LI17）		在颈部，横平环状软骨，胸锁乳突肌后缘	①暴喑气哽、咽喉肿痛、吞咽困难等咽喉病证；②瘰疬，瘿气	直刺0.5～0.8寸
口禾髎（LI19）		在面部，横平人中沟上1/3与下2/3交点，鼻孔外缘直下	鼻塞、鼽衄、口歪、口噤等局部病证	直刺或斜刺0.3～0.5寸

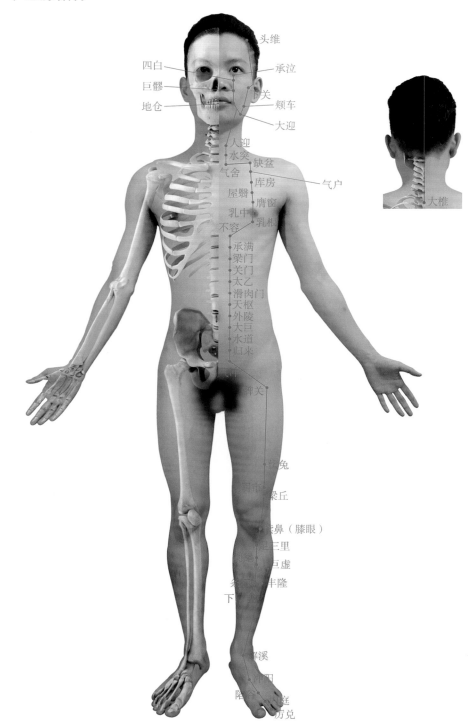

三、足阳明胃经及其腧穴

（一）经脉循行

头维
四白　　　　　　　承泣
巨髎
地仓　　　　　　下关
　　　　　　　　颊车
　　　　　　　　大迎
人迎
水突
气舍　　　　缺盆
　　　　　　库房　　　　气户
屋翳　　膺窗
乳中　乳根
不容
承满
梁门
关门
太乙
滑肉门
天枢
外陵
大巨
水道
归来

大椎

髀关

伏兔
梁丘

犊鼻（膝眼）
足三里
巨虚
丰隆
下

解溪
冲阳
陷谷　　　内庭
厉兑

图 2-3-3　足阳明胃经穴

足阳明胃经，起于鼻旁，上行鼻根，与足太阳经脉相汇合，再沿鼻的外侧下行，入上齿龈中，返回环绕口唇，入下唇交会于承浆穴；再向后沿下颌下缘，至大迎穴处，再沿下颌角至颊车穴，上行到耳前，过足少阳经的上关穴处，沿发际至额颅部。其支脉，从大迎前下走人迎穴，沿喉咙入缺盆，下横膈，入属于胃，联络于脾。其直行的经脉，从缺盆沿乳房内侧下行，经脐旁到下腹部的气冲部；一支脉从胃口分出，沿腹内下行，至气冲部与直行经脉相汇合。由此经髀关、伏兔穴下行，至膝关节中。再沿胫骨外侧前缘下行，经足背到第2足趾外侧端（厉兑穴）；一支脉从膝下3寸处分出，下行到中趾外侧端；一支脉从足背分出，沿足大趾内侧直行到末端。

（二）主要病候

肠鸣，腹胀，水肿，胃痛，呕吐或消谷善饥，口渴，咽喉肿痛，鼻衄，热病，发狂，胸及膝髌等本经循行部位疼痛等症。

（三）主治概要

1. **胃肠病**　食欲不振，胃痛，呕吐，噎膈，腹胀，泄泻，痢疾，便秘等。

2. **头面五官病**　目赤痛痒，目翳，眼睑瞤动。

3. **神志病**　癫狂。

4. **热病。**

5. **经脉循行部位的其他病证**　下肢痿痹，转筋。

（四）本经主要腧穴

1. **承泣（Chengqi，ST1）**

【定位】在面部，眼球与眶下缘之间，瞳孔直下。

【解剖】在眶下缘上方，眼轮匝肌中，深层眶内有眼球下直肌、下斜肌；有眶下动、

静脉分支，眼动、静脉的分支；布有眶下神经分支及动眼神经下支的肌支，面神经分支。

【主治】①眼睑瞤动、迎风流泪、夜盲、近视等目疾；②口眼歪斜，面肌痉挛。

【操作】以左手拇指向上轻推眼球，紧靠眶缘缓慢直刺0.5～1.5寸，不宜提插，以防刺破血管引起血肿。出针时按压针孔片刻，以防出血。

2. **四白（Sibai，ST2）**

【定位】在面部，眶下孔处。

【解剖】在眶下孔处，当眼轮匝肌和提上唇肌之间；有面动、静脉分支，眶下动、静脉；布有面神经分支，当眶下神经处。

【主治】①目赤痛痒、眼睑瞤动、目翳等目疾；②口眼歪斜、面痛、面肌痉挛等面部病证；③头痛，眩晕。

【操作】直刺或微向上斜刺0.3～0.5寸，不可深刺，以免伤及眼球，不可过度提插捻转。

3. **地仓（Dicang，ST4）**

【定位】在面部，口角旁开0.4寸（指寸）。

【解剖】在口轮匝肌中，深层为颊肌；有面动、静脉；布有面神经和眶下神经分支，深层为颊肌神经的末支。

【主治】口角歪斜、流涎、面痛等局部病证。

【操作】斜刺或平刺0.5～0.8寸。可向颊车穴透刺。

4. **颊车（Jiache，ST6）**

【定位】在面部，下颌角前上方一横指（中指），闭口咬紧牙时咬肌隆起，放松时按之有凹陷处。

【解剖】在下颌角前方，有咬肌；有咬肌动、静脉；有耳大神经、面神经颊支及下颌缘支分布。

【主治】齿痛、牙关不利、颊肿、口角歪斜等局部病证。

【操作】直刺 0.3～0.5 寸，或平刺 0.5～1 寸。可向地仓穴透刺。

5. 下关（Xiaguan，ST7）

【定位】在面部，颧弓下缘中央与下颌切迹之间凹陷中。

【解剖】当颧弓下缘，皮下有腮腺，为咬肌起始部；有面横动、静脉，最深层为上颌动、静脉；正当面神经颧眶支、耳颞神经分支，最深层为下颌神经。

【主治】①牙关不利、面痛、齿痛、口眼歪斜等面口病证；②耳聋、耳鸣、聤耳等耳疾。

【操作】直刺 0.5～1 寸。留针时不可做张口动作，以免弯针、折针。

6. 头维（Touwei，ST8）

【定位】在头部，额角发际直上 0.5 寸，头正中线旁开 4.5 寸。

【解剖】在颞肌上缘帽状腱膜中；有颞浅动、静脉的额支；布有耳额神经的分支及面神经额、颞支。

【主治】头痛、目眩、目痛等头目病证。

【操作】平刺 0.5～1 寸。

7. 人迎（Renying，ST9）

【定位】在颈部，横平喉结，胸锁乳突肌前缘，颈总动脉搏动处。

【解剖】有颈阔肌，在胸锁乳突肌前缘与甲状软骨接触部；有甲状腺上动脉，当颈内、外动脉分歧处，有颈前浅静脉，外为颈内静脉；布有颈皮神经、面神经颈支，深层为颈动脉小球，最深层为交感神经干，外侧有舌下神经降支及迷走神经。

【主治】①瘿气，瘰疬；②咽喉肿痛；③高血压；④气喘。

【操作】避开颈总动脉，直刺 0.3～0.8 寸。

8. 梁门（Liangmen，ST21）

【定位】在上腹部，脐中上 4 寸，前正中线旁开 2 寸。

【解剖】当腹直肌及其鞘处；有第 8 肋间动、静脉分支及腹壁上动、静脉；当第 8 肋间神经分支处；右侧深部当肝下缘，胃幽门部。

【主治】腹胀、纳少、胃痛、呕吐等胃疾。

【操作】直刺 0.8～1.2 寸。过饱者禁针，肝大者右侧慎针或禁针，不宜做大幅度提插。

9. 天枢（Tianshu，ST25），大肠之募穴

【定位】在腹部，横平脐中，前正中线旁开 2 寸。

【解剖】当腹直肌及其鞘处；有第 10 肋间动、静脉分支及腹壁下动、静脉分支；布有第 10 肋间神经分支；深部为小肠。

【主治】①腹痛、腹胀、便秘、腹泻、痢疾等胃肠病证；②月经不调、痛经等妇科疾患。

【操作】直刺 1～1.5 寸。

10. 水道（Shuidao，ST28）

【定位】在下腹部，脐中下 3 寸，前正中线旁开 2 寸。

【解剖】当腹直肌及其鞘处；有第 12 肋间动、静脉分支，外侧为腹壁下动、静脉；布有肋下神经；深部为小肠。

【主治】①小腹胀满；②小便不利等水液输布排泄失常性疾患；③疝气；④痛经、不孕等妇科疾患。

【操作】直刺 1～1.5 寸。

11. 归来（Guilai，ST29）

【定位】在下腹部，脐中下 4 寸，前正中线旁开 2 寸。

【解剖】在腹直肌外缘，有腹内斜肌、腹横肌腱膜；外侧有腹壁下动、静脉；布有髂腹下神经。

【主治】①小腹痛，疝气；②月经不调、带下、阴挺等妇科疾患。

【操作】直刺 1～1.5 寸。

12. 伏兔（Futu，ST32）

【定位】在股前区，髌底上 6 寸，髂前上棘与髌底外侧端的连线上。

【解剖】在股直肌的肌腹中；有旋股外侧动、静脉分支；布有股前皮神经、股外侧皮神经。

【主治】①下肢痿痹、腰痛、膝冷等腰及下肢病证；②疝气；③脚气。

【操作】直刺 1～2 寸。

13. 梁丘（Liangqiu，ST34），郄穴

【定位】在股前区，髌底上 2 寸，股外侧肌与股直肌肌腱之间。

【解剖】在股直肌和股外侧肌之间；有旋股外侧动脉降支；布有股前皮神经、股外侧皮神经。

【主治】①急性胃痛；②膝肿痛、下肢不遂等下肢病证；③乳痈、乳痛等乳疾。

【操作】直刺 1～1.5 寸。

14. 足三里（Zusanli，ST36），胃下合穴

【定位】在小腿外侧，犊鼻下 3 寸，胫骨前嵴外一横指处，犊鼻与解溪连线上。

【解剖】在胫骨前肌、趾长伸肌之间；有胫前动、静脉；为腓肠外侧皮神经及隐神经的皮支分布处，深层当腓深神经。

【主治】①胃痛、呕吐、噎膈、腹胀、腹泻、痢疾、便秘等胃肠病证；②下肢痿痹；③癫狂等神志病；④乳痈、肠痈等外科疾患；⑤虚劳诸证，为强壮保健要穴。

【操作】直刺 1～2 寸。强壮保健常用温灸法。

15. 上巨虚（Shangjuxu，ST37），大肠下合穴

【定位】在小腿外侧，犊鼻下 6 寸，犊鼻与解溪连线上。

【解剖】在胫骨前肌中；有胫前动、静脉；布有腓肠外侧皮神经及隐神经的皮支，深层为腓深神经。

【主治】①肠鸣、腹痛、腹泻、便秘、肠痈、痢疾等胃肠病证；②下肢痿痹。

【操作】直刺 1～2 寸。

16. 条口（Tiaokou，ST38）

【定位】在小腿外侧，犊鼻下 8 寸，犊鼻与解溪连线上。

【解剖】在胫骨前肌中；有胫前动、静脉；布有腓肠外侧皮神经及隐神经的皮支，深层当腓深神经。

【主治】①下肢痿痹，转筋；②肩臂痛；③脘腹疼痛。

【操作】直刺 1～1.5 寸。

17. 下巨虚（Xiajuxu，ST39），小肠下合穴

【定位】在小腿外侧，犊鼻下 9 寸，犊鼻与解溪连线上。

【解剖】在胫骨前肌与趾长伸肌之间，深层为胫长伸肌；有胫前动、静脉；布有腓浅神经分支，深层为腓深神经。

【主治】①腹泻、痢疾、小腹痛等胃肠病证；②下肢痿痹；③乳痈。

【操作】直刺 1～1.5 寸。

18. 丰隆（Fenglong，ST40），络穴

【定位】在小腿外侧，外踝尖上8寸，胫骨前肌外缘；条口外侧一横指处。

【解剖】在趾长伸肌外侧和腓骨短肌之间；有胫前动脉分支；当腓浅神经处。

【主治】①头痛，眩晕；②癫狂；③咳嗽、痰多等痰饮病证；④下肢痿痹；⑤腹胀，便秘。

【操作】直刺1～1.5寸。

19. 解溪（Jiexi，ST41），经穴

【定位】在踝区，踝关节前面中央凹陷中，拇长伸肌腱与趾长伸肌腱之间。

【解剖】在拇长伸肌腱与趾长伸肌腱之间；有胫前动、静脉；浅部当腓浅神经，深层当腓深神经。

【主治】①下肢痿痹、踝关节病、足下垂等下肢、踝关节疾患；②头痛，眩晕；③癫狂；④腹胀，便秘。

【操作】直刺0.5～1寸。

20. 内庭（Neiting，ST44），荥穴

【定位】在足背，第2、3趾间，趾蹼缘后方赤白肉际处。

【解剖】有足背静脉网；布有足背内侧皮神经的趾背神经。

【主治】①齿痛、咽喉肿痛、鼻衄等五官热性病证；②热病；③吐酸、腹泻、痢疾、便秘等肠胃病证；④足背肿痛，跖趾关节痛。

【操作】直刺或斜刺0.5～0.8寸。

21. 厉兑（Lidui，ST45），井穴

【定位】在足趾，第2趾末节外侧，趾甲根角侧后方0.1寸（指寸）。

【解剖】有趾背动脉形成的动脉网；布有足背内侧皮神经的趾背神经。

【主治】①鼻衄、齿痛、咽喉肿痛等实热性五官病证；②热病；③多梦、癫狂等神志疾患。

【操作】浅刺0.1寸。

胃经其他腧穴

穴名	类属	定位	主治	操作
巨髎（ST3）		在面部，横平鼻翼下缘，瞳孔直下	口角歪斜、面痛、鼻衄、齿痛、唇颊肿等局部五官病证	斜刺或平刺0.3～0.5寸
大迎（ST5）		在面部，下颌角前方，咬肌附着部的前缘凹陷中，面动脉搏动处	口角歪斜、颊肿、齿痛等局部病证	避开动脉，斜刺或平刺0.3～0.5寸
水突（ST10）		在颈部，横平环状软骨，胸锁乳突肌前缘	①咽喉肿痛、失音等咽喉局部病证；②咳嗽，气喘	直刺0.3～0.8寸
气舍（ST11）		在胸锁乳突肌区，锁骨上小窝，锁骨胸骨端上缘，胸锁乳突肌胸骨头与锁骨头中间的凹陷中	①咽喉肿痛；②瘿瘤，瘰疬；③气喘，呃逆；④颈项强痛	直刺0.3～0.5寸本经气舍至乳根诸穴深部有大动脉及肺、肝等重要脏器，不可深刺
缺盆（ST12）		在颈外侧区，锁骨上大窝，锁骨上缘凹陷中，前正中线旁开4寸	①咳嗽、气喘、咽喉肿痛、缺盆中痛等肺系及局部病证；②瘰疬	直刺或斜刺0.3～0.5寸
气户（ST13）		在胸部，锁骨下缘，前正中线旁开4寸	咳嗽、气喘、呃逆、胸痛、胸胁支满等胸肺病证	斜刺或平刺0.5～0.8寸

穴名	类属	定位	主治	操作
库房（ST14）		在胸部，第1肋间隙，前正中线旁开4寸	咳嗽、气喘、咳唾脓血、胸胁胀痛等胸肺病证	同上
屋翳（ST15）		在胸部，第2肋间隙，前正中线旁开4寸	①咳嗽、气喘、咳唾脓血、胸胁胀痛等胸肺病证；②乳痈、乳癖等乳疾	同上
膺窗（ST16）		在胸部，第3肋间隙，前正中线旁开4寸	①咳嗽、气喘、胸胁胀痛等胸肺病证；②乳痈	同上
乳中（ST17）		在胸部，乳头中央	①乳痈；②难产	本穴不宜针刺，可温和灸或电极刺激
乳根（ST18）		在胸部，第5肋间隙，前正中线旁开4寸	①乳痈、乳癖、乳少等乳部疾患；②咳嗽，气喘，呃逆；③胸痛	斜刺或平刺0.5～0.8寸
不容（ST19）		在上腹部，脐中上6寸，前正中线旁开2寸	呕吐、胃痛、纳少、腹胀等胃疾	直刺0.5～0.8寸
承满（ST20）		在上腹部，脐中上5寸，前正中线旁开2寸	胃痛、吐血、纳少等胃疾	直刺0.8～1寸
关门（ST22）		在上腹部，脐中上3寸，前正中线旁开2寸	腹胀、腹痛、肠鸣、腹泻等胃肠病证	直刺0.8～1.2寸
太乙（ST23）		在上腹部，脐中上2寸，前正中线旁开2寸	①腹痛，腹胀；②心烦、癫狂等神志疾患	同上
滑肉门（ST24）		在上腹部，脐中上1寸，前正中线旁开2寸	①腹痛，腹胀，呕吐；②癫狂	同上
外陵（ST26）		在下腹部，脐中下1寸，前正中线旁开2寸	①腹痛，疝气；②痛经	直刺1～1.5寸
大巨（ST27）		在下腹部，脐中下2寸，前正中线旁开2寸	①小腹胀满；②小便不利等水液输布排泄失常性疾患；③疝气；④遗精、早泄等男科疾患	同上
气冲（ST30）		在腹股沟区，耻骨联合上缘，前正中线旁开2寸，动脉搏动处	①肠鸣，腹痛；②疝气；③月经不调、不孕、阳痿、阴肿等妇科病及男科病	直刺0.5～1寸
髀关（ST31）		在股前区，股直肌近端、缝匠肌与阔筋膜张肌3条肌肉之间凹陷中	下肢痿痹、腰痛、膝冷等腰及下肢病证	直刺1～2寸
阴市（ST33）		在股前区，髌底上3寸，股直肌肌腱外侧缘	①下肢痿痹，膝关节屈伸不利；②疝气	直刺1～1.5寸
犊鼻（ST35）		在膝前区，髌韧带外侧凹陷中	膝痛、屈伸不利、下肢麻痹等下肢、膝关节病证	向后内斜刺0.5～1寸
冲阳（ST42）	胃之原穴	在足背，第2跖骨基底部与中间楔状骨关节处，可触及足背动脉	①胃痛；②口眼歪斜；③癫狂痫；④足痿无力	避开动脉，直刺0.3～0.5寸
陷谷（ST3）	输穴	在足背，第2、3跖骨间，第2跖趾关节近端凹陷中	①面肿、水肿等水液输布失常性疾患；②足背肿痛；③肠鸣，腹痛	直刺或斜刺0.3～0.5

四、足太阴脾经及其腧穴

（一）经脉循行

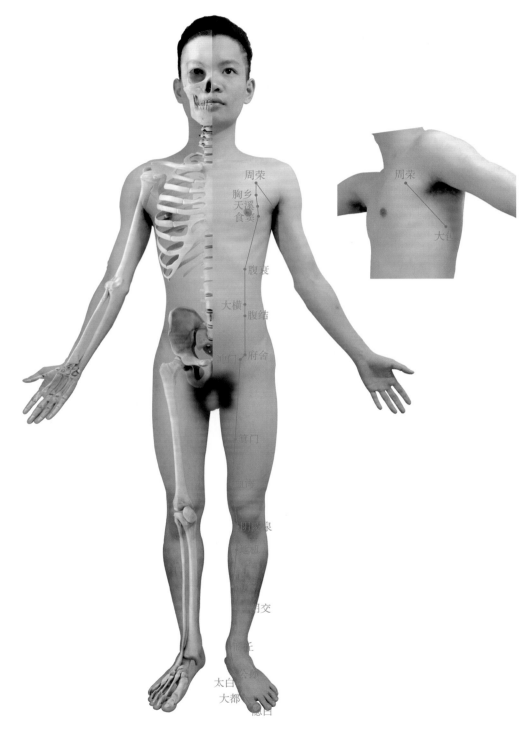

周荣

胸乡
天溪
食窦

腹哀

大横　腹结

府舍

箕门

血海

阴陵泉

地机

漏谷

三阴交

商丘

公孙

太白
大都
隐白

周荣

大包

图 2-3-4　足太阴脾经穴

足太阴脾经，起于足大趾末端，沿着大趾内侧赤白肉际，经过大趾本节后的第一跖趾关节后面，上行至内踝前面，再沿小腿内侧胫骨后缘上行，至内踝上8寸处交于足厥阴经之前，再沿膝股部内侧前缘上行，进入腹部，属脾，联络胃；再经过横膈上行，夹咽部两旁，连系舌根，分散于舌下。其支脉，从胃上膈，注心中。

（二）主要病候

胃脘痛，食则呕，嗳气，腹胀，便溏，黄疸，身重无力，舌根强痛，下肢内侧肿胀，厥冷等症。

（三）主治概要

1. 脾胃病 胃痛，呕吐，腹痛，泄泻，便秘等。

2. 妇科病 月经过多，崩漏等。

3. 前阴病 阴挺，不孕，遗精，阳痿等。

4. 经脉循行部位的其他病证 下肢痿痹，胸胁痛等。

（四）本经主要腧穴

1. 隐白（Yinbai，SP1），井穴

【定位】在足趾，大趾末节内侧，趾甲根角侧后方0.1寸（指寸）。

【解剖】有趾背动脉；布有腓浅神经的足背支及足底内侧神经。

【主治】①月经过多、崩漏等妇科病；②便血、尿血等慢性出血证；③癫狂，多梦；④惊风；⑤腹满，暴泻。

【操作】浅刺0.1寸。

2. 太白（Taibai，SP3），输穴；脾之原穴

【定位】在跖区，第1跖趾关节近端赤白肉际凹陷中。

【解剖】在趾展肌中；有足背静脉网、

足底内侧动脉及足跗内侧动脉分支；布有隐神经及腓浅神经分支。

【主治】①肠鸣、腹胀、腹泻、胃痛、便秘等脾胃病证；②体重节痛。

【操作】直刺0.5～0.8寸。

3. 公孙（Gongsun，SP4），络穴；八脉交会穴（通于冲脉）

【定位】在跖区，第1跖骨底的前下缘赤白肉际处。

【解剖】在趾展肌中；有足背静脉网、足底内侧动脉及足跗内侧动脉分支；布有隐神经及腓浅神经分支。

【主治】①胃痛、呕吐、腹痛、腹泻、痢疾等脾胃肠腑病证；②心烦、失眠、狂证等神志病证；③逆气里急、气上冲心（奔豚气）等冲脉病证。

【操作】直刺0.6～1.2寸。

4. 三阴交（Sanyinjiao，SP6）

【定位】在小腿内侧，内踝尖上3寸，胫骨内侧缘后际。

【解剖】在胫骨后缘和比目鱼肌之间，深层有屈趾长肌；有大隐静脉，胫后动、静脉；有小腿内侧皮神经，深层后方有胫神经。

【主治】①肠鸣、腹胀、腹泻等脾胃虚弱诸证；②月经不调、带下、阴挺、不孕、滞产等妇产科病证；③遗精、阳痿、遗尿等生殖泌尿系统疾患；④心悸，失眠，高血压；⑤下肢痿痹；⑥阴虚诸证。

【操作】直刺1～1.5寸。孕妇禁针。

5. 地机（Diji，SP8），郄穴

【定位】在小腿内侧，阴陵泉下3寸，胫骨内侧缘后际。

【解剖】在胫骨后缘和比目鱼肌之间，前方有大隐静脉及膝最上动脉的末支，深层有胫后动、静脉；布有小腿内侧皮神经，深层后方有胫神经。

【主治】①痛经、崩漏、月经不调等妇科病；②腹痛、腹泻等脾胃病证；③疝气；④小便不利、水肿等脾不运化水湿病证。

【操作】直刺1～1.5寸。

6. 阴陵泉（Yinlingquan，SP9），合穴

【定位】在小腿内侧，胫骨内侧髁下缘与胫骨内侧缘之间的凹陷中。

【解剖】在胫骨后缘和腓肠肌之间，比目鱼肌起点上；前方有大隐静脉、膝最上动脉，最深层有胫后动、静脉；布有小腿内侧皮神经本干，最深层有胫神经。

【主治】①腹胀，腹泻，水肿，黄疸；②小便不利，遗尿，尿失禁；③阴部痛，痛经，遗精；④膝痛。

【操作】直刺1～2寸。治疗膝痛可向阳陵泉或委中方向透刺。

7. 血海（Xuehai，SP10）

【定位】在股前区，髌底内侧端上2寸，股内侧肌隆起处。

【解剖】在股骨内上髁上缘，股内侧肌中间；有股动、静脉肌支；布有股前皮神经及股神经肌支。

【主治】①月经不调、痛经、经闭等妇科病；②瘾疹、湿疹、丹毒等血热性皮肤病；③膝股内侧痛。

【操作】直刺1～1.5寸。

8. 大横（Daheng，SP15）

【定位】在腹部，脐中旁开4寸。

【解剖】在腹外斜肌肌部及腹横肌肌部；布有第10肋间动、静脉；分布有第10肋间神经。

【主治】腹痛、腹泻、便秘等脾胃病证。

【操作】直刺1～2寸。

9. 大包（Dabao，SP21），脾之大络

【定位】在胸外侧区，第6肋间隙，在腋中线上。

【解剖】在第6肋间隙，前锯肌中；有胸背动、静脉及第6肋间动、静脉；布有第6肋间神经，当胸长神经直系的末端。

【主治】①气喘；②胸胁痛；③全身疼痛；④四肢无力。

【操作】斜刺或向后平刺0.5～0.8寸。

穴名	类属	定位	主治	操作
大都（SP2）	荥穴	在足趾，第1跖趾关节远端赤白肉际凹陷中	①腹胀、胃痛、呕吐、腹泻、便秘等脾胃病证；②热病，无汗	直刺0.3～0.5寸
商丘（SP5）	经穴	在踝区，内踝前下方，舟骨粗隆与内踝尖连线中点凹陷中	①腹胀、腹泻、便秘等脾胃病证；②黄疸；③足踝痛	直刺0.5～0.8寸
漏谷（SP7）		在小腿内侧，内踝尖上6寸，胫骨内侧缘后际	①腹胀，肠鸣；②小便不利，遗精；③下肢痿痹	直刺1～1.5寸
箕门（SP11）		在股前区，髌底内侧端与冲门的连线上1/3与下2/3交点，长收肌和缝匠肌交角的动脉搏动处	①小便不利，遗尿；②腹股沟肿痛	避开动脉，直刺0.5～1寸
冲门（SP12）		在腹股沟区，腹股沟斜纹中，髂外动脉搏动处的外侧	①腹痛，疝气；②崩漏、带下、胎气上冲等妇科病证	避开动脉，直刺0.5～1寸
府舍（SP13）		在下腹部，脐中下4.3寸，前正中线旁开4寸	腹痛、积聚、疝气等下腹部病证	直刺1～1.5寸
腹结（SP14）		在下腹部，脐中下1.3寸，前正中线旁开4寸	①腹痛，腹泻，食积；②疝气	直刺1～2寸
腹哀（SP16）		在上腹部，脐中上3寸，前正中线旁开4寸	消化不良、腹痛、便秘、痢疾等脾胃肠腑病证	直刺1～1.5寸
食窦（SP17）		在胸部，第5肋间隙，前正中线旁开6寸	①胸胁胀痛；②噫气、反胃、腹胀等胃气失降性病证；③水肿	斜刺或向外平刺0.5～0.8寸。不可深刺
天溪（SP18）		在胸部，第4肋间隙，前正中线旁开6寸	①胸胁疼痛，咳嗽；②乳痛，乳少	斜刺或向外平刺0.5～0.8寸
胸乡（SP19）		在胸部，第3肋间隙，前正中线旁开6寸	胸胁胀痛	斜刺或向外平刺0.5～0.8寸
周荣（SP20）		在胸部，第2肋间隙，前正中线旁开6寸	①咳嗽，气逆；②胸胁胀满	斜刺或向外平刺0.5～0.8寸

第二章 穴位注射疗法的理论基础

五、手少阴心经及其腧穴

（一）经脉循行

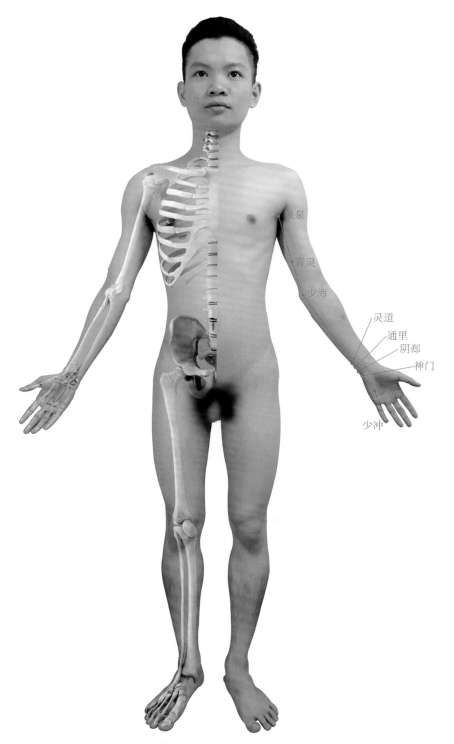

极泉
青灵
少海
灵道
通里
阴郄
神门
少冲

图 2-3-5　手少阴心经穴

手少阴心经，起于心中，出属心系（心与其他脏器相连的组织）；下行经过横膈，联络小肠。其支脉，从心系向上，夹着食道上行，连于目系（眼球连接于脑的组织）。其直行经脉，从心系上行到肺部，再向外下到达腋窝部，沿着上臂内侧后缘，行于手太阴经和手厥阴经的后面，到达肘窝；再沿前臂内侧后缘，至掌后豌豆骨部，进入掌内，止于小指桡侧末端。

（二）主要病候

心痛，咽干，口渴，目黄，胁痛，上臂内侧痛，手心发热等症。

（三）主治概要

1. 心、胸、神志病 心痛，心悸，癫狂痫等。

2. 经脉循行部位的其他病证 肩臂疼痛，胁肋疼痛，腕臂痛等。

（四）本经主要腧穴

1. 极泉（Jiquan，HT1）

【定位】在腋区，腋窝中央，腋动脉搏动处。

【解剖】在胸大肌的外下缘，深层为喙肱肌；外侧为腋动脉；布有尺神经、正中神经、前臂内侧皮神经及臂内侧皮神经。

【主治】①心痛、心悸等心疾；②肩臂疼痛、胁肋疼痛、臂丛神经损伤等痛证；③瘰疬；④腋臭；⑤上肢针麻用穴。

【操作】避开腋动脉，直刺或斜刺0.3～0.5寸。

2. 少海（Shaohai，HT3），合穴

【定位】在肘前区，横平肘横纹，肱骨内上髁前缘。

【解剖】有旋前圆肌、肱肌；有贵要静脉，尺侧上、下副动脉，尺侧返动脉；布有前臂内侧皮神经，外前方有正中神经。

【主治】①心痛、癔症等心病、神志病；②肘臂挛痛，臂麻手颤；③头项痛，腋胁部痛；④瘰疬。

【操作】直刺0.5～1寸。

3. 通里（Tongli，HT5），络穴

【定位】在前臂前区，腕掌侧远端横纹上1寸，尺侧腕屈肌腱的桡侧缘。

【解剖】在尺侧腕屈肌与指浅屈肌之间，深层为指深屈肌；有尺动脉通过；布有前臂内侧皮神经，尺侧为尺神经。

【主治】①心悸、怔忡等心病；②舌强不语，暴喑；③腕臂痛。

【操作】直刺0.3～0.5寸。不宜深刺，以免伤及血管和神经。

4. 阴郄（Yinxi，HT6），郄穴

【定位】在前臂前区，腕掌侧远端横纹上0.5寸，尺侧腕屈肌腱的桡侧缘。

【解剖】在尺侧腕屈肌与指浅屈肌之间，深层为指深屈肌；有尺动脉通过；布有前臂内侧皮神经，尺侧为尺神经。

【主治】①心痛、惊悸等心病；②骨蒸盗汗；③吐血，衄血。

【操作】直刺0.3～0.5寸。不宜深刺，以免伤及血管和神经。

5. 神门（Shenmen，HT7），输穴；心之原穴

【定位】在腕前区，腕掌侧远端横纹尺侧端，尺侧腕屈肌腱的桡侧缘。

【解剖】在尺侧腕屈肌与指浅屈肌之间，深层为指深屈肌；有尺动脉通过；布有前臂内侧皮神经，尺侧为尺神经。

【主治】①心痛、心烦、惊悸、怔忡、健忘、失眠、痴呆、癫狂痫等心与神志病证；②高血压；③胸胁痛。

【操作】直刺0.3～0.5寸。

6. 少府（Shaofu，HT8），荥穴

【定位】在手掌，横平第5掌指关节近端，第4、5掌骨之间。

【解剖】在4、5掌骨之间，有第4蚓状肌，指浅、深屈肌腱，深部为骨间肌；有指掌侧总动、静脉；布有第4指掌侧固有神经。

【主治】①心悸、胸痛等心胸病；②阴痒，阴痛；③痈疡；④小指挛痛。

【操作】直刺0.3～0.5寸。

7. 少冲（Shaochong，HT9），井穴

【定位】在手指，小指末节桡侧，指甲根角侧上方0.1寸（指寸）。

【解剖】有指掌固有动、静脉所形成的动、静脉网；布有指掌侧固有神经。

【主治】①心悸、心痛、癫狂、昏迷等心及神志病证；②热病；③胸胁痛。

【操作】浅刺0.1寸，或点刺出血。

心经其他腧穴

穴名	类属	定位	主治	操作
青灵（HT2）		在臂前区，肘横纹上3寸，肱二头肌内侧沟中	①头痛，振寒；②胁痛，肩臂疼痛	直刺0.5～1寸
灵道（HT4）	经穴	在前臂前区，腕掌侧远端横纹上1.5寸，尺侧腕屈肌腱的桡侧缘	①心痛，悲恐善笑；②暴喑；③肘臂挛痛	直刺0.3～0.5寸。不宜深刺，以免伤及血管和神经

六、手太阳小肠经及其腧穴

（一）经脉循行

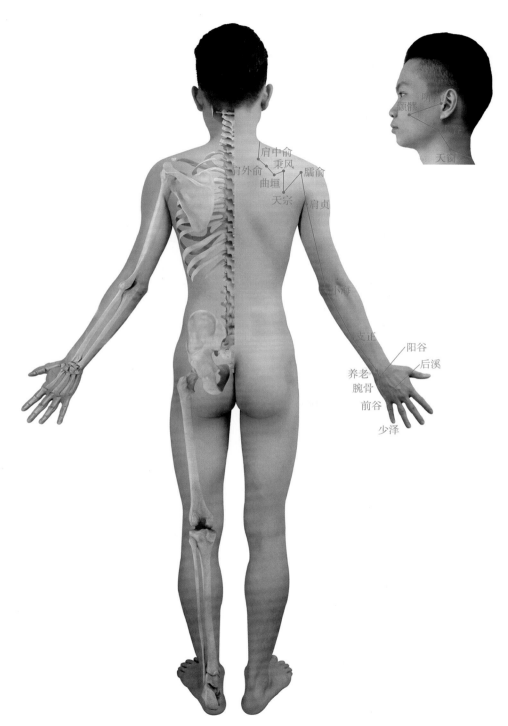

图 2-3-6　手太阳小肠经穴

手太阳小肠经，起于手小指尺侧端，沿着手背外侧至腕部，出于尺骨茎突，直上沿着前臂外侧后缘，经尺骨鹰嘴与肱骨内上髁之间，沿上臂外侧后缘，到达肩关节，绕行肩胛部，交会于大椎，向下进入缺盆部，联络心，沿着食管，经过横膈，到达胃部，属于小肠。其支脉，从缺盆分出，沿着颈部，上达面颊，到目外眦，向后进入耳中。另一支脉，从颊部分出，上行目眶下，抵于鼻旁，至目内眦，斜行络于颧骨部。

（二）主要病候

少腹痛，腰脊痛引睾丸，耳聋，目黄，颊肿，咽喉肿痛，肩臂外侧后缘痛等症。

（三）主治概要

1. 头面五官病 头痛，目翳，咽喉肿痛等。

2. 热病、神志病 昏迷，发热，疟疾等。

3. 经脉循行部位的其他病证 项背强痛，腰背痛，手指及肘臂挛痛等。

（四）本经主要腧穴

1. 少泽（Shaoze，SI1），井穴

【定位】 在手指，小指末节尺侧，指甲根角侧上方0.1寸（指寸）。

【解剖】 有指掌侧固有动、静脉及指背动脉形成的动、静脉网；布有尺神经手背支。

【主治】 ①乳痈、乳少等乳疾；②昏迷、热病等急症、热证；③头痛、目翳、咽喉肿痛等头面五官病证。

【操作】 浅刺0.1寸或点刺出血。孕妇慎用。

2. 后溪（Houxi，SI3），输穴；八脉交会穴（通于督脉）

【定位】 在手内侧，第5掌指关节尺侧近端赤白肉际凹陷中。

【解剖】 在小指尺侧，第5掌骨小头后方，当小指展肌起点外缘；有指背动、静脉，手背静脉网；布有尺神经手背支。

【主治】 ①头项强痛、腰背痛、手指及肘臂挛痛等痛证；②耳聋，目赤；③癫狂痫；④疟疾。

【操作】 直刺0.5～1寸。治疗手指挛痛可透刺合谷穴。

3. 腕骨（Wangu，SI4），小肠之原穴

【定位】 在腕区，第5掌骨底与三角骨之间的赤白肉际凹陷中。

【解剖】 在手背尺侧，小指展肌起点外缘；有腕背侧动脉（尺动脉分支），手背静脉网；布有尺神经手背支。

【主治】 ①指挛腕痛，头项强痛；②目翳；③黄疸；④热病，疟疾。

【操作】 直刺0.3～0.5寸。

4. 养老（Yanglao，SI6），郄穴

【定位】 在前臂后区，腕背横纹上1寸，尺骨头桡侧凹陷中。

【解剖】 在尺骨背面，尺骨茎突上方，尺侧腕伸肌腱和小指固有伸肌腱之间；有前臂骨间背侧动、静脉的末支，腕静脉网；有前臂背侧皮神经和尺神经。

【主治】 ①目视不明；②肩、背、肘、臂酸痛。

【操作】 直刺或斜刺0.5～0.8寸。强身保健可用温和灸。

5. 支正（Zhizheng，SI7），络穴

【定位】 在前臂后区，腕背侧远端横纹上5寸，尺骨尺侧与尺侧腕屈肌之间。

【解剖】 在尺骨背面，尺侧腕伸肌的尺侧缘；有骨间背侧动、静脉；分布有前臂内侧皮神经分支。

【主治】①头痛，项强，肘臂酸痛；②热病；③癫狂；④疟疾。

【操作】直刺或斜刺 0.5～0.8 寸。

6. 小海（Xiaohai，SI8），合穴

【定位】在肘后区，尺骨鹰嘴与肱骨内上髁之间凹陷中。

【解剖】尺神经沟中，为尺侧腕屈肌的起始部；有尺侧上、下副动脉和副静脉以及尺返动、静脉；布有前臂内侧皮神经、尺神经本干。

【主治】①肘臂疼痛，麻木；②癫痫。

【操作】直刺 0.3～0.5 寸。

7. 肩贞（Jianzhen，SI9）

【定位】在肩胛区，肩关节后下方，腋后纹头直上 1 寸。

【解剖】在肩关节后下方，肩胛骨外侧缘，三角肌后缘，下层是大圆肌；有旋肩胛动、静脉；布有腋神经分支，深部上方为桡神经。

【主治】①肩臂疼痛，上肢不遂；②瘰疬。

【操作】直刺 1～1.5 寸。不宜向胸侧深刺。

8. 天宗（Tianzong，SI11）

【定位】在肩胛区，肩胛冈中点与肩胛骨下角连线上 1/3 与下 2/3 交点凹陷中。

【解剖】冈下窝中央冈下肌中；有旋肩胛动、静脉肌支；布有肩胛上神经。

【主治】①肩胛疼痛、肩背部损伤等局部病证；②气喘。

【操作】直刺或斜刺 0.5～1 寸。遇到阻力不可强行进针。

9. 颧髎（Quanliao，SI18）

【定位】在面部，颧骨下缘，目外眦直下凹陷中。

【解剖】在颧骨下颌突的后下缘稍后，咬肌的起始部，颧肌中；有面横动、静脉分支；布有面神经及眶下神经。

【主治】口眼歪斜、眼睑瞤动、齿痛、面痛等。

【操作】直刺 0.3～0.5 寸，斜刺或平刺 0.5～1 寸。

10. 听宫（Tinggong，SI19）

【定位】在面部，耳屏正中与下颌骨髁突之间的凹陷中。

【解剖】有颞浅动、静脉的耳前支；布有面神经及三叉神经第 3 支的耳颞神经。

【主治】①耳鸣、耳聋、聤耳等耳疾；②齿痛。

【操作】张口，直刺 1～1.5 寸。留针时要保持一定的张口姿势。

小肠经其他腧穴

穴名	类属	定位	主治	操作
前谷（SI2）	荥穴	在手指，第5掌指关节尺侧远端赤白肉际凹陷中	①热病；②乳痈，乳少；③头痛、目痛、耳鸣、咽喉肿痛等头面五官病证	直刺0.3～0.5寸
阳谷（SI5）	经穴	在腕后区，尺骨茎突与三角骨之间的凹陷中	①颈颌肿、臂外侧痛、腕痛等痛证；②头痛、目眩、耳鸣、耳聋等头面五官病证；③热病；④癫狂痫	直刺0.3～0.5寸
臑俞（SI10）		在肩胛区，腋后纹头直上，肩胛冈下缘凹陷中	①肩臂疼痛，肩不举；②瘰疬	直刺或斜刺0.5～1.5寸。不宜向胸侧深刺
秉风（SI12）		在肩胛区，肩胛冈中点上方冈上窝中	肩胛疼痛、上肢酸麻等肩胛、上肢病证	直刺或斜刺0.5～1寸
曲垣（SI13）		在肩胛区，肩胛冈内侧端上缘凹陷中	肩胛疼痛	直刺或斜刺0.5～1寸。宜向锁骨上窝上方刺，不宜向胸部深刺
肩外俞（SI14）		在脊柱区，第1胸椎棘突下，后正中线旁开3寸	肩背疼痛、颈项强急等肩背、颈项痹证	斜刺0.5～0.8寸，不宜深刺
肩中俞（SI15）		在脊柱区，第7颈椎棘突下，后正中线旁开2寸	①咳嗽，气喘；②肩背疼痛	斜刺0.5～0.8寸，不宜深刺
天窗（SI16）		在颈部，横平喉结，胸锁乳突肌后缘	①耳鸣、耳聋、咽喉肿痛、暴喑等五官病证；②颈项强痛	直刺0.5～1寸
天容（SI17）		在颈部，下颌角后方，胸锁乳突肌的前缘凹陷中	①耳鸣、耳聋、咽喉肿痛等五官病证；②头痛、颈项强痛	直刺0.5～1寸。注意避开血管

七、足太阳膀胱经及其腧穴

（一）经脉循行

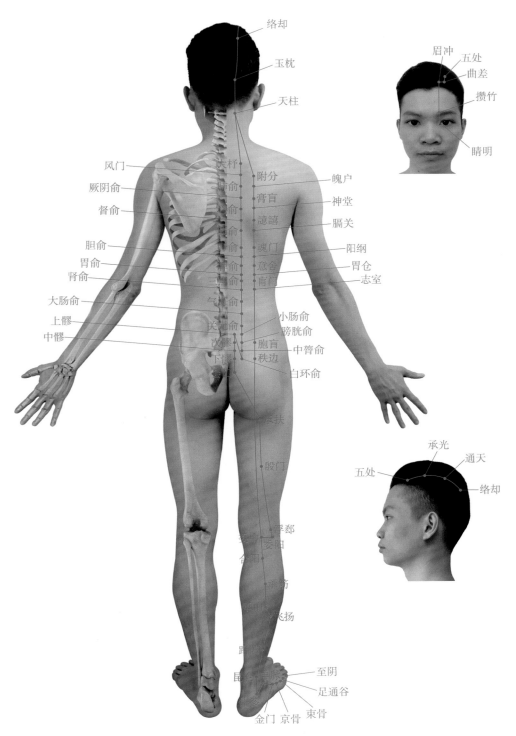

图 2-3-7　足太阳膀胱经穴

足太阳膀胱经，起始于内眼角，向上过额部，与督脉交会于头顶。其支脉，从头顶分出到耳上角。其直行经脉，从头顶入颅内络脑，再浅出沿枕项部下行，从肩胛内侧脊柱两旁下行到达腰部，进入脊旁肌肉，入内络于肾，属于膀胱。一支脉从腰中分出，向下夹脊旁，通过臀部，进入腘窝中；一支脉从左右肩胛内侧分别下行，穿过脊旁肌肉，经过髋关节部，沿大腿外侧后缘下行，会合于腘窝内，向下通过腓肠肌，出外踝的后方，沿第5跖骨粗隆，至小趾的外侧末端。

（二）主要病候

小便不通，遗尿，癫狂等；目痛，鼻塞多涕，头痛以及项、背、腰、臀部及下肢后侧本经循行部位疼痛。

（三）主治概要

1. 脏腑病证 十二脏腑及其相关组织器官病证。

2. 神志病 癫、狂、痫等。

3. 头面五官病 头痛、鼻塞、鼻衄等。

4. 经脉循行部位的其他病证 项、背、腰、下肢病证等。

（四）本经主要腧穴

1. 睛明（Jingming，BL1）

【定位】在面部，目内眦内上方眶内侧壁凹陷中。

【解剖】在眶内缘睑内侧韧带中，深部为眼内直肌；有内眦动、静脉和滑车上下动、静脉，深层上方有眼动、静脉本干；布有滑车上、下神经，深层为眼神经，上方为鼻睫神经。

【主治】①目赤肿痛、流泪、视物不明、目眩、近视、夜盲、色盲等目疾；②急性腰扭伤、坐骨神经痛；③心悸、怔忡。

【操作】嘱患者闭目，医者左手轻推眼球向外侧固定，右手缓慢进针，紧靠眶缘直刺0.5～1寸。遇到阻力时，不宜强行进针，应改变进针方向或退针。不捻转，不提插（或只轻微地捻转和提插）。出针后按压针孔片刻，以防出血。针具宜细，消毒宜严。禁灸。

2. 攒竹（Cuanzhu，BL2）

【定位】在面部，眉头凹陷中，额切迹处。

【解剖】有额肌及皱眉肌；当额动、静脉处；布有额神经内侧支。

【主治】①头痛，眉棱骨痛；②眼睑䀝动、眼睑下垂、口眼歪斜、目视不明、流泪、目赤肿痛等眼部病证；③呃逆。

【操作】可向眉中或向眼眶内缘平刺或斜刺0.5～0.8寸，或直刺0.2～0.3寸。禁灸。

3. 天柱（Tianzhu，BL10）

【定位】在颈后区，横平第2颈椎棘突上际，斜方肌外缘凹陷中。

【解剖】在斜方肌起始部外侧缘，深层为头半棘肌；有枕动、静脉干；布有枕大神经干。

【主治】①后头痛、项强、肩背腰痛等痹证；②鼻塞；③目痛；④癫狂痫；⑤热病。

【操作】直刺或斜刺0.5～0.8寸，不可向内上方深刺，以免伤及延髓。

4. 大杼（Dazhu，BL11），八会穴之骨会

【定位】在脊柱区，第1胸椎棘突下，后正中线旁开1.5寸。

【解剖】有斜方肌、菱形肌、上后锯肌，最深层为最长肌；有第1肋间动、静脉的分支；浅层布有第1、2胸神经后支的内侧

皮支，深层为第1、2胸神经后支的肌支。

【主治】①咳嗽，发热；②项强，肩背痛。

【操作】斜刺0.5～0.8寸。本经背部诸穴，不宜深刺，以免伤及内部重要脏器。

5. 风门（Fengmen，BL12）

【定位】在脊柱区，第2胸椎棘突下，后正中线旁开1.5寸。

【解剖】有斜方肌、菱形肌、上后锯肌，深层为最长肌；有第2肋间动、静脉后支；布有第2、3胸神经后支的内侧皮支，深层为第2、3胸神经后支的肌支。

【主治】①感冒、咳嗽、发热、头痛等外感病证；②项强，胸背痛。

【操作】斜刺0.5～0.8寸。热证宜点刺放血。

6. 肺俞（Feishu，BL13），肺之背俞穴

【定位】在脊柱区，第3胸椎棘突下，后正中线旁开1.5寸。

【解剖】有斜方肌、菱形肌，深层为最长肌；有第3、4肋间动、静脉后支；布有第3、4胸神经后支的内侧皮支，深层为第3、4胸神经后支的肌支。

【主治】①咳嗽、气喘、咯血等肺部疾病；②骨蒸潮热、盗汗等阴虚病证；③瘙痒、瘾疹等皮肤病。

【操作】斜刺0.5～0.8寸。热证宜点刺放血。

7. 心俞（Xinshu，BL15），心之背俞穴

【定位】在脊柱区，第5胸椎棘突下，后正中线旁开1.5寸。

【解剖】有斜方肌、菱形肌，深层为最长肌；有第5肋间动、静脉后支；布有第5、6胸神经后支的内侧皮支，深层为第5、6胸神经后支的肌支。

【主治】①心痛、惊悸、失眠、健忘、癫痫等心与神志病变；②咳嗽、咯血等肺部疾病；③盗汗，遗精。

【操作】斜刺0.5～0.8寸。

8. 膈俞（Geshu，BL17），八会穴之血会

【定位】在脊柱区，第7胸椎棘突下，后正中线旁开1.5寸。

【解剖】在斜方肌下缘，有背阔肌、最长肌；有第7肋间动、静脉后支；布有第7、8胸神经后支的内侧皮支，深层为第7、8胸神经后支的肌支。

【主治】①血瘀诸证；②呕吐、呃逆、气喘、吐血等上逆之证；③瘾疹，皮肤瘙痒；④贫血；⑤潮热，盗汗。

【操作】斜刺0.5～0.8寸。

9. 肝俞（Ganshu，BL18），肝之背俞穴

【定位】在脊柱区，第9胸椎棘突下，后正中线旁开1.5寸。

【解剖】在背阔肌、最长肌和髂肋肌之间；有第9肋间动、静脉后支；布有第9、10胸神经后支的皮支，深层为第9、10胸神经后支的肌支。

【主治】①胁痛、黄疸等肝胆病证；②目赤、目视不明、目眩、夜盲、迎风流泪等目疾；③癫狂痫；④脊背痛。

【操作】斜刺0.5～0.8寸。

10. 胆俞（Danshu，BL19），胆之背俞穴

【定位】在脊柱区，第10胸椎棘突下，后正中线旁开1.5寸。

【解剖】在背阔肌、最长肌和髂肋肌之间；有第10肋间动、静脉后支；布有第10、11胸神经后支的皮支，深层为第10、11胸神经后支的肌支。

【主治】①黄疸、口苦、胁痛等肝胆病证；②肺痨，潮热。

【操作】斜刺 0.5～0.8 寸。

11. 脾俞（Pishu，BL20），脾之背俞穴

【定位】 在脊柱区，第 11 胸椎棘突下，后正中线旁开 1.5 寸。

【解剖】在背阔肌、最长肌和髂肋肌之间；有第 11 肋间动、静脉后支；布有第 11、12 胸神经后支的皮支，深层为第 11、12 胸神经后支的肌支。

【主治】①腹胀、纳呆、呕吐、腹泻、痢疾、便血、水肿等脾胃肠腑病证；②多食善饥，身体消瘦；③背痛。

【操作】斜刺 0.5～0.8 寸。

12. 胃俞（Weishu，BL21），胃之背俞穴

【定位】 在脊柱区，第 12 胸椎棘突下，后正中线旁开 1.5 寸。

【解剖】在腰背筋膜、最长肌和髂肋肌之间；有肋下动、静脉后支；布有第 12 胸神经和第 1 腰神经后支的皮支，深层为第 12 胸神经和第 1 腰神经后支的肌支。

【主治】①胃脘痛、呕吐、腹胀、肠鸣等胃疾；②多食善饥，身体消瘦。

【操作】斜刺 0.5～0.8 寸。

13. 三焦俞（Sanjiaoshu，BL22），三焦之背俞穴

【定位】在脊柱区，第 1 腰椎棘突下，后正中线旁开 1.5 寸。

【解剖】在腰背筋膜、最长肌和髂肋肌之间；有第 1 腰动、静脉的分支；布有第 1、2 腰神经后支的皮支，深层为第 1、2 腰神经后支的肌支。

【主治】①肠鸣、腹胀、呕吐、腹泻、痢疾等脾胃肠腑病证；②小便不利、水肿等三焦气化不利病证；③腰背强痛。

【操作】直刺 0.5～1.2 寸。

14. 肾俞（Shenshu，BL23），肾之背俞穴

【定位】在脊柱区，第 2 腰椎棘突下，后正中线旁开 1.5 寸。

【解剖】在腰背筋膜、最长肌和髂肋肌之间；有第 2 腰动、静脉后支；布有第 2、3 腰神经后支的外侧皮支，深层为第 2、3 腰神经后支的肌支。

【主治】①头晕、耳鸣、耳聋、腰酸痛等肾虚病证；②遗尿、遗精、阳痿、早泄、不育等泌尿生殖系疾患；③月经不调、带下、不孕等妇科病证；④消渴。

【操作】直刺 0.5～1 寸。

15. 大肠俞（Dachangshu，BL25），大肠之背俞穴

【定位】在脊柱区，第 4 腰椎棘突下，后正中线旁开 1.5 寸。

【解剖】在腰背筋膜、最长肌和髂肋肌之间；有第 4 腰动、静脉后支；布有第 4、5 腰神经皮支，深层为第 4、5 腰神经后支的肌支。

【主治】①腰腿痛；②腹胀、腹泻、便秘等胃肠病证。

【操作】直刺 0.8～1.2 寸。

16. 小肠俞（Xiaochangshu，BL27），小肠之背俞穴

【定位】在骶区，横平第 1 骶后孔，骶正中嵴旁开 1.5 寸。

【解剖】在骶棘肌起始部和臀大肌起始部之间；有骶外侧动、静脉后支的外侧支；布有臀中皮神经、臀下神经的属支。

【主治】①遗精、遗尿、尿血、尿痛、带下等泌尿生殖系统疾患；②腹泻，痢疾；③疝气；④腰骶痛。

【操作】直刺或斜刺 0.8～1.2 寸。

17. 膀胱俞（Pangguangshu，BL28），膀胱之背俞穴

【定位】在骶区，横平第2骶后孔，骶正中嵴旁开1.5寸。

【解剖】在骶棘肌起始部和臀大肌起始部之间；有骶外侧动、静脉后支；布有臀中皮神经、臀下神经的属支。

【主治】①小便不利、遗尿等膀胱气化功能失调病证；②腰脊强痛；③腹泻，便秘。

【操作】直刺或斜刺0.8～1.2寸。

18. 次髎（Ciliao，BL32）

【定位】在骶区，正对第2骶后孔中。

【解剖】在臀大肌起始部；当骶外侧动、静脉后支处；为第2骶神经后支通过处。

【主治】①月经不调、痛经、带下等妇科病证；②小便不利；③遗精、阳痿等男科病证；④疝气；⑤腰骶痛，下肢痿痹。

【操作】直刺1～1.5寸。

19. 承扶（Chengfu，BL36）

【定位】在股后区，臀沟的中点。

【解剖】在臀大肌下缘；有坐骨神经伴行的动、静脉；布有股后皮神经，深层为坐骨神经。

【主治】①腰、骶、臀、股部疼痛；②痔疾。

【操作】直刺1～2寸。

20. 委阳（Weiyang，BL39），三焦之下合穴

【定位】在膝部，腘横纹上，股二头肌腱的内侧缘。

【解剖】在股二头肌腱内侧；有膝上外侧动、静脉；布有股后皮神经，有腓总神经经过。

【主治】①腹满，小便不利；②腰脊强痛，腿足挛痛。

【操作】直刺1～1.5寸。

21. 委中（Weizhong，BL40），合穴；膀胱之下合穴

【定位】在膝后区，腘横纹中点。

【解剖】在腘窝正中，有腘筋膜；皮下有股腘静脉，深层内侧为腘静脉，最深层为腘动脉；分布有股后皮神经，正当胫神经处。

【主治】①腰背痛、下肢痿痹等腰及下肢病证；②腹痛、急性吐泻等急症；③瘾疹，丹毒；④小便不利，遗尿。

【操作】直刺1～1.5寸，或用三棱针点刺腘静脉出血。针刺不宜过快、过强、过深，以免损伤血管和神经。

22. 膏肓（Gaohuang，BL43）

【定位】在脊柱区，第4胸椎棘突下，后正中线旁开3寸。

【解剖】在肩胛骨脊柱缘，有斜方肌、菱形肌，深层为髂肋肌；有第4肋间动、静脉背侧支及颈横动脉降支；布有第4、5胸神经后支。

【主治】①咳嗽、气喘、肺痨等肺系虚损病证；②健忘、遗精、盗汗、羸瘦等虚劳诸证；③肩胛痛。

【操作】斜刺0.5～0.8寸。此穴多用灸法，每次7～15壮，或温灸15～30分钟。

23. 志室（Zhishi，BL52）

【定位】在腰区，第2腰椎棘突下，后正中线旁开3寸。

【解剖】有背阔肌、髂肋肌；有第2腰动、静脉背侧支；布有第2、3腰神经外侧支。

【主治】①遗精、阳痿等肾虚病证；②小便不利，水肿；③腰脊强痛。

【操作】斜刺0.5～0.8寸。

24. 秩边（Zhibian，BL54）

【定位】在骶区，横平第 4 骶后孔，骶正中嵴旁开 3 寸。

【解剖】有臀大肌，在梨状肌下缘；正当臀下动、静脉；布有臀下神经及股后皮神经，外侧为坐骨神经。

【主治】①腰骶痛、下肢痿痹等腰及下肢病证；②小便不利，癃闭；③便秘，痔疾；④阴痛。

【操作】直刺 1.5 ～ 2 寸。

25. 承山（Chengshan，BL57）

【定位】在小腿后区，腓肠肌两肌腹与肌腱交角处。

【解剖】在腓肠肌两肌腹交界下端；有小隐静脉，深层为胫后动、静脉；布有腓肠内侧皮神经，深层为胫神经。

【主治】①腰腿拘急，疼痛；②痔疾，便秘；③腹痛，疝气。

【操作】直刺 1 ～ 2 寸。不宜做过强的刺激，以免引起腓肠肌痉挛。

26. 飞扬（Feiyang，BL58），络穴

【定位】在小腿后区，昆仑直上 7 寸，腓肠肌外下缘与跟腱移行处。

【解剖】有腓肠肌及比目鱼肌；有小隐静脉和胫后动、静脉分布；布有腓肠外侧皮神经。

【主治】①腰腿疼痛；②头痛，目眩；③鼻塞，鼻衄；④痔疾。

【操作】直刺 1 ～ 1.5 寸。

27. 昆仑（Kunlun，BL60），经穴

【定位】在踝区，外踝尖与跟腱之间的凹陷中。

【解剖】有腓骨短肌；有小隐静脉及腓动、静脉；有腓肠神经经过。

【主治】①后头痛，项强，目眩；②腰骶疼痛，足踝肿痛；③癫痫；④滞产。

【操作】直刺 0.5 ～ 0.8 寸。孕妇禁用，经期慎用。

28. 申脉（Shenmai，BL62），八脉交会穴（通于阳跷脉）

【定位】在踝区，外踝尖直下，外踝下缘与跟骨之间凹陷中。

【解剖】在腓骨长短肌腱上缘；有外踝动脉网及小隐静脉；布有腓肠神经的足背外侧皮神经分支。

【主治】①头痛，眩晕；②失眠、癫狂痫等神志疾患；③腰腿酸痛。

【操作】直刺 0.3 ～ 0.5 寸。

29. 束骨（Shugu，BL65），输穴

【定位】在跖区，第 5 跖趾关节的近端，赤白肉际处。

【解剖】在小趾外展肌下方；有第 4 趾跖侧总动、静脉；有第 4 趾跖侧神经及足背外侧皮神经分布。

【主治】①头痛、项强、目眩等头部疾患；②腰腿痛；③癫狂。

【操作】直刺 0.3 ～ 0.5 寸。

30. 至阴（Zhiyin，BL67），井穴

【定位】在足趾，足小趾末节外侧，趾甲根角侧后方 0.1 寸（指寸）。

【解剖】有趾背动脉及趾跖侧固有动脉形成的动脉网；布有趾跖侧固有神经及足背外侧皮神经。

【主治】①胎位不正，滞产；②头痛，目痛；③鼻塞，鼻衄。

【操作】浅刺 0.1 寸。胎位不正用灸法。

膀胱经其他腧穴

穴名	类属	定位	主治	操作
眉冲（BL3）		在头部，额切迹直上入发际0.5寸	①头痛，目眩；②鼻塞，鼻衄；③癫痫	平刺0.3～0.5寸
曲差（BL4）		在头部，前发际正中直上0.5寸，旁开1.5寸	①头痛，目眩；②鼻塞、鼻衄等鼻部病证	平刺0.3～0.5寸
五处（BL5）		在头部，前发际正中直上1寸，旁开1.5寸	①头痛，目眩；②癫痫	平刺0.5～0.8寸
承光（BL6）		在头部，前发际正中直上2.5寸，旁开1.5寸	①头痛，目眩；②鼻塞；③热病	平刺0.3～0.5寸
通天（BL7）		在头部，前发际正中直上4寸，旁开1.5寸	①头痛，眩晕；②鼻塞、鼻衄、鼻渊等鼻部病证	同上
络却（BL8）		在头部，前发际正中直上5.5寸，旁开1.5寸	①头晕；②目视不明，耳鸣	同上
玉枕（BL9）		在头部，横平枕外隆凸上缘，后发际正中旁开1.3寸	①头项痛，目痛；②鼻塞	同上
厥阴俞（BL14）		在脊柱区，第4胸椎棘突下，后正中线旁开1.5寸	①心痛，心悸；②咳嗽，胸闷；③呕吐	斜刺0.5～0.8寸
督俞（BL16）		在脊柱区，第6胸椎棘突下，后正中线旁开1.5寸	①心痛，胸闷；②寒热，气喘；③腹胀、腹痛、肠鸣、呃逆等胃肠病证	同上
气海俞（BL24）		在脊柱区，第3腰椎棘突下，后正中线旁开1.5寸	①肠鸣腹胀；②痛经；③腰痛	直刺0.5～1寸
关元俞（BL26）		在脊柱区，第5腰椎棘突下，后正中线旁开1.5寸	①腹胀，泄泻；②腰骶痛；③小便频数或不利，遗尿	直刺0.8～1.2寸
中膂俞（BL29）		在骶区，横平第3骶后孔，骶正中嵴旁开1.5寸	①腹泻；②疝气；③腰骶痛	直刺1～1.5寸
白环俞（BL30）		在骶区，横平第4骶后孔，骶正中嵴旁开1.5寸	①遗尿，遗精；②月经不调，带下；③疝气；④腰骶痛	同上
上髎（BL31）		在骶区，正对第1骶后孔中	①大小便不利；②月经不调、带下、阴挺等妇科病证；③遗精，阳痿；④腰骶痛	同上
中髎（BL33）		在骶区，正对第3骶后孔中	①便秘，泄泻；②小便不利；③月经不调，带下；④腰骶痛	同上
下髎（BL34）		在骶区，正对第4骶后孔中	①腹痛，便秘；②小便不利；③带下；④腰骶痛	同上
会阳（BL35）		在骶区，尾骨端旁开0.5寸	①痔疾，腹泻，便血；②阳痿；③带下	同上
殷门（BL37）		在股后区，臀沟下6寸，股二头肌与半腱肌之间	腰痛，下肢痿痹	直刺1～2寸

续表

穴名	类属	定位	主治	操作
浮郄（BL38）		在膝后区，腘横纹上1寸，股二头肌腱的内侧缘	①股腘部疼痛、麻木；②便秘	同上
附分（BL41）		在脊柱区，第2胸椎棘突下，后正中线旁开3寸	颈项强痛、肩背拘急、肘臂麻木等痹证	斜刺0.5～0.8寸
魄户（BL42）		在脊柱区，第3胸椎棘突下，后正中线旁开3寸	①咳嗽、气喘、肺痨等肺疾；②项强，肩背痛	同上
神堂（BL44）		在脊柱区，第5胸椎棘突下，后正中线旁开3寸	①咳嗽、气喘、胸闷等肺胸病证；②脊背强痛	同上
譩譆（BL45）		在脊柱区，第6胸椎棘突下，后正中线旁开3寸	①咳嗽，气喘；②肩背痛；③疟疾，热病	同上
膈关（BL46）		在脊柱区，第7胸椎棘突下，后正中线旁开3寸	①胸闷、嗳气、呕吐等气上逆之病证；②脊背强痛	同上
魂门（BL47）		在脊柱区，第9胸椎棘突下，后正中线旁开3寸	①胸胁痛，背痛；②呕吐，腹泻	同上
阳纲（BL48）		在脊柱区，第10胸椎棘突下，后正中线旁开3寸	①肠鸣、腹痛、腹泻等胃肠病证；②黄疸；③消渴	同上
意舍（BL49）		在脊柱区，第11胸椎棘突下，后正中线旁开3寸	腹胀、肠鸣、呕吐、腹泻等胃肠病证	同上
胃仓（BL50）		在脊柱区，第12胸椎棘突下，后正中线旁开3寸	①胃脘痛、腹胀、小儿食积等脾胃病证；②水肿；③背脊痛	同上
肓门（BL51）		在腰区，第1腰椎棘突下，后正中线旁开3寸	①腹痛、胃痛、便秘、痞块等胃肠病证；②乳疾	同上
胞肓（BL53）		在骶区，横平第2骶后孔，骶正中嵴旁开3寸	①肠鸣、腹胀、便秘等胃肠病证；②癃闭；③腰脊强痛	直刺1～1.5寸
合阳（BL55）		在小腿后区，腘横纹下2寸，腓肠肌内、外侧头之间	①腰脊强痛，下肢痿痹；②疝气；③崩漏	直刺1～2寸
承筋（BL56）		在小腿后区，腘横纹下5寸，腓肠肌两肌腹之间	①腰腿拘急、疼痛；②痔疾	直刺1～1.5寸
跗阳（BL59）	阳跷脉之郄穴	在小腿后区，昆仑直上3寸，腓骨与跟腱之间	①腰骶痛、下肢痿痹、外踝肿痛等腰、下肢病证；②头痛	直刺0.8～1.2寸
仆参（BL61）		在跟区，昆仑直下，跟骨外侧，赤白肉际处	①下肢痿痹，足跟痛；②癫痫	直刺0.3～0.5寸
金门（BL63）	郄穴	在足背，外踝前缘直下，第5跖骨粗隆后方，骰骨下缘凹陷中	①头痛、腰痛、下肢痿痹、外踝痛等痛证、痹证；②癫痫；③小儿惊风	同上
京骨（BL64）	膀胱之原穴	在跖区，第5跖骨粗隆前下方，赤白肉际处	①头痛，项强；②腰腿痛；③癫痫；④目翳	同上
足通谷（BL66）	荥穴	在足趾，第5跖趾关节的远端，赤白肉际处	①头痛，项强；②目眩，鼻衄；③癫狂	直刺0.2～0.3寸

八、足少阴肾经及其腧穴

（一）经脉循行

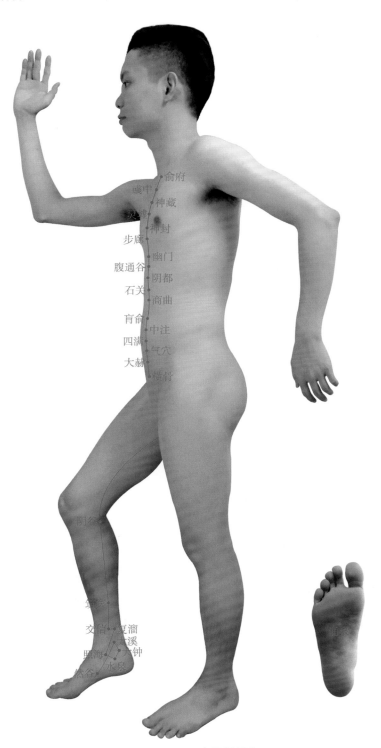

俞府
彧中 神藏
灵墟
神封
步廊
幽门
腹通谷 阴都
石关 商曲
肓俞 中注
四满 气穴
大赫 横骨

阴谷

筑宾
交信 复溜
太溪
照海 大钟
然谷 水泉

图 2-3-8　足少阴肾经穴

足少阴肾经，起于足小趾下，斜走足心，行舟骨粗隆下，经内踝的后方，向下进入足跟中，沿小腿内侧上行，经腘窝内侧，沿大腿内侧后缘上行，贯脊柱，属于肾，络于膀胱（有穴通路还出于前，从横骨穴处上行于腹部前正中线旁 0.5 寸，胸部前正中线旁 2 寸，止于锁骨下缘俞府穴处）。其直行支脉，从肾脏向上经过肝、膈，进入肺脏，沿着喉咙，夹舌根旁；另一支脉，从肺分出，联络心，流注于胸中。

（二）主要病候

咯血，气喘，舌干，咽喉肿痛，水肿，大便秘结，泄泻，腰痛，脊股内后侧痛，痿弱无力，足心热等症。

（三）主治概要

1. 头和五官病证　头痛，目眩，咽喉肿痛，齿痛，耳聋，耳鸣等。

2. 妇科病，前阴病　月经不调，遗精，阳痿，小便频数等。

3. 经脉循行部位的其他病证　下肢厥冷，内踝肿痛等。

（四）本经主要腧穴

1. 涌泉（Yongquan，KI1），井穴

【定位】在足底，屈足蜷趾时足心最凹陷中；约当足底第 2、3 趾蹼缘与足跟连线的前 1/3 与后 2/3 交点凹陷中。

【解剖】有趾短屈肌腱、趾长屈肌腱、第 2 蚓状肌，深层为骨间肌；有来自胫前动脉的足底弓；布有足底内侧神经分支。

【主治】①昏厥、中暑、小儿惊风、癫狂痫等急症及神志病证；②头痛，头晕，目眩，失眠；③咯血、咽喉肿痛、喉痹、失音等肺系病证；④大便难，小便不利；⑤奔豚气；⑥足心热。

【操作】直刺 0.5～1 寸，针刺时要

防止刺伤足底动脉弓。临床常用灸法或药物贴敷。

2. 然谷（Rangu，KI2），荥穴

【定位】在足内侧，足舟骨粗隆下方，赤白肉际处。

【解剖】有足大趾外展肌，有跖内侧动脉及跗内侧动脉分支；布有小腿内侧皮神经末支及足底内侧神经。

【主治】①月经不调、阴挺、阴痒、白浊等妇科病证；②遗精、阳痿、小便不利等泌尿生殖系疾患；③咯血，咽喉肿痛；④消渴；⑤下肢痿痹，足跗痛；⑥小儿脐风，口噤；⑦腹泻。

【操作】直刺 0.5～1 寸。

3. 太溪（Taixi，KI3），输穴；肾之原穴

【定位】在足踝区，内踝尖与跟腱之间凹陷中。

【解剖】有胫后动、静脉分布；布有小腿内侧皮神经、胫神经。

【主治】①头痛、目眩、失眠、健忘、遗精、阳痿等肾虚证；②咽喉肿痛、齿痛、耳鸣、耳聋等阴虚性五官病证；③咳嗽、气喘、咯血、胸痛等肺系疾患；④消渴，小便频数，便秘；⑤月经不调；⑥腰脊痛，下肢厥冷，内踝肿痛。

【操作】直刺 0.5～1 寸。

4. 大钟（Dazhong，KI4），络穴

【定位】在跟区，内踝后下方，跟骨上缘，跟腱附着部前缘凹陷中。

【解剖】有胫后动脉跟骨内侧支；布有小腿内侧皮神经及胫神经的跟骨内侧神经。

【主治】①痴呆；②癃闭，遗尿，便秘；③月经不调；④咯血，气喘；⑤腰脊强痛，足跟痛。

【操作】直刺 0.3～0.5 寸。

5. 照海(Zhaohai,KI6),八脉交会穴(通于阴跷脉)

【定位】在踝区，内踝尖下 1 寸，内踝下缘边际凹陷中。

【解剖】在足大趾外展肌的止点处；后方有胫后动、静脉；布有小腿内侧皮神经，深部为胫神经本干。

【主治】①失眠、癫痫等精神、神志病证；②咽喉干痛、目赤肿痛等五官热性病证；③月经不调、痛经、带下、阴挺等妇科病证；④小便频数，癃闭。

【操作】直刺 0.5 ～ 0.8 寸。

6. 复溜（ Fuliu，KI7 ），经穴

【定位】在小腿内侧，内踝尖上 2 寸，跟腱的前缘。

【解剖】在比目鱼肌下端移行于跟腱处的内侧；前方有胫后动、静脉；布有腓肠内侧皮神经、小腿内侧皮神经，深层为胫神经。

【主治】①水肿、汗证（无汗或多汗）等津液输布失调病证；②腹胀、腹泻、肠鸣等胃肠病证；③腰脊强痛，下肢痿痹。

【操作】直刺 0.5 ～ 1 寸。

7. 阴谷（ Yingu，KI10 ），合穴

【定位】在膝后区，腘横纹上，半腱肌肌腱外侧缘。

【解剖】在半腱肌肌腱外侧缘；有膝上内侧动、静脉；布有股内侧皮神经。

【主治】①癫狂；②阳痿、小便不利、月经不调、崩漏等泌尿生殖系疾患；③膝股内侧痛。

【操作】直刺 1 ～ 1.5 寸。

8. 大赫（ Dahe，KI12 ）

【定位】在下腹部，脐中下 4 寸，前正中线旁开 0.5 寸。

【解剖】有腹内、外斜肌腱膜，腹横肌腱膜和腹直肌；有腹壁下动、静脉肌支；布有肋下神经及髂腹下神经。

【主治】①遗精，阳痿；②阴挺、带下、月经不调等妇科疾患；③泄泻，痢疾。

【操作】直刺 1 ～ 1.5 寸。

9. 肓俞（ Huangshu，KI16 ）

【定位】在腹部，脐中旁开 0.5 寸。

【解剖】肌肉、血管同大赫；布有第 10 肋间神经。

【主治】①腹痛绕脐、腹胀、腹泻、便秘等胃肠病证；②疝气；③月经不调。

【操作】直刺 1 ～ 1.5 寸。

肾经其他腧穴

穴名	类属	定位	主治	操作
水泉（KI5）	郄穴	在跟区，太溪直下 1 寸，跟骨结节内侧凹陷中	①月经不调、痛经、阴挺等妇科病证；②小便不利、淋证，血尿	直刺 0.3 ～ 0.5 寸
交信（KI8）	阴跷脉之郄穴	在小腿内侧，在内踝尖上 2 寸，胫骨内侧缘后际凹陷中；复溜前 0.5 寸	①月经不调、崩漏、阴挺、阴痒等妇科病证；②腹泻、便秘、痢疾等胃肠病证；③五淋；④疝气	直刺 0.5 ～ 1 寸
筑宾（KI9）	阴维脉之郄穴	在小腿内侧，太溪直上 5 寸，比目鱼肌与跟腱之间	①癫狂；②疝气；③呕吐涎沫，吐舌；④小腿内侧痛	直刺 1 ～ 1.5 寸

穴名	类属	定位	主治	操作
横骨（KI11）		在下腹部，脐中下5寸，前正中线旁开0.5寸	①少腹胀痛；②小便不利、遗尿、遗精、阳痿等泌尿生殖系疾患；③疝气	直刺1～1.5寸
气穴（KI13）		在下腹部，脐中下3寸，前正中线旁开0.5寸	①月经不调，带下，不孕；②小便不利；③腹泻；④奔豚气	直刺1～1.5寸
四满（KI14）		在下腹部，脐中下2寸，前正中线旁开0.5寸	①月经不调、崩漏、带下、产后恶露不净等妇产科病证；②遗精，遗尿；③小腹痛；④便秘，水肿	直刺1～1.5寸。利水多用灸法
中注（KI15）		在下腹部，脐中下1寸，前正中线旁开0.5寸	①月经不调；②腹痛、便秘、腹泻等胃肠病证	直刺1～1.5寸
商曲（KI17）		在上腹部，脐中上2寸，前正中线旁开0.5寸	①胃痛、腹痛、腹胀、腹泻、便秘等胃肠病证；②腹中积聚	直刺0.5～0.8寸
石关（KI18）		在上腹部，脐中上3寸，前正中线旁开0.5寸	①胃痛、呕吐、腹痛、便秘等胃肠病证；②产后腹痛，不孕	直刺1～1.5寸
阴都（KI19）		在上腹部，脐中上4寸，前正中线旁开0.5寸	胃痛、腹胀、便秘等胃肠病证	直刺1～1.5寸
腹通谷（KI20）		在上腹部，脐中上5寸，前正中线旁开0.5寸	①腹痛、腹胀、胃痛、呕吐等胃肠病证；②心痛、心悸、胸痛等心胸病证	直刺0.5～0.8寸
幽门（KI21）		在上腹部，脐中上6寸，前正中线旁开0.5寸	腹痛、善哕、呕吐、腹胀、腹泻等胃肠病证	直刺0.5～0.8寸，不可向上深刺，以免伤及内脏
步廊（KI22）		在胸部，第5肋间隙，前正中线旁开2寸	①胸痛、咳嗽、气喘等胸肺病证；②乳痈	斜刺或平刺0.5～0.8寸，不可向上深刺
神封（KI23）		在胸部，第4肋间隙，前正中线旁开2寸	①胸胁支满、咳嗽、气喘等胸肺疾患；②乳痈；③呕吐，不嗜食	同上
灵墟（KI24）		在胸部，第3肋间隙，前正中线旁开2寸	①胸胁支满、咳嗽、气喘等胸肺疾患；②乳痈；③呕吐	同上
神藏（KI25）		在胸部，第2肋间隙，前正中线旁开2寸	①胸胁支满、咳嗽、气喘等胸肺疾患；②呕吐，不嗜食	同上
彧中（KI26）		在胸部，第1肋间隙，前正中线旁开2寸	咳嗽、气喘、胸胁支满、痰涌等肺系病证	同上
俞府（KI27）		在胸部，锁骨下缘，前正中线旁开2寸	咳嗽、气喘、胸痛等胸肺疾患	同上

九、手厥阴心包经及其腧穴

（一）经脉循行

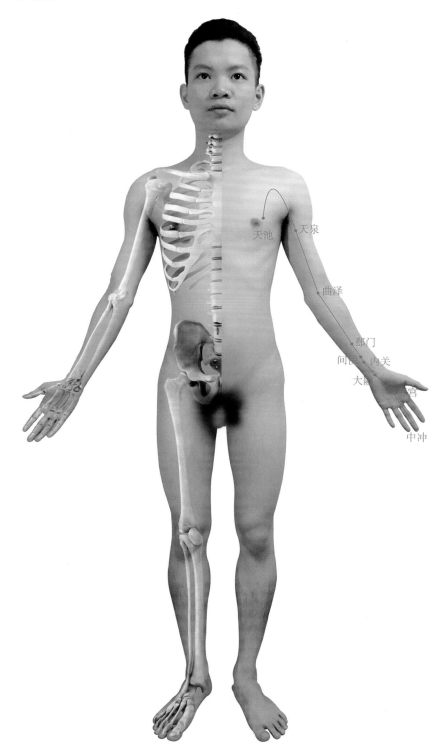

图 2-3-9　手厥阴心包经穴

手厥阴心包经，起于胸中，属心包络，向下经过横膈自胸至腹依次联络上、中、下三焦。其支脉，从胸部向外侧循行，至腋下3寸处，再向上抵达腋部，沿上臂内侧下行于手太阴、手少阴经之间，进入肘中，再向下到前臂，沿两筋之间，进入掌中，循行至中指的末端。一支脉从掌中分出，沿无名指到指端。

（二）主要病候

心痛，胸闷，心悸，心烦，癫狂，腋肿，肘臂挛急，掌心发热等症。

（三）主治概要

1. **心胸、神志病** 心痛，心悸，心烦，胸闷，癫狂痫等。

2. **胃腑病证** 胃痛，呕吐等。

3. **经脉循行部位的其他病证** 上臂内侧痛，肘臂挛麻，腕痛，掌中热等。

（四）本经主要腧穴

1. 天池（Tianchi，PC1）

【定位】在胸部，第4肋间隙，前正中线旁开5寸。

【解剖】浅部为乳腺组织（男性乳腺组织不明显），其下为胸大肌外下部，胸小肌下部起端，深部为第4肋间内、外肌；有胸腹壁静脉，胸外侧动、静脉分支；布有胸前神经肌支及第4肋间神经。

【主治】①咳嗽、痰多、胸闷、气喘、胸痛等心肺病证；②腋下肿痛，乳痈；③瘰疬。

【操作】斜刺或平刺0.3～0.5寸，不可深刺，以免伤及心、肺。

2. 曲泽（Quze，PC3），合穴

【定位】在肘前区，肘横纹上，肱二头肌腱的尺侧缘凹陷中。

【解剖】在肱二头肌腱的尺侧；当肱动、静脉处；布有正中神经的主干。

【主治】①心痛、心悸、善惊等心系病证；②胃痛、呕血、呕吐等胃腑热性病证；③暑热病；④肘臂挛痛，上肢颤动。

【操作】直刺1～1.5寸；或点刺出血。

3. 郄门（Ximen，PC4），郄穴

【定位】在前臂前区，腕掌侧远端横纹上5寸，掌长肌腱与桡侧腕屈肌腱之间。

【解剖】在桡侧腕屈肌腱与掌长肌腱之间，浅部有指浅屈肌，深部为指深屈肌；有前臂正中动、静脉，深部为前臂掌侧骨间动、静脉；布有前臂内侧皮神经，其下为正中神经，深层有前臂掌侧骨间神经。

【主治】①急性心痛、心悸、心烦、胸痛等心胸病证；②咯血、呕血、衄血等热性出血证；③疔疮；④癫痫。

【操作】直刺0.5～1寸。

4. 间使（Jianshi，PC5），经穴

【定位】在前臂前区，腕掌侧远端横纹上3寸，掌长肌腱与桡侧腕屈肌腱之间。

【解剖】在桡侧腕屈肌腱与掌长肌腱之间，有指浅屈肌，深部为指深屈肌；有前臂正中动、静脉，深部为前臂掌侧骨间动、静脉；布有前臂内侧皮神经，其下为正中神经，深层有前臂掌侧骨间神经。

【主治】①心痛、心悸等心的病证；②胃痛、呕吐等热性胃病；③热病，疟疾；④癫狂痫；⑤腋肿，肘挛，臂痛。

【操作】直刺0.5～1寸。

5. 内关（Neiguan，PC6），络穴；八脉交会穴（通于阴维脉）

【定位】在前臂前区，腕掌侧远端横纹上2寸，掌长肌腱与桡侧腕屈肌腱之间。

【解剖】在桡侧腕屈肌腱与掌长肌腱之间，浅部有指浅屈肌，深部为指深屈肌；有前臂正中动、静脉，深部为前臂掌侧骨间动、静脉；布有前臂内侧皮神经，其下为正中神经，深层有前臂掌侧骨间神经。

【主治】①心痛、胸闷、心动过速或过缓等心系病证；②胃痛、呕吐、呃逆等胃腑病证；③中风，偏瘫，眩晕，偏头痛；④失眠、郁证、癫狂痫等神志病证；⑤肘臂挛痛。

【操作】直刺 0.5～1 寸。

6. 大陵（Daling，PC7），输穴；心包之原穴

【定位】在腕前区，腕掌侧远端横纹中，掌长肌腱与桡侧腕屈肌腱之间。

【解剖】在掌长肌腱与桡侧腕屈肌腱之间，有拇长屈肌和指深屈肌腱；有腕掌侧动、静脉网；布有前臂内侧皮神经、正中神经掌皮支，深层为正中神经本干。

【主治】①心痛、心悸、胸胁满痛；②胃痛、呕吐、口臭等胃腑病证；③喜笑悲恐、癫狂痫等神志疾患；④臂、手挛痛。

【操作】直刺 0.3～0.5 寸。

7. 劳宫（Laogong，PC8），荥穴

【定位】在掌区，横平第 3 掌指关节近端，第 2、3 掌骨之间偏于第 3 掌骨。简便取穴法：握拳，中指尖下是穴。

【解剖】在第 2、3 掌骨间，下为掌腱膜，第 2 蚓状肌及指浅、深屈肌腱，深层为拇指内收肌横头的起点，有骨间肌；有指掌侧总动脉；布有正中神经的第 2 指掌侧总神经。

【主治】①中风昏迷、中暑等急症；②心痛、烦闷、癫狂痫等心与神志疾患；③口疮，口臭；④鹅掌风。

【操作】直刺 0.3～0.5 寸。

8. 中冲（Zhongchong，PC9），井穴

【定位】在手指，中指末端最高点。

【解剖】有指掌侧固有动、静脉所形成的动、静脉网；为正中神经的指掌侧固有神经分布处。

【主治】①中风昏迷、舌强不语、中暑、昏厥、小儿惊风等急症；②热病，舌下肿痛。

【操作】浅刺 0.1 寸；或点刺出血。

心包经其他腧穴

穴名	类属	定位	主治	操作
天泉（PC2）		在臂前区，腋前纹头下 2 寸，肱二头肌的长、短头之间	①心痛、咳嗽、胸胁胀满等心肺病证；②胸背及上臂内侧痛	直刺 1～1.5 寸

十、手少阳三焦经及其腧穴

（一）经脉循行

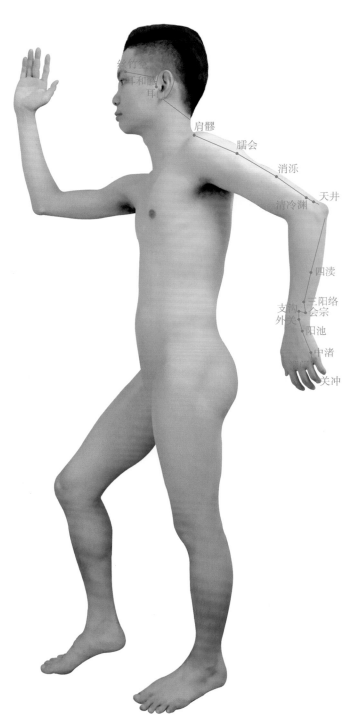
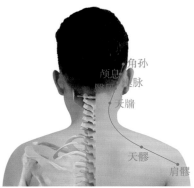

丝竹空
耳和髎
耳门
肩髎
臑会
消泺
天井
清冷渊
四渎
三阳络
支沟
会宗
外关
阳池
中渚
关冲

角孙
颅息
瘈脉
天牖
天髎
肩髎

图 2-3-10　手少阳三焦经穴

手少阳三焦经，起于无名指尺侧末端，向上经小指与无名指之间、手腕背侧，上达前臂外侧，沿桡骨和尺骨之间，过肘尖，沿上臂外侧上行至肩部，交出足少阳经之后，进入缺盆部，分布于胸中，散络于心包，向下通过横膈，从胸至腹，依次属上、中、下三焦。其支脉，从胸中分出，进入缺盆部，上行经颈项旁，经耳后直上，到达额角，再下行至面颊部，到达眼眶下部。另一支脉，从耳后分出，进入耳中，再浅出到耳前，经上关、面颊到目外眦。

（二）主要病候

腹胀，水肿，遗尿，小便不利，耳聋，耳鸣，咽喉肿痛，目赤肿痛，颊肿，耳后，肩臂肘部外侧疼痛等症。

（三）主治概要

1. 头面五官病　头、目、耳、颊、咽喉病等。

2. 热病。

3. 经脉循行部位的其他病证　胸胁痛，肩臂外侧痛，上肢挛急、麻木、不遂等。

（四）本经主要腧穴

1. 关冲（Guanchong，TE1），井穴

【定位】在手指，第4指末节尺侧，指甲根角侧上方0.1寸（指寸）。

【解剖】有指掌侧固有动、静脉所形成的动、静脉网；布有尺神经的指掌侧固有神经。

【主治】①头痛、目赤、耳鸣、耳聋、喉痹、舌强等头面五官病证；②热病，中暑。

【操作】浅刺0.1寸；或点刺出血。

2. 中渚（Zhongzhu，TE3），输穴

【定位】在手背，第4、5掌骨间，第4掌指关节近端凹陷中。

【解剖】有第4骨间肌；皮下有手背静脉网及第4掌背动脉；布有来自尺神经的手背支。

【主治】①头痛、目赤、耳鸣、耳聋、喉痹等头面五官病证；②热病，疟疾；③肩背肘臂酸痛，手指不能屈伸。

【操作】直刺0.3～0.5寸。

3. 阳池（Yangchi，TE4），三焦之原穴

【定位】在腕后区，腕背侧远端横纹上，指伸肌腱的尺侧缘凹陷中。

【解剖】有皮下手背静脉网，第4掌背动脉；布有尺神经手背支及前臂背侧皮神经末支。

【主治】①目赤肿痛、耳聋、喉痹等五官病证；②消渴，口干；③腕痛，肩臂痛。

【操作】直刺0.3～0.5寸。

4. 外关（Waiguan，TE5），络穴；八脉交会穴（通于阳维脉）

【定位】在前臂后区，腕背侧远端横纹上2寸，尺骨与桡骨间隙中点。

【解剖】在桡骨与尺骨之间，指总伸肌与拇长伸肌之间；深层有前臂骨间背侧动脉和掌侧动、静脉；布有前臂背侧皮神经，深层有前臂骨间背侧神经及掌侧神经。

【主治】①热病；②头痛、目赤肿痛、耳鸣、耳聋等头面五官病证；③瘰疬；④胁肋痛；⑤上肢痿痹不遂。

【操作】直刺0.5～1寸。

5. 支沟（Zhigou，TE6），经穴

【定位】在前臂后区，腕背侧远端横纹上3寸，尺骨与桡骨间隙中点。

【解剖】在桡骨与尺骨之间，指总伸肌与拇长伸肌之间；深层有前臂骨间背侧动脉和掌侧动、静脉；布有前臂背侧皮神经，

深层有前臂骨间背侧神经及掌侧神经。

【主治】①耳聋，耳鸣，暴喑；②胁肋痛；③便秘；④瘰疬；⑤热病。

【操作】直刺 0.5～1 寸。

6. 肩髎（Jianliao，TE14）

【定位】在三角肌区，肩峰角与肱骨大结节两骨间凹陷中。

【解剖】在肩峰后下方，三角肌中；有旋肱后动脉；布有腋神经的肌支。

【主治】臂痛，肩重不能举。

【操作】向肩关节直刺 1～1.5 寸。

7. 翳风（Yifeng，TE17）

【定位】在颈部，耳垂后方，乳突下端前方凹陷中。

【解剖】有耳后动、静脉，颈外浅静脉；布有耳大神经，深层为面神经干从茎乳突穿出处。

【主治】①耳鸣、耳聋等耳疾；②口眼歪斜、面风、牙关紧闭、颊肿等面、口病证；③瘰疬。

【操作】直刺 0.5～1 寸。

8. 角孙（Jiaosun，TE20）

【定位】在头部，耳尖正对发际处。

【解剖】有耳上肌；颞浅动、静脉耳前支；布有耳颞神经分支。

【主治】①头痛，项强；②痄腮，齿痛；③目翳，目赤肿痛。

【操作】平刺 0.3～0.5 寸；小儿痄腮用灯火灸。

9. 耳门（Ermen，TE21）

【定位】在耳区，耳屏上切迹与下颌骨髁突之间的凹陷中。

【解剖】有颞浅动、静脉耳前支；布有耳颞神经，面神经分支。

【主治】①耳鸣、耳聋、聤耳等耳疾；②齿痛，颈颔痛。

【操作】微张口，直刺 0.5～1 寸。

10. 丝竹空（Sizhukong，TE23）

【定位】在面部，眉梢凹陷中。

【解剖】有眼轮匝肌；有颞浅动、静脉额支；布有面神经颧眶支及耳颞神经分支。

【主治】①癫痫；②头痛、目眩、目赤肿痛、眼睑眴动等头目病证；③齿痛。

【操作】平刺 0.3～0.5 寸。

三焦经其他腧穴

穴名	类属	定位	主治	操作
液门（TE2）	荥穴	在手背部，当第4、5指间，指蹼缘上方赤白肉际凹陷中	①头痛、目赤、耳鸣、耳聋、喉痹等头面五官热性病证；②疟疾；③手臂痛	直刺0.3～0.5寸
会宗（TE7）	郄穴	在前臂后区，腕背侧远端横纹上3寸，尺骨的桡侧缘	①耳鸣，耳聋；②上肢痹痛	直刺0.5～1寸
三阳络（TE8）		在前臂后区，腕背侧远端横纹上4寸，尺骨与桡骨间隙中点	①耳聋、暴喑、齿痛等五官病证；②手臂痛	直刺0.5～1寸
四渎（TE9）		在前臂后区，肘尖下5寸，尺骨与桡骨间隙中点	①耳聋、暴喑、齿痛、咽喉肿痛等五官病证；②手臂痛	直刺0.5～1寸
天井（TE10）	合穴	在肘后区，肘尖上1寸凹陷中	①耳聋；②癫痫；③瘰疬、瘿气；④偏头痛、胁肋痛、颈项肩臂痛等痛证	直刺0.5～1寸
清冷渊（TE11）		在臂后区，肘尖与肩峰角连线上，肘尖上2寸	头痛、目痛、胁痛、肩臂痛等痛证	直刺0.8～1.2寸
消泺（TE12）		在臂后区，肘尖与肩峰角连线上，肘尖上5寸	头痛、齿痛、项背痛等痛证	直刺1～1.5寸
臑会（TE13）		在臂后区，肩峰角下3寸，三角肌的后下缘	①瘰疬，瘿气；②上肢痹痛	直刺1～1.5寸
天髎（TE15）		在肩胛区，肩胛骨上角骨际凹陷中	肩臂痛，颈项强急	直刺0.5～1寸
天牖（TE16）		在颈部，横平下颌角，胸锁乳突肌的后缘凹陷中	①头痛、头眩、项强、目不明、暴聋、鼻衄、喉痹等头项、五官病证；②瘰疬；③肩背痛	直刺0.5～1寸
瘛脉（TE18）		在头部，乳突中央，角孙与翳风沿耳轮弧形连线的上2/3与下1/3的交点处	①头痛；②耳鸣，耳聋；③小儿惊风	平刺0.3～0.5寸或点刺静脉出血
颅息（TE19）		在头部，角孙与翳风沿耳轮弧形连线的上1/3与下2/3的交点处	①头痛；②耳鸣，耳聋；③小儿惊风	平刺0.3～0.5寸
耳和髎（TE22）		在头部，鬓发后缘，耳郭根的前方，颞浅动脉的后缘	①头痛，耳鸣；②牙关紧闭，口歪	避开动脉，平刺0.3～0.5寸

十一、足少阳胆经及其腧穴

（一）经脉循行

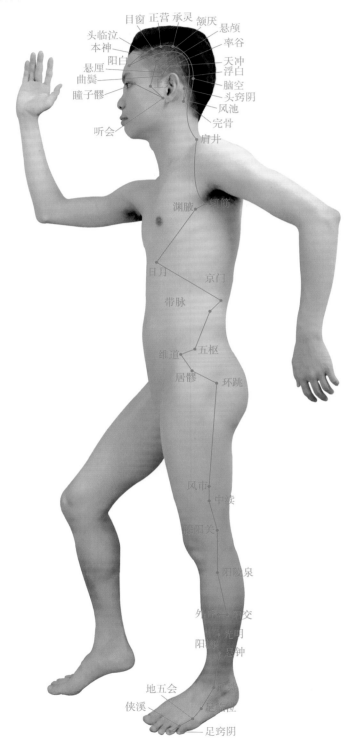

目窗 正营 承灵 颔厌 悬颅
头临泣 悬厘
本神 率谷
阳白 天冲
悬厘 浮白
曲鬓 脑空
瞳子髎 头窍阴
风池
听会 完骨
肩井
渊腋 辄筋
日月 京门
带脉
五枢
维道
居髎 环跳
风市
中渎
膝阳关
阳陵泉
外丘 阳交
光明
阳辅 悬钟
地五会
侠溪 足临泣
足窍阴

图 2-3-11　足少阳胆经穴

足少阳胆经，起于目外眦，上行额角部，下行至耳后，沿颈项部至肩上，下入缺盆。耳部分支，从耳后进入耳中，出走耳前到目外眦后方。外眦部支脉，从目外眦下走大迎，会合于手少阳经到达目眶下，行经颊车，由颈部下行，与前脉在缺盆部会合，再向下进入胸中，穿过横膈，络肝，属胆，再沿胁肋内下行至腹股沟动脉部，经过外阴部毛际横行入髋关节部。其直行经脉从缺盆下行，经腋部、侧胸部、胁肋部，再下行与前脉会合于髋关节部，再向下沿着大腿外侧、膝外缘下行经腓骨之前，至外踝前，沿足背部，止于第4趾外侧端。足背部分支，从足背上分出，沿第1、2跖骨间，出于大趾端，穿过趾甲，出趾背毫毛部。

（二）主要病候

口苦，目眩，疟疾，头痛，颔痛，目外眦痛，缺盆部肿痛，腋下肿，胸、胁、股及下肢外侧痛，足外侧痛，足外侧发热等症。

（三）主治概要

1. 头面五官病 侧头、目、耳、咽喉病等。

2. 肝胆病 黄疸、口苦、胁痛等。

3. 热病、神志病 发热、癫狂等。

4. 经脉循环部位的其他病证 下肢痹痛、麻木、不遂等。

（四）本经主要腧穴

1. 瞳子髎（Tongziliao，GB1）

【定位】在面部，目外眦外侧0.5寸凹陷中。

【解剖】有眼轮匝肌，深层为颞肌；当颧眶动、静脉分布处；布有颧面神经和颧颞神经，面神经的额颞支。

【主治】①头痛；②目赤肿痛、羞明流泪、白内障、目翳等目疾。

【操作】平刺0.3～0.5寸，或用三棱针点刺出血。

2. 听会（Tinghui，GB2）

【定位】在面部，耳屏间切迹与下颌骨髁突之间的凹陷中。

【解剖】有颞浅动脉耳前支，深部为颈外动脉及面后静脉；布有耳大神经，皮下为面神经。

【主治】①耳鸣、耳聋、聤耳等耳疾；②齿痛，口眼歪斜。

【操作】微张口，直刺0.5～0.8寸。

3. 率谷（Shuaigu，GB8）

【定位】在头部，耳尖直上入发际1.5寸。

【解剖】在颞肌中；有颞动、静脉顶支；布有耳颞神经和枕大神经会合支。

【主治】①头痛，眩晕；②小儿急、慢惊风。

【操作】平刺0.5～0.8寸。

4. 完骨（Wangu，GB12）

【定位】在头部，耳后乳突的后下方凹陷中。

【解剖】在胸锁乳突肌附着部上方；有耳后动、静脉分支；布有枕小神经本干。

【主治】①癫痫；②头痛、颈项强痛、喉痹、颊肿、齿痛、口歪等头项五官病证。

【操作】平刺0.5～0.8寸。

5. 阳白（Yangbai，GB14）

【定位】在头部，眉上1寸，瞳孔直上。

【解剖】在额肌中；有额动、静脉外侧支；布有额神经外侧支。

【主治】①前头痛；②眼睑下垂，口眼歪斜；③目赤肿痛、视物模糊、眼睑𥆧动等目疾。

【操作】平刺0.5～0.8寸。

6. 头临泣（Toulinqi，GB15）

【定位】在头部，前发际上 0.5 寸，瞳孔直上。

【解剖】在额肌中；有额动、静脉；布有额神经内、外支会合支。

【主治】①头痛；②目痛、目眩、流泪、目翳等目疾；③鼻塞，鼻渊；④小儿惊痫。

【操作】平刺 0.5～0.8 寸。

7. 风池（Fengchi，GB20）

【定位】在颈后区，枕骨之下，胸锁乳突肌上端与斜方肌上端之间的凹陷中。

【解剖】在胸锁乳突肌与斜方肌上端附着部之间的凹陷中，深部为头夹肌；有枕动、静脉分支；布有枕小神经分支。

【主治】①中风、癫痫、头痛、眩晕、耳鸣、耳聋等内风所致的病证；②感冒、鼻塞、鼽衄、目赤肿痛、口眼歪斜等外风所致的病证；③颈项强痛。

【操作】针尖微下，向鼻尖斜刺 0.8～1.2 寸；或平刺透风府穴。深部中间为延髓，必须严格掌握针刺的角度与深度。

8. 肩井（Jianjing，GB21）

【定位】在肩胛区，第 7 颈椎棘突与肩峰最外侧点连线的中点。

【解剖】有斜方肌，深部为肩胛提肌与冈上肌；有颈横动、静脉分支；布有腋神经及锁骨上神经分支。

【主治】①颈项强痛，肩背疼痛，上肢不遂；②难产、乳痈、乳汁不下、乳癖等妇产科及乳房疾患；③瘰疬。

【操作】直刺 0.5～0.8 寸。内有肺尖，不可深刺；孕妇禁针。

9. 日月（Riyue，GB24），胆之募穴

【定位】在胸部，第 7 肋间隙中，前正中线旁开 4 寸。

【解剖】有肋间内、外肌，肋下缘有腹外斜肌腱膜、腹内斜肌、腹横肌；有第 7 肋间动、静脉；布有第 7 或第 8 肋间神经。

【主治】①黄疸、胁肋疼痛等肝胆病证；②呕吐、吞酸、呃逆等肝胆犯胃病证。

【操作】斜刺或平刺 0.5～0.8 寸，不可深刺，以免伤及脏器。

10. 带脉（Daimai，GB26）

【定位】在侧腹部，第 11 肋骨游离端垂线与脐水平线的交点上。

【解剖】有腹内、外斜肌及腹横肌；有第 12 肋间动、静脉；布有肋下神经。

【主治】①月经不调、闭经、赤白带下等妇科经带病证；②疝气；③腰痛，胁痛。

【操作】直刺 1～1.5 寸。

11. 环跳（Huantiao，GB30）

【定位】在臀部，股骨大转子最凸点与骶管裂孔连线的外 1/3 与内 2/3 交点处。

【解剖】在臀大肌、梨状肌下缘；内侧为臀下动、静脉；布有臀下皮神经、臀下神经，深部正当坐骨神经。

【主治】①腰胯疼痛、下肢痿痹、半身不遂等腰腿疾患；②风疹。

【操作】直刺 2～3 寸。

12. 风市（Fengshi，GB31）

【定位】在股部，髌底上 7 寸；直立垂手，掌心贴于大腿时，中指尖所指凹陷中，髂胫束后缘。

【解剖】在阔筋膜下，股外侧肌中；有旋股外侧动、静脉肌支；布有股外侧皮神经，股神经肌支。

【主治】①下肢痿痹、麻木及半身不遂等下肢疾患；②遍身瘙痒。

【操作】直刺 1～1.5 寸。

13. 阳陵泉（Yanglingquan，GB34），合穴；胆之下合穴；八会穴之筋会

【定位】在小腿外侧，腓骨头前下方凹陷中。

【解剖】在腓骨长、短肌中；有膝下外侧动、静脉；当腓总神经分为腓浅神经及腓深神经处。

【主治】①黄疸、胁痛、口苦、呕吐、吞酸等肝胆犯胃病证；②膝肿痛、下肢痿痹及麻木等下肢、膝关节疾患；③小儿惊风。

【操作】直刺 1 ～ 1.5 寸。

14. 光明（Guangming，GB37），络穴

【定位】在小腿外侧，外踝尖上 5 寸，腓骨前缘。

【解剖】在趾长伸肌和腓骨短肌之间；有胫前动、静脉分支；布有腓浅神经。

【主治】①目痛、夜盲、近视、目花等目疾；②胸乳胀痛；③下肢痿痹。

【操作】直刺 0.5 ～ 0.8 寸。

15. 悬钟（Xuanzhong，GB39），八会穴之髓会

【定位】在小腿外侧，外踝尖上 3 寸，腓骨前缘。

【解剖】在腓骨短肌与趾长伸肌分歧处；有胫前动、静脉分支；布有腓浅神经。

【主治】①痴呆、中风等髓海不足疾患；②颈项强痛，胸胁满痛，下肢痿痹。

【操作】直刺 0.5 ～ 0.8 寸。

16. 丘墟（Qiuxu，GB40），胆之原穴

【定位】在踝区，外踝的前下方，趾长伸肌腱的外侧凹陷中。

【解剖】在趾短伸肌起点处；有外踝前动、静脉分支；布有足背外侧皮神经分支及腓浅神经分支。

【主治】①目赤肿痛、目翳等目疾；②颈项痛、腋下肿、胸胁痛、外踝肿痛等痛证；③足内翻，足下垂。

【操作】直刺 0.5 ～ 0.8 寸。

17. 足临泣（Zulinqi，GB41），输穴；八脉交会穴（通于带脉）

【定位】在足背，第 4、5 跖骨底结合部的前方，第 5 趾长伸肌腱外侧凹陷中。

【解剖】有足背静脉网，第 4 跖背侧动、静脉；布有足背中间皮神经。

【主治】①偏头痛、目赤肿痛、胁肋疼痛、足跗疼痛等痛证；②月经不调，乳痈；③瘰疬。

【操作】直刺 0.5 ～ 0.8 寸。

18. 侠溪（Xiaxi，GB43），荥穴

【定位】在足背，第 4、5 趾间，趾蹼缘后方赤白肉际处。

【解剖】有趾背侧动、静脉；布有足背中间皮神经的趾背侧神经。

【主治】①惊悸；②头痛、眩晕、颊肿、耳鸣、耳聋、目赤肿痛等头面五官病证；③胁肋疼痛、膝股痛、足跗肿痛等痛证；④乳痈；⑤热病。

【操作】直刺 0.3 ～ 0.5 寸。

19. 足窍阴（Zuqiaoyin，GB44），井穴

【定位】在足趾，第 4 趾末节外侧，趾甲根角侧后方 0.1 寸（指寸）。

【解剖】有趾背侧动、静脉，趾跖侧动、静脉形成的动、静脉网；布有趾背侧神经。

【主治】①头痛、目赤肿痛、耳鸣、耳聋、喉痹等头面五官病证；②胸胁痛，足跗肿痛。

【操作】浅刺 0.1 ～ 0.2 寸；或点刺出血。

胆经其他腧穴

穴名	类属	定位	主治	操作
上关（GB3）		在面部，颧弓上缘中央凹陷中	①耳鸣、耳聋、聤耳等耳疾；②齿痛、面痛、口眼歪斜、口噤等面口病证	直刺 0.3～0.5 寸
颔厌（GB4）		在头部，从头维至曲鬓的弧形连线（其弧度与鬓发弧度相应）的上 1/4 与下 3/4 交点处	①偏头痛，眩晕；②惊痫；③耳鸣、目外眦痛、齿痛等五官病证	平刺 0.5～0.8 寸
悬颅（GB5）		在头部，从头维至曲鬓的弧形连线（其弧度与鬓发弧度相应）的中点处	①偏头痛；②目赤肿痛③齿痛	平刺 0.5～0.8 寸
悬厘（GB6）		在头部，从头维至曲鬓的弧形连线（其弧度与鬓发弧度相应）的上 3/4 与下 1/4 交点处	①偏头痛；②目赤肿痛；③耳鸣	向后平刺 0.5～0.8 寸
曲鬓（GB7）		在头部，耳前鬓角发际后缘与耳尖水平线交点处	头痛连齿、颊颌肿、口噤等头面病证	平刺 0.5～0.8 寸
天冲（GB9）		在头部，耳根后缘直上，入发际 2 寸	①头痛；②癫痫；③齿龈肿痛	同上
浮白（GB10）		在头部，耳后乳突的后上方，从天冲至完骨的弧形连线（其弧度与耳郭弧度相应）的上 1/3 与下 2/3 交点处	①头痛、耳鸣、耳聋、齿痛等头面病证；②瘿气	同上
头窍阴（GB11）		在头部，耳后乳突的后上方，从天冲至完骨的弧形连线（其弧度与耳郭弧度相应）的上 2/3 与下 1/3 交点处	①头痛，眩晕；②耳鸣，耳聋	同上
本神（GB13）		在头部，前发际上 0.5 寸，头正中线旁开 3 寸	①癫痫，小儿惊风，中风；②头痛，目眩	同上
目窗（GB16）		在头部，前发际上 1.5 寸，瞳孔直上	①头痛；②目痛、目眩、远视、近视等目疾；③小儿惊痫	同上
正营（GB17）		在头部，前发际上 2.5 寸，瞳孔直上	头痛、头晕、目眩等头目病证	同上
承灵（GB18）		在头部，前发际上 4 寸，瞳孔直上	①头痛，眩晕；②目痛；③鼻渊、鼻衄、鼻窒、多涕等鼻疾	同上
脑空（GB19）		在头部，横平枕外隆凸的上缘，风池直上	①热病；②头痛、颈项强痛；③目眩、目赤肿痛、鼻痛、耳聋等五官病证；④惊悸，癫痫	同上
渊腋（GB22）		在胸外侧区，第 4 肋间隙中，在腋中线上	①胸满、胁痛；②上肢痹痛，腋下肿	斜刺或平刺 0.5～8 寸，不可深刺，以免伤及脏器

穴名	类属	定位	主治	操作
辄筋（GB23）		在胸外侧区，第4肋间隙中，腋中线前1寸	①胸满，气喘；②呕吐，吞酸；③胁痛，腋肿，肩背痛	同上
京门（GB25）	肾之募穴	在上腹部，当第12肋骨游离端的下际	①小便不利、水肿等水液代谢失调的病证；②腹胀、肠鸣、腹泻等胃肠病证；③腰痛，胁痛	直刺0.5～1寸
五枢（GB27）		在下腹部，横平脐下3寸，髂前上棘内侧	①赤白带下、月经不调、阴挺、小腹痛等妇科病证；②疝气，少腹痛；③腰胯痛	直刺1～1.5寸
维道（GB28）		在下腹部，髂前上棘内下0.5寸	①阴挺、赤白带下、月经不调等妇科病证；②疝气，少腹痛；③腰胯痛	直刺或向前下方斜刺1～1.5寸
居髎（GB29）		在臀部，髂前上棘与股骨大转子最凸点连线的中点处	①腰腿痹痛，瘫痪；②疝气，少腹痛	直刺1～1.5寸
中渎（GB32）		在股部，腘横纹上7寸，髂胫束后缘	下肢痿痹、麻木及半身不遂等下肢疾患	同上
膝阳关（GB33）		在膝部，股骨外上髁后上缘，股二头肌腱与髂胫束之间的凹陷中	膝腘肿痛、挛急及小腿麻木等下肢、膝关节疾患	同上
阳交（GB35）	阳维脉之郄穴	在小腿外侧，外踝尖上7寸，腓骨后缘	①惊狂、癫痫等神志病证；②瘛疭；③胸胁满痛；④下肢痿痹	直刺0.5～0.8寸
外丘（GB36）	郄穴	在小腿外侧，外踝尖上7寸，腓骨前缘	①癫狂；②胸胁胀满；③下肢痿痹	同上
阳辅（GB38）	经穴	在小腿外侧，外踝尖上4寸，腓骨前缘	①偏头痛、目外眦痛、咽喉肿痛、腋下肿痛、胸胁满痛等头面躯体痛证；②瘰疬；③下肢痿痹	同上
地五会（GB42）		在足背，第4、5跖骨间，第4跖趾关节近端凹陷中	①头痛、目赤肿痛、胁痛、足跗肿痛等痛证；②耳鸣，耳聋；③乳痈	直刺0.3～0.5寸

第二章 穴位注射疗法的理论基础

十二、足厥阴肝经及其腧穴

（一）经脉循行

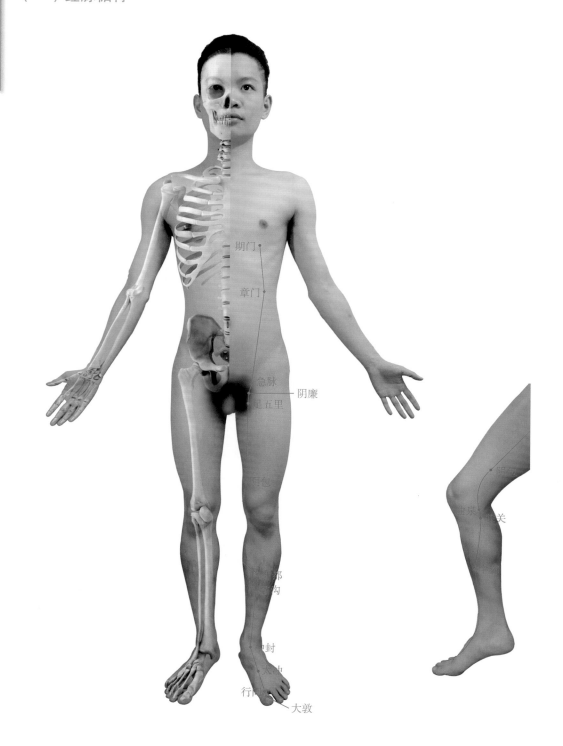

期门

章门

急脉

阴廉

足五里

阴包

曲泉　膝关

中都

蠡沟

中封

太冲

行间

大敦

图 2-3-12　足厥阴肝经穴

足厥阴肝经，起于足大趾背毫毛部，沿足背经内踝前上行，至内踝上8寸处交于足太阴经之后，上经腘窝内缘，沿大腿内侧，上入阴毛中，环绕阴器；再上行抵达小腹，夹胃，属于肝，络于胆；再上行通过横膈，分布于胁肋部；继续上行经喉咙的后面，上入鼻咽部，连目系，从额部浅出，与督脉在巅顶部相会。其支脉，从目系下循面颊，环绕唇内。另一支脉，从肝部分出，穿过横膈，注于肺。

（二）主要病候

腰痛，胸满，呃逆，遗尿，小便不利，疝气，少腹肿等症。

（三）主治概要

1. 肝胆病 黄疸，胸胁胀痛，呕逆及肝风内动所致的中风、头痛、眩晕、惊风等。

2. 妇科病、前阴病 月经不调、痛经、崩漏、带下、遗尿、小便不利等。

3. 经脉循行部位的其他病证 下肢痹痛、麻木、不遂等。

（四）本经主要腧穴

1. 大敦（Dadun，LR1），井穴

【定位】在足趾，大趾末节外侧，趾甲根角侧后方0.1寸（指寸）。

【解剖】有趾背动、静脉；布有腓深神经的趾背神经。

【主治】①疝气，少腹痛；②遗尿、癃闭、五淋、尿血等泌尿系病证；③月经不调、崩漏、阴缩、阴中痛、阴挺等月经病及前阴病证；④癫痫，善寐。

【操作】浅刺0.1～0.2寸；或点刺出血。

2. 行间（Xingjian，LR2），荥穴

【定位】在足背，第1、2趾间，趾蹼缘后方赤白肉际处。

【解剖】有足背静脉网；第1趾背动、静脉；正当腓深神经的跖背神经分为趾背神经的分歧处。

【主治】①中风、癫痫、头痛、目眩、目赤肿痛、青盲、口歪等肝经风热病证；②月经不调、痛经、闭经、崩漏、带下等妇科经带病证；③阴中痛，疝气；④遗尿、癃闭、五淋等泌尿系病证；⑤胸胁满痛。

【操作】直刺0.5～0.8寸。

3. 太冲（Taichong，LR3），输穴；肝之原穴

【定位】在足背，第1、2跖骨间，跖骨底结合部前方凹陷中，或触及动脉搏动处。

【解剖】在长伸肌腱外缘；有足背静脉网、第1跖背动脉；布有腓深神经的跖背侧神经，深层为胫神经的足底内侧神经。

【主治】①中风、癫狂痫、小儿惊风、头痛、眩晕、耳鸣、目赤肿痛、口歪、咽痛等肝经风热病证；②月经不调、痛经、经闭、崩漏、带下、难产等妇科病证；③黄疸、胁痛、腹胀、呕逆等肝胃病证；④癃闭，遗尿；⑤下肢痿痹，足跗肿痛。

【操作】直刺0.5～0.8寸。

4. 蠡沟（Ligou，LR5），络穴

【定位】在小腿内侧，内踝尖上5寸，胫骨内侧面的中央。

【解剖】在胫骨内侧面下1/3处；其内后侧有大隐静脉；布有隐神经前支。

【主治】①月经不调、赤白带下、阴挺、阴痒等妇科病证；②小便不利；③疝气，睾丸肿痛。

【操作】平刺0.5～0.8寸。

5. 曲泉（Ququan，LR8），合穴

【定位】在膝部，腘横纹内侧端，半腱肌肌腱内缘凹陷中。

【解剖】在胫骨内侧髁后缘，半膜肌、半腱肌止点前上方，缝匠肌后缘；浅层有大隐静脉，深层有腘动、静脉；布有隐神经、闭孔神经，深向腘窝可及胫神经。

【主治】①月经不调、痛经、带下、阴挺、阴痒、产后腹痛、腹中包块等妇科病证；②遗精，阳痿，疝气；③小便不利；③膝髌肿痛，下肢痿痹。

【操作】直刺 1～1.5 寸。

6. 章门(Zhangmen，LR13)，脾之募穴；八会穴之脏会

【定位】在侧腹部，在第 11 肋游离端的下际。

【解剖】有腹内、外斜肌及腹横肌；有第 10 肋间动脉末支；布有第 10、11 肋间神经；深部右侧当肝脏下缘，左侧当脾脏下缘。

【主治】①腹痛、腹胀、肠鸣、腹泻、呕吐等胃肠病证；②胁痛、黄疸、痞块（肝脾肿大）等肝脾病证。

【操作】直刺 0.8～1 寸。

7. 期门（Qimen，LR14），肝之募穴

【定位】在胸部，第 6 肋间隙，前正中线旁开 4 寸。

【解剖】在腹内、外斜肌腱膜中，有肋间肌；有肋间动、静脉；布有第 6、7 肋间神经。深部右侧当肝脏，左侧当脾脏。

【主治】①胸胁胀痛、呕吐、吞酸、呃逆、腹胀、腹泻等肝胃病证；②奔豚气；③乳痈。

【操作】斜刺或平刺 0.5～0.8 寸，不可深刺，以免伤及内脏。

肝经其他腧穴

穴名	类属	定位	主治	操作
中封（LR4）	经穴	在踝区，内踝前，胫骨前肌肌腱的内侧缘凹陷中	①疝气；②阴缩，阴茎痛，遗精；③小便不利；④腰痛、少腹痛、内踝肿痛等痛证	直刺 0.5～0.8 寸
中都（LR6）	郄穴	在小腿内侧，内踝尖上 7 寸，胫骨内侧面的中央	①疝气，小腹痛；②崩漏，恶露不尽；③泄泻	平刺 0.5～0.8 寸
膝关（LR7）		在膝部，胫骨内侧髁的下方，阴陵泉后 1 寸	膝髌肿痛，下肢痿痹	直刺 1～1.5 寸
阴包（LR9）		在股前区，髌底上 4 寸，股薄肌与缝匠肌之间	①月经不调；②小便不利，遗尿；③腰骶痛引少腹	直刺 0.8～1.5 寸
足五里（LR10）		在股前区，气冲穴直下 3 寸，动脉搏动处	①少腹痛；②小便不通，阴挺，睾丸肿痛；③瘰疬	直刺 0.8～1.5 寸
阴廉（LR11）		在股前区，气冲穴直下 2 寸	①月经不调，带下；②少腹痛	直刺 0.8～1.5 寸
急脉（LR12）		在腹股沟区，横平耻骨联合上缘，前正中线旁开 2.5 寸	①少腹痛，疝气；②阴挺	避开动脉，直刺 0.5～1 寸

十三、督脉及其腧穴

（一）经脉循行

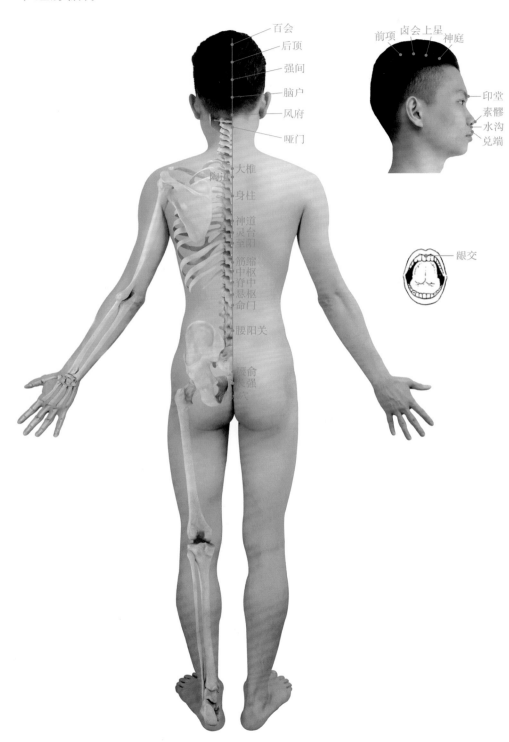

图 2-3-13　督脉经穴

督脉，起于小腹内，下行于会阴部，向后从尾骨端上行脊柱的内部，上达项后风府，进入脑内，上行至巅顶，沿前额下行鼻柱，止于上唇系带处。

（二）主要病候

脊柱强痛，角弓反张等症。

（三）主治概要

1. 脏腑病 五脏六腑相关病证。

2. 神志病、热病 失眠，健忘，癫痫，昏迷，发热，中暑，惊厥等。

3. 头面五官病 头痛，眩晕，口、齿、鼻、目等疾患。

4. 经脉循行部位的其他病证 头项、脊背、腰骶疼痛，下肢痿痹等。

（四）本经主要腧穴

1. 长强（Changqiang，GV1），络穴

【定位】在会阴区，尾骨下方，尾骨端与肛门连线的中点处。

【解剖】在肛尾韧带中；有肛门动、静脉分支，棘突间静脉丛的延续部；布有尾神经后支及肛门神经。

【主治】①腹泻、痢疾、便血、便秘、痔疮、脱肛等肠腑病证；②癫狂痫；③腰脊和尾骶部疼痛。

【操作】紧靠尾骨前面斜刺0.8～1寸。不宜直刺，以免伤及直肠。

2. 腰阳关（Yaoyangguan，GV3）

【定位】在脊柱区，第4腰椎棘突下凹陷中，后正中线上。

【解剖】在腰背筋膜、棘上韧带及棘间韧带中；有腰动脉后支、棘间皮下静脉丛；布有腰神经后支的内侧支。

【主治】①腰骶疼痛，下肢痿痹；②月经不调、赤白带下等妇科病证；③遗精、阳痿等男科病证。

【操作】向上斜刺0.5～1寸。多用灸法。

3. 命门（Mingmen，GV4）

【定位】在脊柱区，第2腰椎棘突下凹陷中，后正中线上。

【解剖】在腰背筋膜、棘上韧带及棘间韧带中；有腰动脉后支和棘间皮下静脉丛；布有腰神经后支的内侧支。

【主治】①腰脊强痛，下肢痿痹；②月经不调、赤白带下、痛经、经闭、不孕等妇科病证；③遗精、阳痿、精冷不育、小便频数等男性肾阳不足病证；④小腹冷痛，腹泻。

【操作】向上斜刺0.5～1寸。多用灸法。

4. 至阳（Zhiyang，GV9）

【定位】在脊柱区，第7胸椎棘突下凹陷中，后正中线上。

【解剖】在腰背筋膜、棘上韧带及棘间韧带中；有第7肋间动脉后支和棘间皮下静脉丛；布有第7胸神经后支的内侧支；深部为脊髓。

【主治】①黄疸、胸胁胀满等肝胆病证；②咳嗽，气喘；③腰背疼痛，脊强。

【操作】向上斜刺0.5～1寸。

5. 身柱（Shenzhu，GV12）

【定位】在脊柱区，第3胸椎棘突下凹陷中，后正中线上。

【解剖】在腰背筋膜、棘上韧带及棘间韧带中；有第3肋间动脉后支和棘间皮下静脉丛；布有第3胸神经后支的内侧支；深部为脊髓。

【主治】①身热、头痛、咳嗽、气喘等外感病证；②惊厥、癫狂痫等神志病证；③腰脊强痛；④疔疮发背。

【操作】向上斜刺 0.5～1 寸。

6. 大椎（Dazhui，GV14）

【定位】在脊柱区，第 7 颈椎棘突下凹陷中，后正中线上。

【解剖】在腰背筋膜、棘上韧带及棘间韧带中；有颈横动脉分支和棘间皮下静脉丛；布有第 8 颈神经后支的内侧支；深部为脊髓。

【主治】①热病、疟疾、恶寒发热、咳嗽、气喘等外感病证；②骨蒸潮热；③癫狂痫证、小儿惊风等神志病证；④项强，脊痛；⑤风疹，痤疮。

【操作】向上斜刺 0.5～1 寸。

7. 哑门（Yamen，GV15）

【定位】在颈后区，第 2 颈椎棘突上际凹陷中，后正中线上。

【解剖】在项韧带和项肌中，深部为弓间韧带和脊髓；有枕动、静脉分支及棘间静脉丛；布有第 3 颈神经和枕大神经支。

【主治】①暴喑，舌缓不语；②癫狂痫、癔症等神志病证；③头痛，颈项强痛。

【操作】正坐位，头微前倾，项部放松，向下颌方向缓慢刺入 0.5～1 寸；不可向上深刺，以免刺入枕骨大孔，伤及延髓。

8. 风府（Fengfu，GV16）

【定位】在颈后区，枕外隆凸直下，两侧斜方肌之间凹陷中。

【解剖】在项韧带和项肌中，深部为环枕后膜和小脑延髓池；有枕动、静脉分支及棘间静脉丛；布有第 3 颈神经和枕大神经分支。

【主治】①中风、癫狂痫、癔症等内风为患的神志病证；②头痛、眩晕、颈项强痛、咽喉肿痛、失音、目痛、鼻衄等内、外风为患的病证。

【操作】正坐位，头微前倾，项部放松，向下颌方向缓慢刺入 0.5～1 寸；不可向上深刺，以免刺入枕骨大孔，伤及延髓。

9. 百会（Baihui，GV20）

【定位】在头部，前发际正中直上 5 寸。

【解剖】在帽状腱膜中；有左右颞浅动、静脉及左右枕动、静脉吻合网；布有枕大神经及额神经分支。

【主治】①痴呆、中风、失语、瘛疭、失眠、健忘、癫狂痫、癔症等神志病证；②头风、头痛、眩晕、耳鸣等头面病证；④脱肛、阴挺、胃下垂、肾下垂等气失固摄而致的下陷性病证。

【操作】平刺 0.5～0.8 寸；升阳举陷可用灸法。

10. 上星（Shangxing，GV23）

【定位】在头部，前发际正中直上 1 寸。

【解剖】在左右额肌交界处；有额动、静脉分支，颞浅动、静脉分支；布有额神经分支。

【主治】①鼻渊、鼻衄、头痛、目痛等头面部病证；②热病，疟疾；③癫狂。

【操作】平刺 0.5～0.8 寸。

11. 神庭（Shenting，GV24）

【定位】在头部，前发际正中直上 0.5 寸。

【解剖】在左右额肌交界处；有额动、静脉分支；布有额神经分支。

【主治】①癫狂痫、失眠、惊悸等神志病证；②头痛、目眩、目赤、目翳、鼻渊、鼻衄等头面五官病证。

【操作】平刺 0.5～0.8 寸。

12. 素髎（Suliao，GV25）

【定位】在面部，鼻尖的正中央。

【解剖】在鼻尖软骨中；有面动、静

脉鼻背支；布有筛前神经鼻外支（眼神经分支）。

【主治】①昏迷、惊厥、新生儿窒息、休克、呼吸衰竭等急危重症；②鼻渊、鼻衄等鼻病。

【操作】向上斜刺0.3～0.5寸；或点刺出血。

13. 水沟（Shuigou，GV26）

【定位】在面部，人中沟的上1/3与中1/3交点处。

【解剖】在口轮匝肌中；有上唇动、静脉；布有眶下神经的分支及面神经颊支。

【主治】①昏迷、晕厥、中风、中暑、休克、呼吸衰竭等急危重症，为急救要穴之一；②癔症、癫狂痫、急慢惊风等神志病证；③鼻塞、鼻衄、面肿、口歪、齿痛、牙关紧闭等面鼻口部病证；④闪挫腰痛。

【操作】向上斜刺0.3～0.5寸，强刺激，或指甲掐按。

14. 印堂（Yintang，GV29）

【定位】在头部，两眉毛内侧端中间的凹陷中。

【解剖】在降眉间肌中，浅层有滑车上神经分布，深层有面神经颞支和内眦动脉分布。

【主治】①痴呆、痫证、失眠、健忘等神志病证；②头痛，眩晕；③鼻衄，鼻渊；④小儿惊风，产后血晕，子痫。

【操作】提捏局部皮肤，平刺0.3～0.5寸；或用三棱针点刺出血。

督脉其他腧穴

穴名	类属	定位	主治	操作
腰俞（GV2）		在骶区，正对骶管裂孔，后正中线上	①月经不调、经闭等月经病；②腰脊强痛，下肢痿痹；③痫证；④腹泻、痢疾便血、便秘、痔疮、脱肛等肠腑病证	向上斜刺0.5～1寸
悬枢（GV5）		在脊柱区，第1腰椎棘突下凹陷中，后正中线上	①腰脊强痛；②腹胀、腹痛、完谷不化、腹泻、痢疾等胃肠疾患	同上
脊中（GV6）		在脊柱区，第11胸椎棘突下凹陷中，后正中线上	①癫痫；②黄疸；③腹泻、痢疾、痔疮、脱肛、便血等肠腑病证；④腰脊强痛；⑤小儿疳积	同上
中枢（GV7）		在脊柱区，第10胸椎棘突下凹陷中，后正中线上	①黄疸；②呕吐、腹满、胃痛、食欲不振等脾胃病证；③腰背疼痛	同上
筋缩（GV8）		在脊柱区，第9胸椎棘突下凹陷中，后正中线上	①癫狂痫；②抽搐、脊强、四肢不收、筋挛拘急等筋病；③胃痛；④黄疸	同上
灵台（GV10）		在脊柱区，第6胸椎棘突下凹陷中，后正中线上	①咳嗽，气喘；②脊痛，项强；③疔疮	同上
神道（GV11）		在脊柱区，第5胸椎棘突下凹陷中，后正中线上	①心痛、心悸、怔忡等心疾；②失眠、健忘、中风不语、痫证等精神、神志病；③咳嗽，气喘；④腰脊强，肩背痛	同上

穴名	类属	定位	主治	操作
陶道（GV13）		在脊柱区，第1胸椎棘突下凹陷中，后正中线上	①热病、疟疾、恶寒发热、咳嗽、气喘等外感病证；②骨蒸潮热；③癫狂；④脊强	同上
脑户（GV17）		在头部，枕外隆凸的上缘凹陷中	①头晕，项强；②失音；③癫痫	平刺0.5～0.8寸
强间（GV18）		在头部，后发际正中直上4寸	①头痛，目眩，项强；②癫狂	同上
后顶（GV19）		在头部，后发际正中直上5.5寸	①头痛，眩晕；②癫狂痫	同上
前顶（GV21）		在头部，前发际正中直上3.5寸	①头痛，眩晕；②鼻渊；③癫狂痫	同上
囟会（GV22）		在头部，前发际正中直上2寸	①头痛，眩晕；②鼻渊；③癫狂痫	平刺0.5～0.8寸。小儿前囟未闭者禁针
兑端（GV27）		在面部，上唇结节的中点	①昏迷、晕厥、癫狂、癔症等神志病证；②口歪、口噤、口臭、齿痛等口部病证	向上斜刺0.2～0.3寸
龈交（GV28）		在上唇内，上唇系带与上牙龈的交点	①口歪、口噤、口臭、齿衄、齿痛、鼻衄、面赤颊肿等面口部病证；②痔疮；③癫狂	向上斜刺0.2～0.3寸；或用三棱针挑刺

十四、任脉及其腧穴

（一）经脉循行

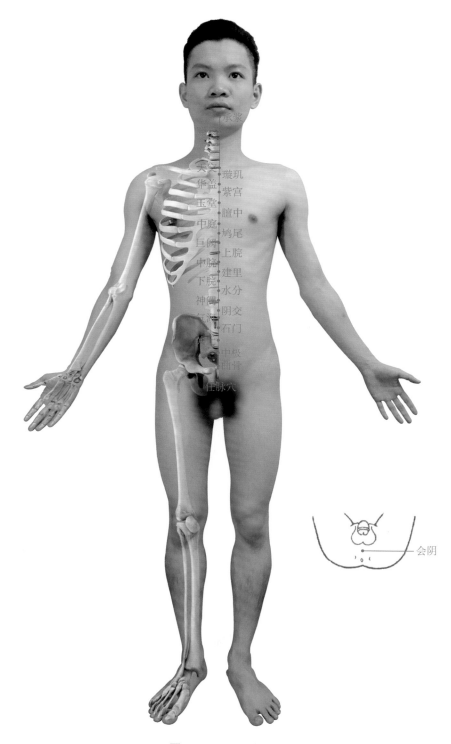

承浆

璇玑
紫宫
膻中
鸠尾
上脘
建里
水分
阴交
石门
中极
曲骨
任脉穴

天突
华盖
玉堂
中庭
巨阙
中脘
下脘
神阙
气海

会阴

图 2-3-14　任脉经穴

任脉，起于小腹内，下出于会阴部，向前上行于阴毛部，循腹沿前正中线上行，经关元等穴至咽喉，再上行环绕口唇，经面部进入目眶下，联系于目。

（二）主要病候

疝气，带下，腹中结块等症。

（三）主治概要

1. **脏腑病**　腹部、胸部相关内脏病。

2. **妇科病、前阴病**　月经不调，痛经，崩漏，带下，遗精，阳痿，小便不利，遗尿等。

3. **颈及面口病**　瘿气，梅核气，咽喉肿痛，暴喑，口歪，齿痛等。

4. **神志病**　癫痫，失眠等。

5. **虚证**　部分腧穴有强壮作用，主治虚劳、虚脱等证。

（四）本经主要腧穴

1. **中极（Zhongji，CV3），膀胱之募穴**

【定位】在下腹部，脐中下4寸，前正中线上。

【解剖】在腹白线上，有腹壁浅动、静脉分支和腹壁下动、静脉分支；布有髂腹下神经的前皮支；深部为乙状结肠。

【主治】①遗尿、小便不利、癃闭等泌尿系病证；②遗精、阳痿、不育等男科病证；③月经不调、崩漏、阴挺、阴痒、不孕、产后恶露不尽、带下等妇科病证。

【操作】直刺1～1.5寸；孕妇慎用。

2. **关元（Guanyuan，CV4），小肠之募穴**

【定位】在下腹部，脐中下3寸，前正中线上。

【解剖】在腹白线上，有腹壁浅动、静脉分支和腹壁下动、静脉分支；布有第12肋间神经前皮支的内侧支；深部为小肠。

【主治】①中风脱证、虚劳冷惫、羸瘦无力等元气虚损病证；②少腹疼痛，疝气；③腹泻、痢疾、脱肛、便血等肠腑病证；④五淋、尿血、尿闭、尿频等泌尿系病证；⑤遗精、阳痿、早泄、白浊等男科病；⑥月经不调、痛经、经闭、崩漏、带下、阴挺、恶露不尽、胞衣不下等妇科病证；⑦保健灸常用穴。

【操作】直刺1～1.5寸；多用灸法；孕妇慎用。

3. **气海（Qihai，CV6）**

【定位】在下腹部，脐中下1.5寸，前正中线上。

【解剖】在腹白线上，有腹壁浅动、静脉分支和腹壁下动、静脉分支；布有第11肋间神经前皮支的内侧支；深部为小肠。

【主治】①虚脱、形体羸瘦、脏气衰惫、乏力等气虚病证；②水谷不化、绕脐疼痛、腹泻、痢疾、便秘等肠腑病证；③小便不利、遗尿等泌尿系病证；④遗精，阳痿，疝气；⑤月经不调、痛经、经闭、崩漏、带下、阴挺、产后恶露不止、胞衣不下等妇科病证；⑥保健灸常用穴。

【操作】直刺1～1.5寸；多用灸法。孕妇慎用。

4. **神阙（Shenque，CV8）**

【定位】在脐区，脐中央。

【解剖】在脐窝正中；有腹壁下动、静脉；布有第10肋间神经前皮支的内侧支；深部为小肠。

【主治】①虚脱、中风脱证等元阳暴脱；②腹痛、腹胀、腹泻、痢疾、便秘、脱肛等肠腑病证；③水肿，小便不利；④保健灸常用穴。

【操作】一般不针，多用艾条灸或艾炷隔盐灸法。

5. 下脘（Xiawan，CV10）

【定位】 在上腹部，脐中上 2 寸，前正中线上。

【解剖】 在腹白线上，有腹壁上、下动、静脉的分支；布有第 8 肋间神经前皮支的内侧支；深部为横结肠。

【主治】 ①腹痛、腹胀、腹泻、呕吐、完谷不化、小儿疳积等脾胃病证；②痞块。

【操作】 直刺 1～1.5 寸。

6. 建里（Jianli，CV11）

【定位】 在上腹部，脐中上 3 寸，前正中线上。

【解剖】 在腹白线上，有腹壁上、下动、静脉的分支；布有第 8 肋间神经前皮支的内侧支；深部为横结肠。

【主治】①胃痛、呕吐、食欲不振、腹胀、腹痛等脾胃病证；②水肿。

【操作】 直刺 1～1.5 寸。

7. 中脘(Zhongwan，CV12），胃之募穴；八会穴之腑会

【定位】 在上腹部，脐中上 4 寸，前正中线上。

【解剖】 在腹白线上，有腹壁上动、静脉；布有第 7、8 肋间神经前皮支的内侧支；深部为胃幽门部。

【主治】①胃痛、腹胀、纳呆、呕吐、吞酸、呃逆、小儿疳积等脾胃病证；②黄疸；③癫狂，脏躁。

【操作】 直刺 1～1.5 寸。

8. 上脘（Shangwan，CV13）

【定位】 在上腹部，脐中上 5 寸，前正中线上。

【解剖】 在腹白线上，有腹壁上动、静脉分支；布有第 7 肋间神经前皮支的内侧支；深部为肝下缘及胃幽门部。

【主治】①胃痛、呕吐、呃逆、腹胀等胃腑病证；②癫痫。

【操作】 直刺 1～1.5 寸。

9. 膻中（Danzhong，CV17），心包之募穴；八会穴之气会

【定位】 在胸部，横平第 4 肋间隙，前正中线上。

【解剖】 在胸骨体上；有胸廓内动、静脉的前穿支；布有第 4 肋间神经前皮支的内侧支。

【主治】①咳嗽、气喘、胸闷、心痛、噎膈、呃逆等胸中气机不畅的病证；②产后乳少、乳痈、乳癖等胸乳病证。

【操作】 平刺 0.3～0.5 寸。

10. 天突（Tiantu，CV22）

【定位】 在颈前区，胸骨上窝中央，前正中线上。

【解剖】 在胸骨切迹中央，左右胸锁乳突肌之间，深层为胸骨舌骨肌和胸骨甲状肌；皮下有颈静脉弓、甲状腺下动脉分支，深部为气管，向下胸骨柄后方为无名静脉及主动脉弓；布有锁骨上神经前支。

【主治】①咳嗽、哮喘、胸痛、咽喉肿痛、暴喑等肺系病证；②瘿气、梅核气、噎膈等气机不畅病证。

【操作】 先直刺 0.2～0.3 寸，然后将针尖向下，紧靠胸骨柄后方刺入 1～1.5 寸。必须严格掌握针刺的角度和深度，以防刺伤肺和有关动、静脉。

11. 廉泉（Lianquan，CV23）

【定位】 在颈前区，喉结上方，舌骨

上缘凹陷中，前正中线上。

【解剖】在舌骨上方，左右颏舌骨肌之间，深部为会厌，下方为喉门，有甲状舌骨肌、舌肌；有颈前浅静脉，甲状腺上动、静脉；布有颈皮神经的分支，深层为舌根，有舌下神经及舌咽神经的分支。

【主治】中风失语、暴喑、吞咽困难、舌缓流涎、舌下肿痛、口舌生疮、喉痹等咽喉口舌病证。

【操作】向舌根斜刺 0.5～0.8 寸。

12. 承浆（Chengjiang，CV24）

【定位】在面部，颏唇沟的正中凹陷处。

【解剖】在口轮匝肌和颏肌之间；有下唇动、静脉分支；布有面神经的下颌支及颏神经分支。

【主治】①口歪、齿龈肿痛、流涎等口部病证；②暴喑；③癫狂。

【操作】斜刺 0.3～0.5 寸。

任脉其他腧穴

穴名	类属	定位	主治	操作
会阴（CV1）		在会阴区，男性在阴囊根部与肛门连线的中点；女性在大阴唇后联合与肛门连线的中点	①溺水窒息、昏迷、癫狂痫等急危症、神志病证；②小便不利、遗尿、遗精、阴痛、阴痒、脱肛、阴挺、痔疮等前后二阴疾患；③月经不调	直刺 0.5～1 寸；孕妇慎用
曲骨（CV2）		在下腹部，耻骨联合上缘，前正中线上	①小便不利、遗尿等泌尿系病证；②遗精、阳痿、阴囊湿痒等男科病证；③月经不调、痛经、赤白带下等妇科经带病证	直刺 1～1.5 寸；孕妇慎用
石门（CV5）	三焦之募穴	在下腹部，脐中下 2 寸，前正中线上	①腹胀、腹泻、痢疾、绕脐疼痛等肠腑病证；②奔豚气，疝气；③水肿，小便不利；④遗精，阳痿；⑤经闭、带下、崩漏、产后恶露不尽等妇科病证	同上
阴交（CV7）		在下腹部，脐中下 1 寸，前正中线上	①腹痛，疝气；②水肿，小便不利；③月经不调、崩漏、带下等妇科经带病证	同上
水分（CV9）		在上腹部，脐中上 1 寸，前正中线上	①水肿、小便不利等水液输布失常病证；②腹痛、腹泻、反胃吐食等胃肠病证	直刺 1～1.5 寸；水病多用灸法
巨阙（CV14）	心之募穴	在上腹部，脐中上 6 寸，前正中线上	①癫狂痫；②胸痛，心悸；③呕吐，吞酸	向下斜刺 0.5～1 寸；不可深刺，以免伤及肝脏
鸠尾（CV15）	络穴	在上腹部，剑胸结合下 1 寸，前正中线上	①癫狂痫；②胸痛；③腹胀，呃逆	向下斜刺 0.5～1 寸
中庭（CV16）		在上腹部，剑胸结合中点处，前正中线上	①胸腹胀满、噎膈、呕吐等胃气上逆病证；②心痛；③梅核气	平刺 0.3～0.5 寸

续表

穴名	类属	定位	主治	操作
玉堂（CV18）		在胸部，横平第3肋间隙，前正中线上	咳嗽、气喘、胸闷、胸痛、乳房胀痛、呕吐等气机不畅的病证	同上
紫宫（CV19）		在胸部，横平第2肋间隙，前正中线上	咳嗽，气喘，胸痛	同上
华盖（CV20）		在胸部，横平第1肋间隙，前正中线上	咳嗽，气喘，胸痛	同上
璇玑（CV21）		在胸部，胸骨上窝下1寸，前正中线上	①咳嗽，气喘，胸痛；②咽喉肿痛；③积食	同上

第四节 经外奇穴

一、头颈部穴（points of head and neck，EX-HN.）

1. 四神聪（Sishencong，EX-HN1）

【定位】在头部，百会前后左右各旁开1寸，共4穴。

【解剖】在帽状腱膜中；有枕动脉、颞浅动脉、额动脉的吻合网分布；有枕大神经、滑车上神经、耳颞神经分布。

【主治】①头痛、眩晕；②失眠、健忘、癫痫等神志病证；③目疾。

【操作】平刺0.5～0.8寸。

2. 鱼腰（Yuyao，EX-HN4）

【定位】在头部，瞳孔直上，眉毛中。

【解剖】在眼轮匝肌中；浅层有眶上神经分布，深层有面神经颞支和额动脉分布。

【主治】眉棱骨痛、眼睑瞤动、眼睑下垂、目赤肿痛、目翳、口眼歪斜等。

【操作】平刺0.3～0.5寸。

3. 太阳（Taiyang，EX-HN5）

【定位】在头部，当眉梢与目外眦之间，向后约一横指的凹陷中。

【解剖】在颞筋膜及颞肌中；浅层有上颌神经颧颞支和颞浅动脉分布，深层有下颌神经肌支和颞浅动脉肌支分布。

【主治】①头痛；②目疾；③面瘫。

【操作】直刺或斜刺0.3～0.5寸；或点刺出血。

4. 耳尖（Erjian，EX-HN6）

【定位】在耳区，在外耳轮的最高点。

【解剖】在耳郭软骨部；浅层有颞浅动、静脉的耳前支，耳后动、静脉的耳后支，耳颞神经耳前支；深层有枕小神经后支和面神经耳支。

【主治】①目疾；②头痛；③咽喉肿痛。

【操作】直刺0.1～0.2寸。

5. 球后（Qiuhou，EX-HN7）

【定位】在面部，眶下缘外1/4与内3/4交界处。

【解剖】在眼轮匝肌中，深部为眼肌。浅层有上颌神经颧颞支和眶下神经分布；深层有面神经颧支和颞浅动脉肌支分布；进入眶内可刺及眶下神经干、下直肌、下斜肌和眶脂体，有眼神经和动眼神经分布。

【主治】目疾。

【操作】轻压眼球向上，向眶下缘缓慢直刺0.5～1.5寸，不提插。

6. 上迎香（Shangyingxiang，EX-HN8）

【定位】在面部，鼻翼软骨与鼻甲的交界处，近鼻唇沟上端处。

【解剖】在鼻肌、鼻翼软骨部。浅层有眶下神经和滑车下神经分布；深层有面神经颊支和面动脉分支分布。

【主治】鼻渊，鼻部疮疖。

【操作】向内上方平刺0.3～0.5寸。

7. 金津、玉液（Jinjin、Yuye，EX-HN12、EX-HN13）

【定位】在口腔内，舌下系带的静脉上。左侧为金津，右侧为玉液。

【解剖】布有下颌神经的颌神经，舌下神经和面神经鼓索的神经纤维及舌动脉的分支舌深动脉，舌静脉的属支舌深静脉。

【主治】①舌强，舌肿，口疮，喉痹，失语；②消渴，呕吐，腹泻。

【操作】点刺出血。

8. 夹承浆（Jiachengjiang）

【定位】在面部，承浆穴左右各旁开1寸。

【解剖】在口轮匝肌中。浅层有颏神经分布；深层有面神经下颌缘支和下唇动脉分布。

【主治】口歪，齿龈肿痛。

【操作】斜刺或平刺0.3～0.5寸。

9. 牵正（Qianzheng）

【定位】在面部，耳垂前0.5～1寸的压痛处。

【解剖】在咬肌中。浅层有耳大神经分布；深层有面神经颊支、下颌神经咬肌支和咬肌动脉分布。

【主治】口歪，口疮。

【操作】向前斜刺0.5～0.8寸。

10. 翳明（Yiming，EX-HN14）

【定位】在颈部，翳风后1寸。

【解剖】在胸锁乳突肌上。穴区浅层有耳大神经和枕小神经分布；深层有副神经、颈神经后支和耳后动脉分布；再深层有迷走神经干、副神经干和颈内动、静脉经过。

【主治】①头痛，眩晕，失眠；②目疾、耳鸣。

【操作】直刺0.5～1寸；可灸。

11. 颈百劳（Jingbailao，EX-HN15）

【定位】在颈部，第7颈椎棘突直上2寸，后正中线旁开1寸。

【解剖】浅层布有第4、5颈神经后支的皮支；深层有第4、5颈神经后支的分支。

【主治】①颈项强痛；②咳嗽，气喘，骨蒸潮热，盗汗，自汗；③瘰疬。

【操作】直刺0.5～1寸。

12. 安眠（Anmian）

【定位】在项部，在翳风穴与风池穴连线之中点处。

【解剖】同翳明。

【主治】①失眠，头痛，眩晕；②心悸；③癫狂。

【操作】直刺0.8～1.2寸。

二、胸腹部穴（points of chest and abdomen，EX-CA.）

1. 子宫（Zigong，EX-CA1）

【定位】在下腹部，脐中下4寸，前正中线旁开3寸。

【解剖】在腹内、外斜肌中。穴区浅层有髂腹下神经和腹壁浅动脉分布；深层有髂腹股沟神经的肌支和腹壁下动脉分布；再深层可进入腹腔刺及小肠。

【主治】阴挺、月经不调、痛经、崩漏、不孕等妇科病证。

【操作】直刺0.8～1.2寸。

2. 三角灸（Sanjiaojiu）

【定位】在下腹部，以患者两口角之间的长度为一边，作等边三角形，将顶角置于患者脐心，底边呈水平线，两底角处取穴。

【解剖】在腹直肌中，穴区有腹壁下动、静脉和第10、11肋间神经分布。

【主治】疝气，腹痛。

【操作】艾炷灸5～7壮。

三、背部穴（points of back，EX-B.）

1. 定喘（Dingchuan，EX-B1）

【定位】在脊柱区，横平第7颈椎棘突下，后正中线旁开0.5寸。

【解剖】在斜方肌、菱形肌、上后锯肌、

头夹肌、头半棘肌中。穴区浅层有颈神经后支的皮支分布；深层有颈神经后支的肌支、副神经和颈横动脉、颈深动脉分布。

【主治】①哮喘，咳嗽；②肩背痛，落枕。

【操作】直刺 0.5～0.8 寸。

2. 夹脊（Jiaji，EX–B2）

【定位】在脊柱区，第 1 胸椎至第 5 腰椎棘突下两侧，后正中线旁开 0.5 寸，一侧 17 穴。

【解剖】在背肌浅层（斜方肌、菱形肌、胸腰筋膜、后锯肌）及背肌深层（竖脊肌）中。穴区浅层有胸或腰神经后支的皮支分布；深层有胸或腰神经后支和肋间后动脉、腰动脉分布。

【主治】适应范围较广，其中上胸部的穴位治疗心肺、上肢疾病；下胸部的穴位治疗胃肠疾病；腰部的穴位治疗腰腹及下肢疾病。

【操作】直刺 0.3～0.5 寸，或用梅花针叩刺。

3. 胃脘下俞（Weiwanxiashu，EX–B3）

【定位】在脊柱区，横平第 8 胸椎棘突下，后正中线旁开 1.5 寸。

【解剖】在斜方肌、背阔肌中。穴区浅层有第 8 胸神经后支的皮支分布；深层有第 8 胸神经后支的肌支和肋间后动脉分布。

【主治】①胃痛，腹痛，胸胁痛；②消渴。

【操作】斜刺 0.3～0.5 寸。

4. 痞根（Pigen，EX–B4）

【定位】在腰区，横平第 1 腰椎棘突下，后正中线旁开 3.5 寸。

【解剖】浅层主要布有第 12 胸神经后支的外侧支和伴行的动、静脉；深层有第 12 胸神经后支的肌支。

【主治】痞块，癥瘕，疝气，腰痛。

【操作】直刺 0.5～1 寸。

5. 腰眼（Yaoyan，EX–B7）

【定位】在腰区，横平第 4 腰椎棘突下，后正中线旁开约 3.5 凹陷中。

【解剖】在背阔肌、腰方肌中。穴区浅层有第 3 腰神经后支的皮支分布；深层有第 4 腰神经后支的肌支和腰动脉分布。

【主治】①腰痛；②月经不调，带下；③虚劳。

【操作】直刺 1～1.5 寸。

6. 十七椎（Shiqizhui，EX–B8）

【定位】在腰区，第 5 腰椎棘突下凹陷中。

【解剖】在棘上韧带、棘间韧带中。穴区浅层有第 5 腰神经后支的皮支分布；深层有第 5 腰神经后支的肌支和腰动脉分布。

【主治】①腰腿痛，下肢瘫痪；②崩漏，月经不调；③小便不利。

【操作】直刺 0.5～1 寸。

7. 腰奇（Yaoqi，EX–B9）

【定位】在骶区，尾骨端直上 2 寸，骶角之间凹陷中。

【解剖】在棘上韧带中。穴区浅层有臀中皮神经分布；深层有骶神经后支和骶中动脉分布；再深可进入骶管裂孔。

【主治】①癫痫；②头痛，失眠；③便秘。

【操作】向上平刺 1～1.5 寸。

四、上肢部穴（points of upper extremities，EX–UE.）

1. 肩前（Jianqian）

【定位】在肩前区，正坐垂肩，腋前皱襞顶端与肩髃连线的中点。

【解剖】在三角肌中。穴区浅层有锁骨上神经外侧支分布；深层有腋神经、肌皮神经和胸肩峰动脉分布。

【主治】肩臂痛，臂不能举。

【操作】直刺 1 ～ 1.5 寸。

2. 肘尖（Zhoujian，EX–UE1）

【定位】在肘后区，尺骨鹰嘴的尖端。

【解剖】有前臂背侧皮神经和肘关节动脉网分布。

【主治】①瘰疬；②痈疽；③肠痈。

【操作】艾炷灸 7 ～ 15 壮。

3. 二白（Erbai，EX–UE2）

【定位】在前臂前区，腕掌侧远端横纹上 4 寸，桡侧腕屈肌腱的两侧，一肢 2 穴。

【解剖】在指浅屈肌、拇长屈肌（桡侧穴）和指深屈肌（尺侧穴）中。穴区浅层有前臂内、外侧皮神经分布；深层有桡动脉干、桡神经浅支（桡侧穴）和正中神经（尺侧穴）经过，并有正中神经肌支和骨间前动脉分布。

【主治】①痔疾，脱肛；②前臂痛，胸胁痛。

【操作】直刺 0.5 ～ 0.8 寸。

4. 中魁（Zhongkui，EX–UE4）

【定位】在手指，中指背面，近侧指间关节的中点处。

【解剖】有桡、尺神经的指背神经和指背动脉分布。

【主治】噎膈、呕吐、食欲不振、呃逆等脾胃病证。

【操作】直刺 0.2 ～ 0.3 寸。

5. 大骨空（Dagukong，EX–UE5）

【定位】在手指，拇指背面，指间关节的中点处。

【解剖】分布有桡神经的指背神经、

指背动脉和指背静脉。

【主治】①目痛，迎风流泪，目翳；②吐泻；③衄血。

【操作】灸。

6. 小骨空（Xiaogukong，EX–UE6）

【定位】在手指，小指背面，近侧指间关节的中点处。

【解剖】分布有指背动、静脉的分支及属支和尺神经的指背神经的分支。

【主治】①目痛，迎风流泪，目翳；②指关节痛。

【操作】灸。

7. 腰痛点（Yaotongdian，EX–UE7）

【定位】在手背，第2、3掌骨及第4、5掌骨之间，腕背侧横纹远端与掌指关节中点处，一手 2 穴。

【解剖】在桡侧腕短伸肌腱（桡侧穴）和小指伸肌腱（尺侧穴）中。穴区浅层有桡神经浅支的手背支（桡侧穴）和尺神经手背支（尺侧穴）分布；深层有桡神经肌支和掌背动脉分布。

【主治】急性腰扭伤。

【操作】由两侧向掌中斜刺 0.5 ～ 0.8 寸。

8. 外劳宫（Wailaogong，EX–UE8）

【定位】在手背，第2、3掌骨间，掌指关节后 0.5 寸（指寸）凹陷中。

【解剖】在第 2 骨间背侧肌中，穴区有桡神经浅支的指背神经、手背静脉网和掌背动脉。

【主治】①落枕；②手臂肿痛；③脐风。

【操作】直刺 0.5 ～ 0.8 寸。

9. 八邪（Baxie，EX–UE9）

【定位】在手背，第 1 ～ 5 指间，指蹼缘后方赤白肉际处，左右共 8 穴。

【解剖】在拇收肌（八邪1）和骨间肌（八邪2、3、4）中。穴区浅层有桡神经浅支的手背支、尺神经手背支和手背静脉网分布；深层有尺神经肌支和掌背动脉分布。

【主治】①手背肿痛，手指麻木；②烦热；③目痛；④毒蛇咬伤。

【操作】斜刺0.5～0.8寸；或点刺出血。

10. 四缝（Sifeng，EX-UE10）

【定位】在手指，第2～5指掌面的近侧指间关节横纹的中央，一手4穴。

【解剖】在指深屈肌腱中。穴区浅层有掌侧固有神经和指掌侧固有动脉分布；深层有正中神经肌支（桡侧两个半手指）和尺神经肌支（尺侧一个半手指）分布。

【主治】①小儿疳积；②百日咳。

【操作】点刺出血或挤出少许黄色透明黏液。

11. 十宣（Shixuan，EX-UE11）

【定位】在手指，十指尖端，距指甲游离缘0.1寸（指寸），左右共10穴。

【解剖】有指掌侧固有神经（桡侧3个半手指由正中神经发出，尺侧1个半手指由尺神经发出）和掌侧固有动脉分布。

【主治】①昏迷；②癫痫；③高热，咽喉肿痛；④手指麻木。

【操作】浅刺0.1～0.2寸；或点刺出血。

五、下肢部穴（points of lower extremities，EX-LE.）

1. 鹤顶（Heding，EX-LE2）

【定位】在膝前区，髌底中点的上方凹陷中。

【解剖】在股四头肌腱中，穴区浅层有股神经前皮支分布；深层有股神经肌支和膝关节动脉网分布。

【主治】膝痛，足胫无力，瘫痪。

【操作】直刺0.8～1寸。

2. 百虫窝（Baichongwo，EX-LE3）

【定位】在股前区，髌底内侧端上3寸。

【解剖】在股内侧肌中。穴区浅层有股神经前皮支分布；深层有股神经肌支和股动脉分布。

【主治】①虫积；②风湿痒疹，下部生疮。

【操作】直刺1.5～2寸。

3. 内膝眼（Neixiyan，EX-LE4）

【定位】在膝部，髌韧带内侧凹陷处的中央。

【解剖】浅层有隐神经分支和股神经前皮支分布；深层有股神经关节支和膝关节动脉网分布。

【主治】①膝痛，腿痛；②脚气。

【操作】向膝中斜刺0.5～1寸，或透刺对侧膝眼。

4. 胆囊（Dannang，EX-LE6）

【定位】在小腿外侧，腓骨小头直下2寸。

【解剖】在腓骨长肌中。穴区浅层有腓肠外侧皮神经分布；深层有腓深神经干和胫前动、静脉经过，并有腓浅神经肌支和胫前动脉分布。

【主治】①急慢性胆囊炎、胆石症、胆道蛔虫症等胆腑病证；②下肢痿痹。

【操作】直刺1～2寸。

5. 阑尾（Lanwei，EX-LE7）

【定位】在小腿外侧，髌韧带外侧凹陷下5寸，胫骨前嵴外一横指（中指）。

【解剖】在胫骨前肌、小腿骨间膜、胫骨后肌中。穴区浅层有腓肠外侧皮神经分布；深层有腓深神经干和胫前动、静脉经过，并有腓深神经肌支、胫神经肌支和胫前动脉分布。

【主治】①急慢性阑尾炎；②消化不良；③下肢痿痹。

【操作】直刺 1.5～2 寸。

6. 八风（Bafeng，EX-LE10）

【定位】在足背，第 1～5 趾间，趾蹼缘后方赤白肉际处，左右共 8 穴。

【解剖】有趾背神经（八风 1 为腓深神经终末支，八风 2、3、4 为腓浅神经终末支）和趾背动脉分布。

【主治】①足跗肿痛，趾痛；②毒蛇咬伤；③脚气。

【操作】斜刺 0.5～0.8 寸；或点刺出血。

7. 独阴（Duyin，EX-LE11）

【定位】在足底，第 2 趾的跖侧远端趾间关节的中点。

【解剖】布有趾足底固有神经，趾底固有动、静脉的分支或属支。

【主治】①胞衣不下，月经不调，疝气；②胸胁痛，卒心痛，呕吐。

【操作】直刺 0.1～0.2 寸，孕妇禁用。

8. 中平（Zhongping）

【定位】位于腓骨小头与外踝连线的上 1/3 处。或者足三里下 1 寸偏于腓侧。

【解剖】浅层有胫前动静脉肌支和腓浅神经，深层有腓骨短肌。

【主治】肩周炎。

【操作】直刺 1～1.5 寸。（交叉取穴）

9. 肩痛（Jiantong）

【定位】位于腓骨小头与外踝连线的上 1/3 处。即足三里穴下 2 寸，偏外 1 寸。

【解剖】在腓骨长肌与趾纵伸肌之间，深层为腓骨短肌，布有胫前动静脉肌支和腓浅神经。

【主治】肩关节软组织损伤，肩周炎等肩痛症。

【操作】直刺 1～1.5 寸。（交叉取穴）

10. 成大（Chengda）

【定位】在小腿后侧，承山穴内下 2 寸。

【解剖】在腓骨长肌与趾纵伸肌之间，深层为腓骨短肌，布有胫前动静脉肌支和腓浅神经。

【主治】①落枕、颈椎病等颈项部疾患；②内脏绞痛；③腓肠肌痉挛。

【操作】直刺 1～1.5 寸。

第五节　肌筋膜系统理论基础

一、概述

　　一个人所掌握的理论知识结构决定了他认识事物的能力，与此同时，作为一名医疗工作者，也决定了他如何使用自己治疗技术的能力，这在一定程度上体现了为何同样的手段，经由不同医师的应用会产生迥异的效果。为此，广泛了解不同领域的知识有助于学生从不同角度来看待并分析问题。作为中医专业的学生，应以中医理论为指导，更应能兼收并蓄，博采众长，吸纳各家学说的精华为己所用，这才能使中医事业在继承的基础上有所发展，不断突破。

　　肌筋膜理论的基础准则认为，传统上我们在解剖学中所学习到的每块肌肉彼此独立分离，依据其自身的起止点附着在骨骼上，并引起互不相干的独立运动的观念是错误的。当人体在运动时，或者受到外力的影响，这些肌肉收缩所产生的力及受到的牵张力或压力会沿着特定的方向传递，在传递的过程中，相邻的软组织、神经、血管、骨骼均会受到影响，而在人体遍布存在的肌筋膜网络中，这些沿着力学传递的组织就连成了肌筋膜经线——这将是本章节重要的概念。我们在诊疗疾病过程中经常提到的姿势问题、稳定性问题、形变问题以及各种代偿模式问题均与这些经线相关。

　　这些经线在身体运动过程中及维持姿势时显现，在各种疾病发生时，病灶部位和其他部位可借由其传递各种信息，疾病的体征并不仅局限于局部，可传递远至身体的另一端，相反也可经由远端治疗影响病灶。这进一步解释和佐证了人作为一个整体的诊治学说。学习本章节的知识可以帮助医学生进一步认识人体，从不同角度看待整体疗法的原理，开拓思维广度。为此，本章节将重点从肌筋膜角度解释如何理解人的整体观。

二、认识肌筋膜

　　为了更好地了解筋膜理论，首先要正确认识筋膜组织，本节主要梳理解剖学中肌肉和筋膜的知识，帮助建立肌肉和筋膜的整体观念。

（一）肌肉解剖学

　　我们往往是从记忆一个肌肉的起止点及一起运动的关节开始学习了解它的，然而肌肉实际的功能是否真是这样呢？

　　通过肌肉的起止点及相连的关系我们可以简单地描述关节的运动方式，甚至忽略掉肌肉本身的形态，这使我们也理所当然地对肌肉进行分段式分析。然而这样看待肌肉的主要原因，是由于解剖的过程中用刀分离周围连接的组织更容易让我们观察到深层的结构，而其他组织剔除后，将每个区域隔离开，也令组织的命名和记录更为方便（图 2-5-1）。

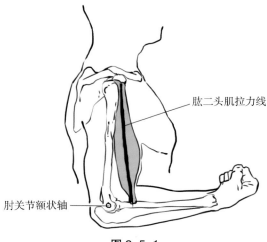

图 2-5-1

肱二头肌拉力线

肘关节额状轴

但在实验室中，大量相连的肌纤维及其他软组织被确实观察到，而这些往往在现有解剖教科书中被刻意忽视了。如髂腰肌和股四头肌，髂肌起于髂窝而腰大肌起于腰椎横突，两者共同止于股骨小转子，

股四头肌内侧头起于股骨粗线，止于髌骨并向下连于髌韧带最终止于胫骨粗隆（图2-5-2）。而实际髂肌和股内侧肌间由大量肌肉纤维相连使这部分组织在受到牵拉时有稳定大腿和髋部的功能（图2-5-3）。

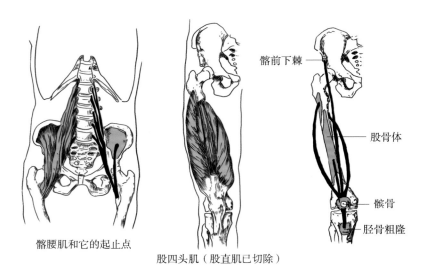

髂前下棘

股骨体

髌骨

胫骨粗隆

髂腰肌和它的起止点

股四头肌（股直肌已切除）

图 2-5-2

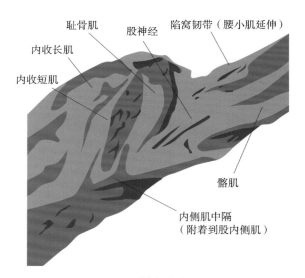

耻骨肌
内收长肌
内收短肌
股神经
陷窝韧带（腰小肌延伸）
髂肌
内侧肌中隔
（附着到股内侧肌）

图 2-5-3

著名的科学家达·芬奇留下的手稿中，也发现很多解剖笔记，其中不乏描述这些"本不该相连的组织"。

（二）筋膜解剖学

筋膜被划分为浅筋膜（皮下筋膜）、中层筋膜及深层筋膜。深层筋膜将肌肉彼

此隔开，这些肌间隔的作用主要使得不同功能的肌肉彼此间收缩运动时产生更小的摩擦，保证每块肌肉的功能独立性（图2-5-4）。从本章节上述内容来看，这与筋膜系统的理论基础和肌肉的解剖结构是互相违背的，这需要我们重新认识筋膜在人体中存在的形态（图2-5-5）。

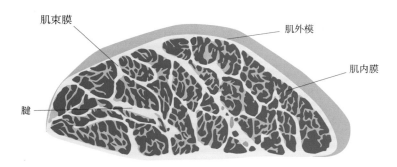

图 2-5-4

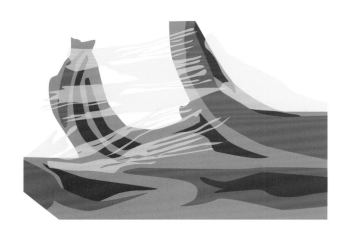

图 2-5-5

如上图所示，筋膜组织如同棉花糖或蛛网一样穿插包绕着肌纤维，将周围组织结合成一个某种程度上相连的整体。在实验室对小鼠腿部做切片的过程中发现，这些连接不但涉及协同作用的肌群，也同时作用于拮抗肌群中，通过筋膜组织我们甚至并无法明确地区分这些肌肉的间隔。这说明肌筋膜的作用绝不仅是使每个"单独的肌肉"的功能效率提高，同时也将彼此紧密地联系在一起。

（三）肌肉链及筋膜经线

为了更好地解释及理解筋膜经线的走行，我们可以将筋膜传递力学信号的路径描述为火车的轨道，火车（力的传递）沿着轨道（经线）行驶，而途经的车站就是肌肉及筋膜附着在骨骼或其他软组织的位置，每节轨道通常是由一块或一组肌肉来承担的。相邻的肌肉及结缔组织组成了重要的节点，而继续延伸下去，一整条起止于头或四肢的较长的经线也就形成了（图2-5-6）。

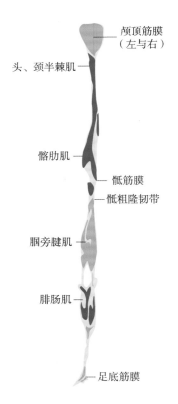

颅顶筋膜
（左与右）

头、颈半棘肌

髂肋肌

骶筋膜

骶粗隆韧带

腘旁腱肌

腓肠肌

足底筋膜

图 2-5-6

上图展示的是完整的一条背浅线的走行，其中包含了足底筋膜、小腿三头肌、腘绳肌、竖脊肌、半棘肌及颅顶筋膜。如果你回忆这里叙述的每块肌肉的起止点，并将其整理归纳，从人体标本上进行对照，不难发现它们在力的传递上具有一致性，这条经线对于人体发育及成长过程中的躯干伸展运动及背侧的受力至关重要，头痛、失眠、颈肩痛、下背痛及步态姿势等问题的产生都可能与它相关。这些肌肉及筋膜也被证实不但在功能上，同时在结构上都具有连续性。

（四）筋膜经线与经络的关系

筋膜经线是按照西方解剖学作为标准探讨身体运动及维持姿势过程中力的走向而绘制出来的，常见的 12 条筋膜经线大部分与中医经络的循行重合率很高，这可能将为解释经络的本质提供帮助。中医和西医，就如同在两个不同方向上上坡的行人，也许达到了同一个顶端。针刺对细胞外基质（ECM）的影响目前也是研究的热点之一。如深前臂线包含了胸小肌、胸锁筋膜、肱二头肌、桡骨骨膜、桡侧副韧带及大鱼际肌等，与手太阴肺经很接近；相似的，浅前线、背浅线及侧线的连续性可能分别代表胃经、膀胱经及胆经等。关于经络的本质是否是筋膜经线的问题目前并无结论，在之后的叙述中仍会讨论到一些与经络本质相关的问题。

（五）肌肉的功能链

人体在运动过程中，为了有效完成这些动作，功能协同的肌群也会形成完整的长链，这往往被称为运动的功能链。比如身体屈曲时腹肌、腘绳肌、胫前肌的收缩；身体伸展时竖脊肌、股四头肌、小腿三头肌的收缩。这种功能链往往成前后交叉相错的形式呈现在身体上，肌肉间本身缺少力的直接传递，也较少有真正意义上的结构连接。功能链也只在运动过程中才发挥作用及显现出来，故这些与本章节所讨论的筋膜经线并不是同一事物。

关于肌筋膜的认识可以用蛛网作为模型来理解，这些纵横交织的网丝遍布各处，但也绝非毫无规律地散乱排布。蜘蛛即使看不到猎物，仍可以借由所踏蛛丝的震动来迅速判断猎物的具体位置和动向。相似的，人体的各种变化也会由筋膜组织传递到身体其他部位。作为医师，我们可以借由感知这些变化来方便诊治过程。

三、全身细胞的系统性和适应性

上面提到了在筋膜经线的组成中包含韧带、骨膜等组织成分，也提到了细胞外基质，这与传统的筋膜认识有所出入。本部分将重点介绍 ECM 的构成和作用来帮助理解身体组织的统一性和整体性。

（一）细胞外基质

细胞外基质，是指结缔组织内所有细胞外物质的总和，这里面包含了大量的水及活性物质（如胶原纤维、弹性纤维、网状纤维、黏多糖蛋白等）。它们各自具有自己独特的生物力学特性，比如胶原纤维的抗形变能力很强，同时具有很好的抗拉伸性能；弹性纤维则具有很好的形变能力。大量的结缔组织细胞、细胞生成物及其细胞外基质以一个整体进行运作，也就是我们通常所说的器官。以更广义的概念来定义筋膜网络，也就是 ECM 中以胶原纤维为

主形成的骨架结构，可以称之为胶原网络或者结缔组织网络。结缔组织不仅能引导体液的流动，更将整个身体的所有细胞黏结在一起，串联成可以对外在和内在的各种力产生反应的整体。

尽管黏合作用对于人体非常重要，但结缔组织并不仅仅等同于"胶水"，它具有很好的可塑性，而这种可塑性又是与机体自身的需要相一致的。当某个部位需要更多的稳定性时，会促使 ECM 脱去多余的水分，合成更多的黏多糖蛋白和胶原纤维，这有助于该部位变得更加具有黏性而牢固，与此同时也可以限制毒素或其他不良产物的转移。而需要大量活动或者物质交换的地方，则储存了很多的水分，这在关节腔内的滑液、眼内的房水常常可以见到。

（二）结缔组织的可塑性

同样的组织结构，不同种族、性别、年龄的人群可能都不一样，比如儿童的骨质较软，可能产生青枝性骨折但并不易折断，老年人骨质较脆，很容易产生粉碎性骨折。这是由于基质内胶原和矿物盐的比例不同，长久的锻炼或制动也会改变骨骼密度，促使骨骼快速生长或骨质流失。

我们知道神经元动作电位的产生和传导过程，但不仅神经细胞，其他组织也会有电信号的反应。身体的组织如同晶体一样，当受到外力作用时，会在表面产生电荷分布的改变，这些微小的电场会影响周围的结缔组织，促使上述 ECM 成分的改变，而使该部位组织结构更加适应周围的力学环境。

人体的骨骼为了最有效地承担身体重量和外界应力，时刻在经由上述过程调整自身的结构，正如我们所知道的成骨因素

和破骨因素的相互作用，最终使骨小梁以最节省材料和重量的条件下最大限度地提供其稳定性。而长时间过多的集中性拉力则可能使局部骨骼大量增生，这常见于运动工作者骨节明显及长期劳累产生的骨刺。

由成纤维细胞刚生成的胶原纤维往往是散在分布的，但是当组织持续受力时，这些纤维的排布会平行于受到拉力的方向，肌腱组织很好地展示了这个模型。由于肌纤维的平行排列，肌束整体上收缩方向一致，肌腱的构成80%正是由平行的胶原纤维构成。

这种效应在肌肉等其他组织上均有体现，长时间肌肉的持续收缩会导致ECM脱水，基质内的胶原纤维受到张力刺激重新排列，使细胞的活动空间变小，被挤压在一起的细胞伸缩性能和代谢性能都严重抑制，代谢产物的堆积进一步产生刺激，营养不良的持续性损伤导致疼痛的产生。这与常见的肌肉劳累形成的激痛点和痉挛性结节有重要的关系。

筋膜组织的概念可以包含整个胶原网络，这个结缔组织网会对周围环境产生适应性改变，长时间异常的运动模式或者姿势不良均可能导致疼痛、炎症等各种问题，故解决这些不良力学因素也是治疗疾病的重要环节。

四、建立整体观

进一步了解信息在全身的传导体系，双袋理论、张力平衡系统及液泡学说将帮助理解筋膜网络的构成及与其他相关组织的关系。

（一）全身的通信系统

找到适用于描述全身性的网络是很必要的。神经系统、脉管系统、筋膜系统是人体三大系统网络。神经系统的中枢系统包含脑和脊髓，周围神经则遍布身体各处，并通过电信号参与协调联系；脉管系统也深入大多数的组织器官，传递物质的代谢及激素等化学信号；筋膜系统的作用如前面叙述的那样，传递着力学机械信号。这三个系统中神经系统反应最快，脉管系统次之，筋膜系统最慢。虽然传递的媒介不同，但彼此绝不是独立的，而是相互统一的（图2-5-7）。

神经、脉管往往相互伴行，周围又与结

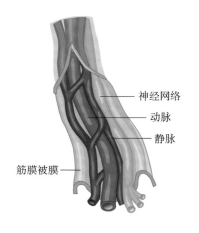

神经网络
动脉
静脉
筋膜被膜

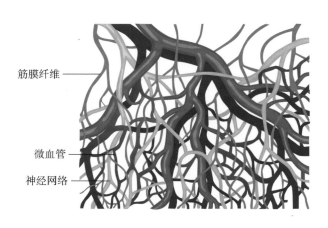

筋膜纤维

微血管
神经网络

图 2-5-7

缔组织密不可分。在这个统一体里，三个系统的信息传递也彼此交流。比如当结缔组织受到压力时，它也迅速将力学信号传递到神经网络中转化为电信号，再通过腺体的分泌实现体液的化学调节（图2-5-8）。

结缔组织的信息传递在微观上是胶原

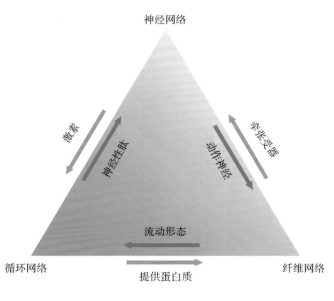

图 2-5-8

网络，在宏观上为背侧及腹侧的体腔。硬脑膜、蛛网膜、软脑膜作为背侧体腔的一部分，与脑脊液的流动密切相关。有研究表明脑脊液会随神经冲动产生类似脉搏类似的波动，由此衍生的治疗理论试图通过外在的非侵入式手法治疗，解决中枢神经的问题。美国研发的颅骶疗法通过触摸人体中轴颅骶系统的不同部位，改变脑脊液的流动节律和流量，直接调节脑和脊髓的功能状态，使中枢神经系统与身体其他系统恢复正常联系和自然运动，可用于评估和治疗人体中轴颅骶系统的失衡和约束，治疗机体的多种疾病和创伤，以及解除情感或心理的困扰。腹侧体腔包括包绕心脏、肺脏及腹部脏器的滑膜和系膜，内脏推拿技巧的发展应用了这部分的理论。在后面的部分将要介绍肌筋膜的"外层囊袋"及"内层囊袋"，源于对这些结构的了解，激痛点疗法、肌筋膜松解技术、整脊技术等治疗技术也因此有了更好的发展。

（二）双袋理论

双袋结构是用来描述由内外两层所组成的袋状结构。人体从微观到宏观都具有类似的结构形式。细胞膜由双层磷脂分子组成呈现了最广为人知的双层袋模型。人体胚胎早期形成的囊胚也会形成具有外胚层和内胚层共同组成的类似双层囊袋的结构（图2-5-9、2-5-10）。

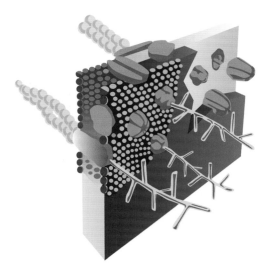

图 2-5-9

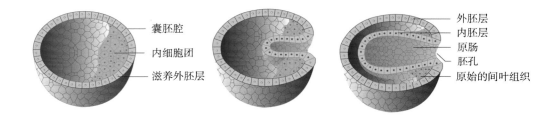

图 2-5-10

结缔组织网络的发育也具有类似的特点，大多数器官外包绕的双层囊袋样结构被发现是由类似的球形结构受到器官组织向内挤压而形成的。所以壁层胸膜和脏层胸膜是同一个囊袋的两个面，由于肺脏的下沉而形成互相连续的腔隙样结构。我们可以推想如果肌肉和骨骼的关系也可以套用双袋模型，那么骨骼的发育成型将使包绕肌肉的筋膜的一部分紧贴骨骼表面，而另一部分则远离骨骼（图2-5-11）。在这种情况下，贴近骨骼一侧的"脏层"就是我们所熟知的骨膜，而另一侧则是在进行肌肉分离过程中见到的深层筋膜结构。当肌肉包绕如前臂或小腿这样具有两块长骨的肢体时，在骨骼之间就会形成骨间膜。联系前面的内容，如果我们将"独立肌肉理论"的观念摒弃，考虑各个肌肉间的相互连续性，那么肌肉的附着点就是这些肌筋膜囊袋紧密连接固定的位置，往往在关节附近，这些部位会受到更频繁的应力刺激，进而使这部分"内层囊袋"变厚，同时生成平行向的胶原纤维，即关节囊及韧带。这样，前面所述肌筋膜经线所包含韧带、骨膜等组织的概念也就都好理解了。

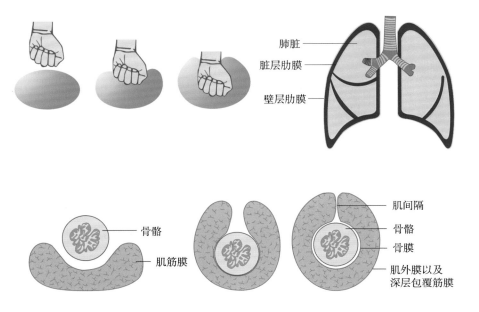

肺脏
脏层肋膜
壁层肋膜

骨骼
肌筋膜

肌间隔
骨骼
骨膜
肌外膜以及
深层包覆筋膜

图 2-5-11

（三）张力均衡系统

人体的筋膜系统感受并传递力学信号，同时也因此改变形态。作用于人体的力可以分为压缩力及牵张力，当这两者互相平衡时，机体才能处于稳定的状态。一个充满液体或气体的气球可以作为简单的模型，这时液体或气体提供向外的张力，而气球本身则向内缩，只有当两者力大小相等时，才不会继续发生形变。

理解人体的力学平衡可以参考这个模型，但又不能完全等同。对于人体，骨骼将负责提供主要的张力，而肌肉和筋膜组织提供主要的压缩力，这被称为人体的宏观张力均衡系统。想建立这样的模型就需要将木棍和弹力绳进行连接，并且相邻的木棒或相邻的弹力绳之间不能直接连接（图2-5-12）。

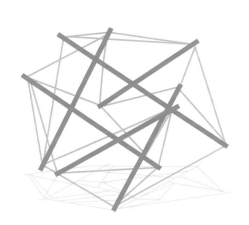
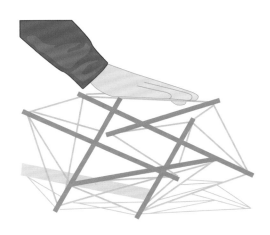

图 2-5-12

在这种模型中不难发现，当外力作用于这个系统时，并非只有受力部位发生局部形变，而是整个系统一起发生形变。形变后所有的张力原件（筋膜）及收缩力原件（骨）会倾向于平行或垂直于受力的方向，因为这种角度可以提供更好的力学性能。与此同时，机体也随时以这种调整好的新形态来应对可能到来的更强的外力作用。这种被称为"预应力"的机制保护了机体，同时最大限度地节约了稳定身体所需的成本。儿童的游戏"翻花绳"中也可以很好地观察到这种"预应力"现象。

对于人体，不仅在宏观上存在以骨骼系统和筋膜系统为主的张力平衡系统，在微观上同样存在。细胞中的各种细胞器并非悬浮在细胞液中毫无联系，胞内的微丝、中间丝及微管等结构将细胞器及细胞核固定在相对稳定的位置，并连接到细胞表面的一种跨膜蛋白——连接蛋白。这种连续性会进一步经由连接蛋白传递到 ECM 中的胶原蛋白网络中，从而固定每一个细胞的相对位置。因此，当外层筋膜网络受到力学影响时，这种作用会影响到每个细胞并进一步影响细胞内的代谢。

国外的研究表明，这种对于张力平衡系统的改变可以影响基因的表达进而决定脏器的功能。过多的压力倾向于使细胞启动自杀程序，拉力则促进其分裂，只有最合适的均衡状态下组织器官才会稳定执行它们原本的功能。

筋膜组织从广义上来理解可以包含骨膜、韧带、关节囊等结构。整个人体系统需处在张力均衡条件下，而任何改变这种状态的因素不仅影响局部，还会影响整个系统。

五、经线的形成规则

通过前面的学习，可以大致了解如何从筋膜角度看整体性诊疗的观念。鉴于本书章节内容所限，并不能详细展开叙述每条肌筋膜经线，这一节将叙述所有经线所遵循的共同原则，依此可自行分析人体筋膜经线走行。

1. 方向

作为力传导的轨道，所有相关的组织必须在同一个方向上延续，至少不能出现明显的折角，这会使力的传递中断。如胸小肌和喙肱肌具有结构的连续性，但当肩关节垂于体侧时两者无法传递力学，上肢悬吊时则向远端传递。

2. 深度

不在同一个平面的组织并不能有效地传递力学信号，故需分清浅层肌肉和深层肌肉的关系。如腹直肌沿胸骨膜向上传递并不能有效传递至胸骨舌骨肌，因为前者为表层肌肉而后者为深层肌肉，而胸锁乳突肌的传递是可行的。

3. 中间的平面

如果有某块肌肉在中间格挡，那原本可能的力学传递也会终止。如大腿长收肌和股二头肌短头符合前两点原则，但由于有大收肌的阻挡，这条经线并不成立。

4. 转折点

肌肉附着点如同车站一样，往往也预示着可能转向其他方向，多条经线可能汇集于此，这些位置也是常出现问题的地方。如髂前上棘、髂后上棘这类骨性标志，决定了多种动作的导向，也是骨盆问题的诊断要点。

5. 浅层与深层的关系

能引起相同动作的肌群不止一个，深层的多为跨单关节肌肉，浅层的多为跨多关节肌肉。这时深层肌肉对稳定性更重要。如分析屈髋的稳定性时，髂肌的作用比股四头肌要大。

参考文献

[1] Thomas W. Myers，Anatomy Trains，Churchill Livingstone，2008.

第二章 穴位注射疗法的理论基础

第三章

穴位注射
操作规范及注意事项

本章内容以"GBT21709.6—2008 针灸技术操作规范 第6部分 穴位注射"为指导进行编写，以确保内容的规范性和专业性。

特色穴位注射疗法

第一节 操作步骤和要求

一、施术前准备

（一）针具

根据病情、操作部位、药量的需要选择不同型号的一次性使用无菌注射器和一次性使用无菌注射针。一次性使用无菌注射器和一次性使用无菌注射针应分别符合GB15810和GB15811的要求，一般临床常用的注射器以1mL、2.5mL和5mL比较常见，常用针头为4～6号普通注射针头、牙科用5号长针头及封闭用长针头，穴位注射则以6或7号针头为宜。

（二）药物

1.药物种类 穴位注射疗法常用药物包括中药及西药肌肉注射剂和穴位注射剂，注射剂应符合《中华人民共和国药典》的规定。

2.药物剂量 穴位注射剂参考药品使用说明书用量，一次穴位注射的用药总量须小于该药一次的常规肌肉注射用量，具体用量因注入的部位和药品的种类不同而各异。肌肉丰厚处用量可较大；关节腔、神经根等处用量宜小；刺激性较小的药物如葡萄糖液、生理盐水等用量可较大；刺激性较大的药物如乙醇，特异性药品如阿托品、抗生素等用量宜小。在一次穴位注射中各部位的每穴注射量宜控制在：耳穴0.1～0.2mL，头面部位穴位0.1～0.5mL，腹背及四肢部穴位1～2mL，腰臀部穴位2～5mL。

3.药物浓度 穴位注射所用药液的浓度为常规肌肉注射浓度，也可小于常规浓度，一般以生理盐水或注射用水稀释。

4.药物质量 药物的包装应无破损，瓶身应无裂缝，药物应无浑浊变色且无霉菌。

（三）体位

一般不受体位限制，以病人自我感觉舒适，便于取穴和治疗操作为好；亦可根据所患疾病而采用不同的体位，如俯卧位、仰卧位或坐位等，对于老人和小儿，以及身体过于虚弱和精神紧张者，以卧位为宜。

（四）穴位

根据病证选取相应的穴位或痛点（阿是穴），穴位定位应符合"中华人民共和国国家标准——穴位定位图"（GB/T123456及GB/T13734标准）。揣穴并爪切定位。当穴位位于关节四周时，牵拉运摇或上下屈伸肢体，活动关节，使穴位开放。

（五）消毒

术者带好口罩，用肥皂水清洗双手，再以清水冲洗，亦可直接用免洗消毒液干洗双手。

患者注射区域局部用止血钳夹无菌棉球或用无菌棉签蘸取消毒剂（碘伏或安尔碘），按无菌原则自中心向外旋转涂搽5cm×5cm的区域2次，不留空隙。

二、施术方法

（一）取药

按处方或注射卡仔细核对患者姓名、年龄、药名、浓度、剂量、时间、用法及用药禁忌。从包装中取出注射器，将针头斜面与注射器刻度调到一个水平面旋紧，检查注射器是否漏气。消毒注射药剂安瓿瓶，砂轮锯安瓿，再消毒，折断安瓿瓶颈。

遵医嘱取药，用注射器将针头斜面向下放入安瓿瓶内的液面，左手食指、中指夹住安瓿瓶，拇指、无名指和小指握住针筒，右手拇、食、中指持活塞，吸净药液，药液吸入针管后再次核对，再盖上注射器帽，放入注射盘备用。

（二）穿刺进针

将注射器内空气排尽，右手持注射器，依据穴位所在的部位、注射器的规格等因素选择不同的持针方式、进针方式及进针角度。

1. 持针方式

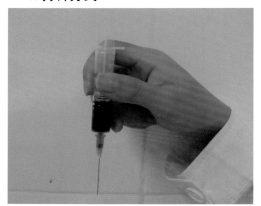

图 3-1-1

（1）执笔式（图 3-1-1）　如手持钢笔的姿势，以拇指和食指在注射器前夹持，以中指在后顶托扶。适用于各种注射器的操作。

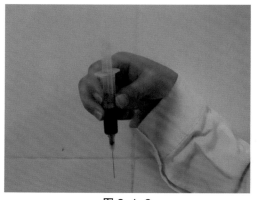

图 3-1-2

（2）五指式（图 3-1-2）　以拇指与其他四指对掌握持注射器。适用于短小或粗径注射器的操作。

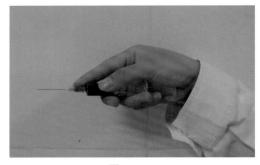

图 3-1-3

（3）掌握式（图 3-1-3）　用拇指、中指、无名指握住注射器，将食指前伸抵按针头，小鱼际抵住活塞，或用同样的方法握持长穿刺针头。主要适用于穿刺、平刺。

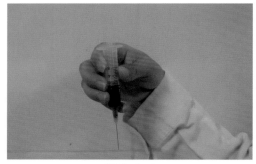

图 3-1-4

（4）三指握持式（图 3-1-4）　拇指在内，食指、中指在外的方法握持注射器，主要适用于进针后的提插操作。

2. 进针方式

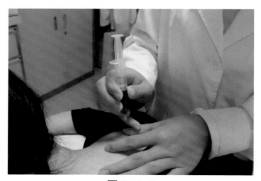

图 3-1-5

（1）单手进针法（图3-1-5）　以执笔式或五笔握持式握持注射器，针尖离穴位0.5cm，瞬间发力刺入，是常用的进针方法。

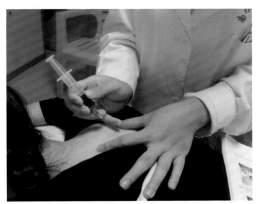

图 3-1-6

（2）舒张进针法（图3-1-6）　对于皮肤松弛或有皱纹的部位，可将穴位两侧皮肤用左手拇、食指向两侧用力绷紧，以便进针。操作时注意两指相对用力时要均衡固定皮肤，不能使锁定准的注射点移动位置。然后右手持针从两指之间刺入穴位。多用于腹部和颜面部的穴位进针。

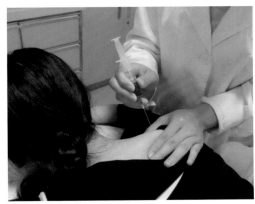

图 3-1-7

（3）提捏进针法（图3-1-7）　左手拇、食指按着所要刺入的穴位两旁皮肤，将皮肤轻轻提起，右手持针从捏起部位的前端刺入。多用于皮肉浅薄的部位。

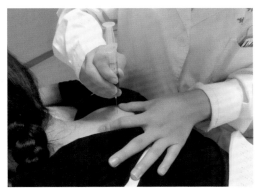

图 3-1-8

3.进针方向

（1）直刺法（图3-1-8）　将针体垂直刺入皮肤，使针体与皮肤成90°角。适用于人体大多数穴位，浅刺和深刺都可应用。

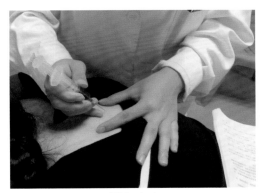

图 3-1-9

（2）斜刺法（图3-1-9）　将针倾斜刺入皮肤，使针体与皮肤45°角。适用骨骼边缘和不宜深刺的穴位，为避开血管、肌腱以及瘢痕组织也宜倾斜进针。

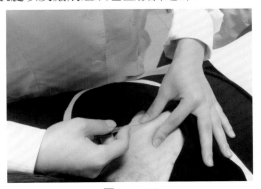

图 3-1-10

（3）横刺法（图3-1-10）　又称沿皮刺、平刺，是沿皮下进针横刺穴位的方法，针体与皮肤呈15°角。适用于头面、胸背部穴位以及皮肉浅薄处的穴位。在施行透穴注药法时常用。

（三）各种针下感觉与操作

（1）患者感觉　麻木感、触电感及放射感，表示刺中神经，术者应退针少许。

（2）术者感受

①弹性阻抗感，表示刺中肌鞘、筋膜层。

②硬性阻力感，表示刺中骨膜。

③落空感，表示针尖通过组织进入某种空隙或腔隙。在危险区域注射时，该感觉往往提示下面可能有重要脏器，继续进针时应小心谨慎。

④致密感，表示刺中韧带。

⑤突破感，表示针尖穿过筋膜、韧带、囊壁或病灶部位。此处上下往往是推注药物治疗的重点部位。

⑥搏动感，表示针尖位于大动脉近旁，当回抽有血时表明刺中血管，应退针调整，切勿立刻推注药液。

（四）调整得气

针头刺入穴位后细心体察针下是否得气，即患者是否出现酸胀的感觉，或术者手下是否有沉紧感。针尖达到所定深度后若得气感尚不明显，可将针退至浅层，调整针刺方向再次深入，或缓慢、小幅度地施行提插手法，直到患者出现酸胀的得气反应。

（五）注入药物

患者产生气感后，术者右手持注射器并固定深度，左手抽动活塞，如无回血则缓慢注入药液；如有回血则不可注入药液，应立即出针，用无菌棉签或无菌棉球压迫

针孔0.5～2min，更换注射器及药液后进行再次注射。

具体注射方法常用的有以下三种：

1. 柔和慢注法　将针刺入穴位深部或病灶反应部位，待得气后缓慢柔和地推进药液。一般推注1mL药液为0.5～1min。对于怕针、易晕针的患者，或首次接受穴位注射的患者，或应用刺激性较强的药物时可采用此注射方法。

2. 分层注药法　将针刺入穴位深部或病灶反应部位，待得气后推注入大部分药液，然后退针少许，将剩余的药液推入，以扩大药物的渗透作用层面。

在针灸学中，依据针刺的深浅程度可将穴位分为天、人、地三个层次：天部为浅层，一般指皮肤及皮下组织；地部为深层，一般是肌肉深部；人部则位于天部与地部之间。

此方法一般用于皮肉较为丰厚的穴位（如环跳、大肠俞等）或痛点，且患者经络传感广而深。首先在地部推注大部分药液（药量2/3～3/4），然后退针至人部或天部，注入剩余药液。

3. 退针匀注法　针刺到穴位一定的深度或病灶部位，在得气后推注一定量的药液，然后再匀速缓慢退针的同时，均匀地推注药液直至浅部。退针与推药要同步协调，行走成一条直线，保持平稳；推药要有连贯性，不可时断时续。

4. 出针　根据针刺的深浅选择不同的出针方式：①浅刺的穴位出针时用左手持无菌棉签或无菌棉球压于穴位旁，右手快速拔针而出。②深刺的穴位出针时先将针退至浅层，稍等待后缓缓退出。③针下沉紧或滞针时，不应用力猛拔，宜先轻轻拍打注

射点外周以宜散气血，待针下感觉轻滑后方可出针。出针后如发现针孔溢液或出血，可用无菌棉球或无菌棉签压迫0.5～2min。

最后整理用物，嘱患者保持舒适的体位休息5～10min，以便观察是否出现不良反应。

5. 穴位注射的间隔时间　对于同一组穴位，两次注射宜间隔1～3天；穴位注射两个疗程宜间隔5～7天。穴位注射疗法一个疗程的治疗次数取决于疾病的性质及特点，以3～10次为宜。

第三章　穴位注射操作规范及注意事项

第二节 注意事项、禁忌

一、注意事项

1. 治疗前应对患者说明治疗的特点和治疗时会出现的正常反应。

2. 药物应在有效期内使用。

3. 注意药物的性能、药理作用、剂量，以及药物禁忌、不良反应和过敏反应，注射操作应在药敏实验结束并合格的前提下进行。

4. 回抽针芯见血或积液时应立即出针，用无菌棉球或无菌棉签压迫针孔 0.5～2min。更换注射器及药液后进行再次注射。

5. 初次治疗及年老体弱者注射点不应过多，药量亦应酌情减少。

6. 酒后、饭后以及强体力劳动后不应行穴位注射。

7. 体质过敏虚弱或有晕针史的患者不应行穴位注射。

8. 孕妇的下腹、腰骶部不应行穴位注射。

9. 耳穴注射应选用易于吸收、无刺激的药物。注射不应过深，以免注入鼓膜内。

10. 眼区穴位要注意进针角度和深度，不应做提插捻转。

11. 胸背部穴位注射时应平刺进针，针尖斜向脊柱。

12. 下腹部穴位注射前应先令患者排尿，以免刺伤膀胱。

13. 掌握进针方法，长期注射的患者应交替更换注射部位。

14. 根据药液的量、黏稠度和刺激的强度及穴位所在部位选择合适的针头。

15. 应该尽量避免在硬结、瘢痕、发炎、皮肤病、瘀血及水肿等处注射。

二、禁忌

1. 禁止将药物注入血管内。

2. 禁针的穴位及部位禁止行穴位注射。

3. 表皮破损的部位禁止行穴位注射。

4. 注射两种药物时，应注意药物的禁忌，最好在不同部位注射。

第四章

穴位注射常用药物

第一节 健骨注射液

一、健骨注射液

1. 黄毛豆腐柴

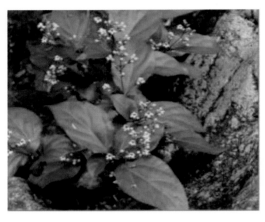

图 4-1-1

（1）**性味归经及功能主治：** 始载于《云南植物志》

黄毛豆腐柴又名战骨、土霸王、穿云箭，为广西道地药材，广西民间常用药。

性味：辛、平。

归经：肝、肾。

功效：活血散瘀、接骨疗伤、强筋健骨、祛风止痛。

主治：腰腿痛、跌打损伤、骨折、肿痛、风湿性关节炎和类风湿关节炎、感冒身痛、淋巴结炎、肝区疼痛等。

（2）**黄毛豆腐柴功效与疼痛病机的契合：**

疼痛的中医病机   黄毛豆腐柴的功效

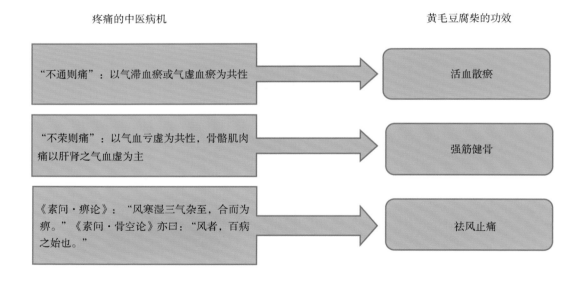

疼痛的中医病机	黄毛豆腐柴的功效
"不通则痛"：以气滞血瘀或气虚血瘀为共性	活血散瘀
"不荣则痛"：以气血亏虚为共性，骨骼肌肉痛以肝肾之气血虚为主	强筋健骨
《素问·痹论》："风寒湿三气杂至，合而为痹。"《素问·骨空论》亦曰："风者，百病之始也。"	祛风止痛

图 4-1-2

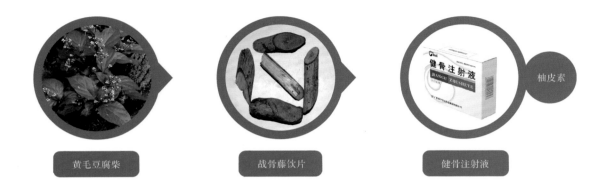

黄毛豆腐柴　　　　战骨藤饮片　　　　健骨注射液

图 4-1-3

2. 健骨注射液主要成分

主要成分：1mL 柚皮素不少于 50μg。

柚皮素化学名：2，3- 二氢 -5，7- 二羟基 -2-（4- 羟基苯），（s）-4H- 二氢黄酮 -4。

分子式：$C_{15}H_{12}O_5$

分子量：272.25。

有效成分：柚皮素——采用指纹图谱检测技术。

（1）柚皮素具有抗菌、抗炎、镇痛作用，能促进局部血液循环，消除无菌性炎症，促进损伤组织修复，促进骨折愈合。柚皮素是柚皮苷的苷元，属二氢黄酮类化合物，具有抗菌、抗炎、清除自由基、抗氧化、止咳祛痰、降血脂、抗癌抗肿瘤、解痉利胆、预防和治疗肝病、抑制血小板凝结、抗粥样动脉硬化等作用。

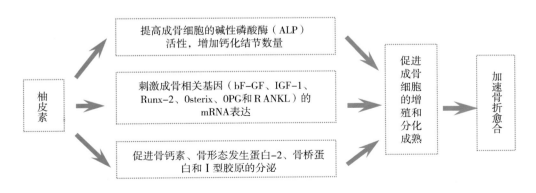

图 4-1-4

第四章 穴位注射常用药物

111

（2）柚皮素加速骨折愈

选自《柚皮苷及其代谢物柚皮素对乳鼠颅骨成骨细胞分化成熟影响的比较研究》，发表于《中国药学杂志》2013 年 8 月第 48 卷第 16 期。

（3）指纹图谱检测技术是目前国际上公认的控制天然药物质量的有效手段。

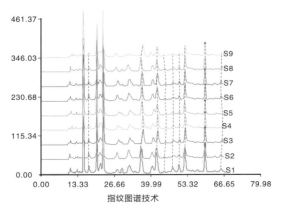

图 4-1-5

3. 健骨注射液——穴位注射技术

大量文献证明，健骨注射液适合于穴位注射技术治疗风湿骨痛患者。穴位注射疗法常用的药物包括中药及西药肌肉注射剂，注射剂应符合《中华人民共和国药典》的规定。其中，中药注射剂健骨注射液是穴位注射疗法最常用的药物，对于脊椎骨质增生症及风湿性关节痛疗效较好。

二、健骨注射液临床药理

健骨注射液具有抗菌、抗炎、镇痛作用，能促进局部血液循环，消除无菌性炎症，促进损伤组织修复，促进骨折愈合。柚皮素是柚皮苷的苷元，属二氢黄酮类化合物，具有抗菌、抗炎、清除自由基、抗氧化、止咳祛痰、降血脂、抗癌抗肿瘤、解痉利胆、预防和治疗肝病、抑制血小板凝结、抗粥样动脉硬化等作用。

三、健骨注射液临床应用

（一）头痛

1. 西医病理 头痛是临床上常见的自觉症状，可单独出现，也可出现于多种急慢性疾病之中。头痛有紧张性头痛、血管性头痛（包括偏头痛与丛集性头痛）、颅内高压性头痛、外伤性头痛等。本篇所指头痛属内科杂病范围，以头痛为主要症状者。

2. 中医病机 头痛的病因可分为外感和内伤两大类。外感头痛多因感受风、寒、湿、热等外邪，而以风邪为主；内伤头痛与肝、脾、肾三脏有关。此外，外伤跌仆，久病入络，气滞血瘀，脉络瘀阻，亦可导致头痛。

3. 治疗选穴 应以经络学说为依据，按头痛的部位，分辨其所在经脉，根据疾病及病机的不同选用穴位。主穴：风池、太阳、阿是穴、合谷、列缺。配穴：阳白、头维、风府、率谷、外关及随证循经取穴。如后头痛配风池穴；前头痛取太阳、阳白穴；偏头痛取头维、率谷穴；全头痛或不定处痛可取风池、太阳穴；局部痛取阿是穴。

4. 治疗方法 选用健骨注射液，每穴注入 0.5mL，隔天一次，6 次一疗程有效，一般治疗 2～3 个疗程。治愈 70 例，6 次治愈 55 例，2 个疗程治愈 13 例，3 疗程以上有效 2 例。

（二）颈椎病

1. 西医病理 颈椎病又称颈椎综合征，是颈椎骨关节炎、增生性颈椎炎、颈神经根综合征、颈椎间盘脱出症的总称，是一种以退行性病理改变为基础的疾患。主要由于颈椎长期劳损、骨质增生，或椎间盘脱出、韧带增厚，致使颈椎脊髓、神经根或椎动脉受压，出现一系列功能障碍的临床综合征。

2.中医病机 颈椎病属中医学"痹病""项强""肩颈痛"等范围。颈椎病多见于外感风寒湿邪，伤及经络，或长期劳损，肝肾亏虚，或痰瘀交阻，气滞血瘀等原因引起。《杂病源流犀烛》曰："凡颈项强痛，肝肾膀胱病也，三经受风寒湿邪。"多因外伤或感受风寒湿邪，以致筋骨劳伤、气血瘀滞或痰瘀阻络。

3.治疗选穴 应以经络学说为依据，按颈肩部疼痛的部位，分辨其所在经脉，根据疾病及病机的不同选用穴位。选穴：取颈夹脊、风池、大椎、天宗、臂臑、曲池、内关、阿是穴等穴位，每次取2～4个穴位。

4.治疗方法 选用健骨注射液，每穴注入0.5～1mL，隔天1次，6次为1个疗程。一般治疗2～3个疗程。治疗神经根型颈椎病92例，痊愈58例，好转28例，无效6例。另有人取患者相应节段颈椎上下双侧的华佗夹脊穴，每穴注入健骨注射液1mL，配以风池、天柱、后溪等穴针刺，治疗椎动脉型颈椎病33例，治愈16例，有效14例，无效3例。

（三）落枕

1.西医病理 落枕可因颈部软组织扭伤、颈椎关节紊乱、睡时枕头太高、受风寒等原因引起。本病的发生与颈椎关节平坦、关节囊松弛、滑动度大等有关，从而使颈椎关节紊乱、滑膜充血、水肿、嵌入引起颈部疼痛活动受限。

2.中医病机 落枕是因睡姿不良，颈部受损，或感受风寒、筋脉不舒，或肝肾亏虚，气血不足，筋骨痿弱等原因引起，从而致经络不舒，气血凝滞，颈部僵硬疼痛而发生本病。

3.治疗选穴 以经络学说为依据，按颈部疼痛的部位，分辨其所在经脉，根据疾病及病机的不同选用穴位。主穴：风池、肩井、肩外俞穴以及阿是穴；配穴：颈痛穴、成大穴。

4.治疗方法 选用健骨注射液，每穴注入0.5～1mL，隔天1次，6次为1个疗程。治疗106例，痊愈98例，好转8例。

（四）肋间神经痛

1.西医病理 肋间神经痛是指一个或几个肋间部位发生的经常性疼痛，并有发作性加剧。原发性肋间神经痛极少见，继发性者多与病毒感染、毒素刺激、机械损伤及异物压迫等有关。临床主要表现为沿肋间神经分布区疼痛，有时呈带状、持续性灼痛或刺痛，发作性加剧，往往可放射至肩部或背部，可因深吸气、咳嗽、喷嚏、哈欠或脊柱活动时疼痛加剧。检查时相应皮肤区域感觉过敏和相应肋骨边缘可有压痛。

2.中医病机 肋间神经痛（胁痛）致病原因很多，其内因为情志不畅、饮食不调、久病体虚或劳欲过度；外因为外感湿热之邪为主。胁痛病位在肝胆，与脾胃肾相关。其病机为肝气郁滞、络脉不和，有虚实之分，以实为多。实证以气滞、血瘀、湿热为主，又以气滞为先；虚证为阴血亏损、肝失所养之证。胁痛初病在气，日久气滞转为血瘀，或气滞血瘀并见；实证日久，化燥伤阴，故临床可见虚实夹杂之证。

3.治疗选穴 以经络学说为依据，按胁肋疼痛的部位，分辨其所在经脉，根据疾病及病机的不同选用穴位。主穴：阿是穴。配穴：肝气郁结者用健骨注射液注射肝俞、期门穴等；瘀血阻滞者用健骨注射液注射膈俞、行间等；肝胆湿热者用健骨注射液

113

注射阳陵泉、支沟穴等；肝阴不足者用健骨注射液配维生素 B_{12} 注射液注射血海、三阴交穴等。

4. 治疗方法 选用健骨注射液，每穴注入 0.5～1mL，隔天 1 次，6 次为 1 个疗程。治疗肋间神经痛 30 例，结果 1 个疗程后痊愈 15 例，显效 10 例，有效 4 例，无效 1 例。

（五）臀上皮神经痛

1. 西医病理 臀上皮神经痛是因该神经损伤而产生的一种疼痛综合征，又称臀上皮神经炎或臀上皮神经损伤。本病主要表现为腰臀部弥散性疼痛，尤其是髂骨嵴中部附近较明显，可呈钝痛、酸痛或刺痛性质，有时且可向大腿后侧扩散。弯腰、转体、坐下或起立等动作时，疼痛加重。髂骨嵴中部及其上下方常有压痛。

2. 中医病机 臀上皮神经痛属中医学"腰痛"的范围。多见于跌仆损伤，或体位不正，腰部用力不慎，或风寒湿邪痹阻或肝肾亏虚，肾精不足，筋骨痿弱而致经络不通，气血凝滞，肝肾亏虚，筋骨失养而发本病。

3. 治疗选穴 以经络学说为依据，按疼痛的部位，分辨其所在经脉，根据疾病及病机的不同选用穴位。主穴：阿是穴，大多位于髂骨嵴中点下方 2～3 横指处。配穴：关元俞、中膂俞、白环俞、胞育、秩边。

4. 治疗方法 选用健骨注射液 2mL 取阿是穴，针尖朝下逐渐向髂骨嵴下缘斜刺注射，其他穴位每穴注射健骨注射液 1mL，间隔 2～3 日 1 次，6 次为 1 个疗程。治疗 101 例，痊愈 78 例，显效 17 例，好转 5 例，无效 1 例。

（六）坐骨神经痛

1. 西医病理 坐骨神经痛是指沿坐骨神经通路及其分布区的疼痛。分原发性和继发性两类。前者是由感染、受寒、中毒等原因直接损害坐骨神经所引起的。后者是由神经通路邻近组织的病变，对坐骨神经产生刺激、压迫、粘连或破坏而造成的。根据神经受损害的部位，又分为根性和干性，其中以根性为多见。

2. 中医病机 风寒湿邪，侵袭人体，注于经络，气血痹阻，或湿热蕴结，阻滞经脉，或脾胃受损，健运失职，聚湿生痰，痰浊日盛，流注下肢经脉，乃成筋痹，以及肝肾亏虚，筋脉失养，不荣而痛，皆可引起本病。

3. 治疗选穴 以经络学说为依据，按疼痛的部位，分辨其所在经脉，根据疾病及病机的不同选用穴位。主穴：大肠俞、环跳，小腿后侧疼痛取委中、承山、昆仑穴；小腿外侧疼痛取委阳、阳陵泉、绝骨穴；小腿内侧疼痛取阴陵泉、三阴交穴；全小腿疼痛 3 组穴交替运用。

4. 治疗方法 用健骨注射液每穴 1mL，每次选用 2～4 穴，取穴注药不超过 6 个穴位，隔日 1 次，6 次一疗程。一般治疗 2～3 个疗程。治疗 189 例，痊愈 109 例，显效 46 例，好转 28 例，无效 6 例。

四、临床病例举例

临床病例一：颈椎病

1. 一般资料 梁某，女，65 岁。2016 年 5 月 12 日就诊。自诉 2 年前无明显诱因出现颈项胀痛，右手阵发性发麻，活动不利，曾在外院门诊口服药物治疗，症状缓解，此后每因天气变化或劳累而反复发作，近 1 月来上述病情加重，并出现头晕、恶心、胸闷等症状，夜间失眠多梦。体格检查：颈椎生理曲度稍浅，颈部肌肉紧张；颈 3～7 棘突旁压痛，双侧枕大神经压痛。颈部活动度：前屈 25°，后伸 10°，左旋 35°，右旋 35°；压头试验阳性，臂丛牵拉试验阳性。辅助检查：颈椎正侧位 CT 片提示颈椎生理曲度稍变直，颈 2～3 和颈 5～6 椎间隙变窄，相应椎体后缘轻度骨质增生。西医诊断：颈椎病。中医诊断：项痹。

2. 治疗方法　按穴位注射操作常规进行。穴位皮肤常规消毒后，用 6 号针头 5mL 注射器抽取健骨注射液，选取颈椎夹脊穴作为主穴，风池、天柱、肩中俞、肩外俞、肩髃、曲池、中渚等穴位作为配穴，然后快速刺入皮肤，慢慢进针提插得气后，回抽无血方可徐徐注入药液。具体操作：每穴直刺 0.8～1 寸，每穴注药 0.5～1mL。

3. 治疗疗程　以上穴位每次选取 4～6 个，轮流交替，每日 1 次，6 次一疗程，一般 1～2 个疗程。

4. 治疗结果　该患者按上述方法治疗 1 个疗程，症状明显缓解，第 2 疗程结束后临床症状消失。

临床病例二：肩周炎

1. 一般资料　林某，男，57 岁。2016 年 7 月 21 日就诊。患者于 1 个月前，因天气炎热开空调受凉后出现右肩关节酸胀疼痛，活动不利，曾服用中西药治疗（具体不详），症状未见明显缓解。近 1 周来，右肩关节疼痛加重，活动明显受限，今日来我处就诊。体格检查：右肩关节局部未见红肿，右肩结节间沟、喙突、三角肌附着处有明显压痛点，右肩关节上举、后伸、搭肩、外展、外旋内旋均有明显受限，呈"扛肩"体征。辅助检查：X 线提示肩关节未见明显异常。西医诊断：肩周炎。中医诊断：肩痹。

2. 治疗方法　按穴位注射操作常规进行。穴位皮肤常规消毒后，用 6 号针头 5mL 注射器抽取健骨注射液，选取阿是穴为主穴，肩前、肩髃、肩髎、天宗、曲池等穴位作为配穴，然后快速刺入皮肤，慢慢进针提插得气后，回抽无血方可徐徐注入药液。具体操作：每穴直刺 0.8～1 寸，每穴注药 0.5～1mL。

3. 治疗疗程　以上穴位每次选取 4～6 个，轮流交替，每日 1 次，6 次一疗程，一般 1～2 个疗程。

4. 治疗结果　该患者按上述方法治疗 1 个疗程结束后临床症状消失，随访 1 个月未见复发。

临床病例三：肱骨外上髁炎

1. 一般资料　莫某，男，45 岁。于 2016 年 5 月 13 日就诊。自诉 1 个月前，因回家做农活，劳累后左、右肘外侧均疼痛，曾在当地门诊中西医治疗（具体不详），治疗十几天未见明显缓解，不能做日常家务，为系统治疗来我处就诊。体格检查：左侧肱骨外上髁压痛（++），右侧肱骨外上髁压痛（+），抗阻力腕背伸试验均阳性。西医诊断：肱骨外上髁炎。中医诊断：肘痹。

2. 治疗方法　按穴位注射操作常规进行。穴位皮肤常规消毒后，用 6 号针头 5mL 注射器抽取健骨注射液，选取阿是穴为主穴，尺泽、曲池、少海等穴位作为配穴，然后快速刺入皮肤，慢慢进针提插得气后，回抽无血方可徐徐注入药液。具体操作：每穴直刺 0.5～1 寸，每穴注药 0.5～1mL。

3. 治疗疗程　隔 2～3 日注射一次，6

次一疗程。

4. 治疗结果 该患者按上述方法治疗2次结束后临床症状消失，随访1个月未见复发。

临床病例四：腰痛

1. 一般资料 许某，男，56岁。于2016年5月20日就诊。自诉2天前，因搬运重物不慎腰部扭伤，稍弯腰活动便会闪痛不适，扭转不自如，坐卧行走均困难，曾服用中西药物治疗（具体不详），症状未见明显缓解，今日来我处就诊。体格检查：腰骶部压痛明显，触之稍肿胀僵硬，腰椎活动度：前屈50°，后伸20°，左右侧屈20°，左右旋转15°，动则痛甚。直腿抬高试验阴性。"4"字试验阴性。余未见异常。X线检查：未见明显异常。西医诊断：急性腰扭伤。中医诊断：腰痛。

2. 治疗方法 按穴位注射操作常规进行。穴位皮肤常规消毒后，用6号针头5mL注射器抽取健骨注射液，选取大肠俞、关元俞、白环俞、胞肓为主穴，后溪、成大穴等穴位作为配穴，然后快速刺入皮肤，慢慢进针提插得气后，回抽无血方可徐徐注入药液。具体操作：每穴直刺1～1.5寸，每穴注药1～1.5mL。

3. 治疗疗程 以上穴位每次选取4～6个，每日1次，6次一疗程，一般1～2个疗程。

4. 治疗结果 该患者按上述方法治疗1个疗程结束后临床症状消失，再巩固2个疗程，随访2个月未见复发。

临床病例五：坐骨神经痛

1. 一般资料 王某，男，56岁。2016年7月15日就诊。患者于1个月前，因工作劳累后出现右侧腰腿麻胀辣痛，活动不利，咳嗽及行走时，放射到足部，曾服用中西药治疗（具体不详），症状未见明显缓解。近1周来，右侧腰腿疼痛加重，活动明显受限，今日来我处就诊。体格检查：腰4～5椎旁压痛（+），环跳穴压痛（++），直腿抬高试验右35°，左60°。辅助检查：X线提示腰4～5椎间隙变窄，腰椎骨质增生。西医诊断：腰椎间盘突出症。中医诊断：腰痛。

2. 治疗方法 按穴位注射操作常规进行。穴位皮肤常规消毒后，用6号针头5mL注射器抽取健骨注射液，选取大肠俞、环跳为主穴，承扶、委中、承山、昆仑等穴位作为配穴，然后快速刺入皮肤，慢慢进针提插得气后，回抽无血方可徐徐注入药液。具体操作：每穴直刺0.8～1寸，每穴注药0.5～1mL。

3. 治疗疗程 以上穴位每次选取4～6个，轮流交替，每日1次，6次一疗程，一般1～2个疗程。

4. 治疗结果 该患者按上述方法治疗1个疗程结束后临床症状消失，再巩固2个疗程，随访1个月未见复发。

临床病例六：足跟痛

1. 一般资料 黄某，女，58岁。2015年6月26日就诊。患者自诉2月前无明显诱因下，左足跟底胀痛，下地行走更明显，活动不便，在外院经过痛点封闭治疗，病情稍好转，10天后，再次复发，曾口服及外用药物治疗（具体不详），症状未见有所缓解，今日来我处就诊。体格检查：左足跟底压痛（+++），局部无红肿，无发热，关节活动尚可。余未见异常。X线检查提示跟骨结节处骨刺形成。西医诊断：骨刺性跟痛症。中医诊断：足跟痛。

2 治疗方法 按穴位注射操作常规进行。穴位皮肤常规消毒后，用 6 号针头 5mL 注射器抽取健骨注射液，选取水泉、阿是穴为主穴，鱼际、合谷等穴位作为配穴，然后快速刺入皮肤，慢慢进针提插得气后，回抽无血方可徐徐注入药液。具体操作：每穴直刺 0.8～1 寸，每穴注药 0.5～1mL。

3. 治疗疗程 隔 2～3 日注射 1 次，6 次一疗程。

4. 治疗结果 该患者按上述方法治疗 1 个疗程结束后临床症状消失，随访 2 个月未见复发。

第二节　其他常用中药制剂

一、口服剂型

1. 驱风痛片

成分：黑老虎，具有镇痛、抗炎作用，对肝肾无副作用。

主要功效：行气活血、祛风止痛。

适应证：用于急、慢性风湿性关节痛，肩周痛。

规格：1.8g×48s

用法用量：口服，一次4片，一日3次。

不良反应：尚不明确。

2. 活血止痛散

成分：当归、三七、乳香（制）、冰片、土鳖虫、自然铜（煅）。

主要功效：活血散瘀、消肿止痛。

适应证：用于跌打损伤、瘀血肿痛。现代应用：用于治疗无菌性前列腺炎；治疗血栓性浅静脉炎；治疗急性软组织损伤；外敷治疗腰肌劳损；治疗骨折内固定术后患肢肿胀。摘录：《中国药典》。

规格：散剂，3g×10袋

用法用量：用温黄酒或温开水送服，一次1.5g，一日2次。

不良反应：尚不明确。

禁忌：孕妇禁服。

注意事项：

（1）忌生冷、油腻食物。

（2）儿童、经期及哺乳期妇女、年老体弱者应在医师指导下服用。

（3）有高血压、心脏病、肝病、糖尿病、肾病等慢性病严重者应在医师指导下服用。

（4）服药3天症状无缓解，应去医院就诊。

（5）对该药品过敏者禁用，过敏体质者慎用。

（6）该药品性状发生改变时禁止使用。

（7）儿童必须在成人监护下使用。

（8）请将该药品放在儿童不能接触到的地方。

（9）如正在使用其他药品，使用该药品前请咨询医师或药师。

3. 舒筋活血丸

成分：土鳖虫、红花、桃仁、牛膝、骨碎补、续断、熟地黄等。

主要功效：舒筋通络、活血止痛。

适应证：用于跌打损伤、闪腰岔气、筋断骨折、瘀血疼痛。

规格：6g×10丸／盒

用法用量：黄酒或温开水送服，一次1丸，一日2次；或遵医嘱。

不良反应：尚不明确。

禁忌：尚不明确。

注意事项：不可过量。孕妇忌服。

二、外用剂型

1. 骨痛灵酊

成分：雪上一枝蒿、干姜、龙血竭、乳香、没药、冰片。

主要功效：温经散寒、祛风活血、通络止痛。

适应证：适用于腰、颈椎骨质增生，骨性关节病，肩周炎，风湿性关节炎。

规格：酊剂，（10mL×3瓶）。

用法用量：外用。一次10mL，一日1次。将药液浸于敷带上贴敷患处30～60min，

20 天为一疗程。

不良反应：患者局部出现灼热感，连续多次使用时部分患者在用药部位可能会产生皮疹或局部痒感，停止用药后即可消失。每次用药后可涂少量润肤膏，可减轻和防止。

注意事项：

（1）本品为外用药，禁止内服。

（2）忌食生冷、油腻食物。

（3）切勿接触眼睛、口腔等黏膜处。皮肤破溃处禁用。

（4）经期及哺乳期妇女慎用。儿童、年老体弱者应在医师指导下使用。高血压患者用于颈椎应慎用。

（5）本品不宜长期或大面积使用，用药后皮肤过敏者应停止使用，症状严重者应去医院就诊。

（6）用药后 3 小时内不得吹风，不接触冷水。

（7）患者可视病证及敷贴浸药液情况调整每次使用量（5～10mL）。

（8）本品放置后稍有浑浊或沉淀，不影响疗效，摇匀后使用。

（9）用药 3 天症状无缓解，应去医院就诊。

（10）对本品及酒精过敏者禁用，过敏体质者慎用。

（11）对本品过敏者禁用，过敏体质者慎用。

（12）本品性状发生改变时禁止使用。

（13）儿童必须在成人监护下使用。

（14）请将本品放在儿童不能接触到的地方。

（15）如正在使用其他药品，使用本品前请咨询医师或药师。

2. 狗皮膏

成分：生川乌、生草乌、羌活、独活、青风藤、香加皮、防风、铁丝威灵仙、苍术、蛇床子、麻黄、高良姜、小茴香、官桂、当归、赤芍、木瓜、苏木、大黄、油松节、续断、川芎、白芷、乳香、没药、冰片、樟脑、丁香、肉桂。

主要功效：祛风散寒、活血止痛。

适应证：用于风寒湿邪、气血瘀滞所致的痹病，症见四肢麻木、腰腿疼痛、筋脉拘挛，或跌打损伤、闪腰岔气、局部肿痛；或寒湿瘀滞所致的脘腹冷痛、行经腹痛、寒湿带下、积聚痞块。

规格：每张净重 15g。

用法用量：外用。用生姜擦净患处皮肤，将膏药加温软化，贴于患处或穴位。

不良反应：尚不明确。

药品禁忌：孕妇忌贴腰部和腹部。

注意事项：尚不明确。

3. 消痛贴膏

成分：独一味、棘豆、姜黄、花椒、水牛角（炙）、水柏枝。

主要功效：活血化瘀、消肿止痛。

适应证：用于急慢性扭挫伤、跌打瘀痛、骨质增生、风湿及类风湿疼痛、落枕、肩周炎、腰肌劳损和陈旧性伤痛。

规格：90mm×120mm/ 贴（含生药 1.2g/贴）

用法用量：外用。清洁患部皮肤，将药贴的塑料薄膜揭除，将小袋内润湿剂均匀涂在药垫表面，敷于患处或穴位，轻压周边使胶布贴实，每贴敷 24h。急性期 1 贴 1 个疗程，慢性期 5 贴 1 个疗程。

不良反应：过敏性体质患者可能有胶布过敏或药物接触性瘙痒反应，甚至出现红肿、水疱等。

禁忌：孕妇慎用，开放性创伤忌用。

注意事项：若出现过敏反应，应立即停用，并在医师指导下处理。

药物相互作用：如与其他药物同时使用可能会发生药物相互作用，详情请咨询医师或药师。

下篇 各论

第五章

颈部常见疼痛类

特色穴位注射疗法

第一节　枕下三角区软组织损伤

【概述】

因长期伏案工作劳累导致枕下三角区肌群或肌筋膜平衡失调所表现出以头痛、眩晕、失眠、神经衰弱、枕大神经痛等临床表现的综合征，属中医学"头痛""眩晕""项痹"等范畴。

【局部解剖及生理特点】

枕下三角位于枕骨粗隆两侧，由枕后头上斜肌、头下斜肌、头后大直肌在枕后形成的三角区域，其浅层为斜方肌上部，第2层为头、颈夹肌和肩胛提肌。第3层为头、颈半棘肌和头、颈最长肌。通过该区的血管、神经有椎动脉、枕动脉、枕下神经、枕大神经、枕小神经和耳大神经。

【病因病理】

1. 西医病理　长期伏案劳累致椎枕肌慢性劳损，导致枕下三角区肌群平衡失调，使一侧肌群紧张、痉挛，压迫三角区血管、神经，从而产生疼痛、眩晕、耳鸣等症状。长期劳损致此处肌肉、筋膜产生粘连、瘢痕、挛缩，可压迫或刺激穿行于其中的枕大神经、枕小神经以及第3枕神经产生枕项及头部的疼痛症状；可导致头颈部活动时枕颈部肌力不平衡；亦可直接卡压或刺激穿行于其中的交感神经丛；也可导致椎动脉受压或受刺激而发生痉挛，造成椎—基底动脉供血不足而发生相应临床症状。

2. 中医病机　引起本病的主要原因多由长期从事低头伏案工作，卧高枕，习惯性姿势不良日久，劳损致局部脉络空虚，复感风寒湿邪，使营卫气血不和，经脉不通，不通则痛，故头、项疼痛，项部经脉运行受阻，气血运行失常，清阳不升，日久髓海失养，致头晕、耳鸣等症。

【临床表现】

1. 症状

枕下上颈段酸胀、麻木、疼痛，头痛或（和）眩晕，可伴耳鸣、眼胀、失眠。

2. 体征

（1）颈椎活动受限，旋转及屈伸活动时头痛或（和）眩晕或（和）枕部疼痛不适加重。

（2）枕下三角区有明显压痛，局部可有肌紧张及痛性结节。

（3）颈椎X线片可见上颈椎呈曲度改变或寰枢关节关系不正常。

（4）双上肢无感觉、运动及反射异常。

【诊断要点】

1. 头痛或（和）眩晕。

2. 头部疼痛局限于一侧枕部、颞部、前额部和眼部，可有颈肩部反射痛。

3. 眩晕呈阵发性，与颈椎活动有关，可伴有耳鸣、眼胀、胸闷。

4. 颈椎活动受限，旋转及屈伸活动时疼痛或（和）眩晕症状加重。

5. 枕下三角区有明显压痛，局部可扪及肌紧张及痛性结节。

6. 颈椎X线片可见上颈椎呈曲度改变或寰枢关节关系不正常。

7. 双上肢无感觉，运动及反射异常。

【鉴别诊断】

1. 梅尼埃病　虽有头晕、耳鸣、恶心、呕吐等症状，但没有颈部压痛体征。

2.脑动脉硬化 起病缓慢，多数先出现头痛、头晕、记忆力减退，主要是近事记忆障碍，情感异常，波动性大，一侧肢体麻木，无力，步态不稳，CT 和 MRI 可确诊。

【治疗方法】

1.中医分经与辨证

（1）分经

①足太阳经型：上颈部后侧酸胀、麻木、疼痛不适，痛引双目。

②足少阳经型：上颈部外侧酸胀、麻木、疼痛，并向颞部放射，伴头晕、耳鸣。

（2）辨证

①气滞血瘀型：上颈部疼痛、刺痛、胀痛，痛处固定不移，拒按，舌质暗，苔薄白，脉细涩。

②风寒湿阻型：上颈部、头部疼痛时作时缓，恶风畏寒，遇风尤剧，口不渴，头重身困，苔薄白，脉浮。

（3）治法 行气活血通络、祛风温经化湿。

2.选用穴位

（1）主穴 患侧风池透完骨、风池透天柱、$C_{2\sim3}$ 棘突处阿是穴。

（2）配穴

①气滞血瘀型：膈俞。

②风寒湿阻型：风门、大椎。

3.药物 健骨注射液。

4.操作方法 患者取低头位，选定穴位。按穴位注射操作常规进行。穴位皮肤常规消毒后，用 5～6 号针头 5mL 注射器抽取药液，选穴后快速刺入皮肤，慢慢进针提插得气后，回抽无血方可徐徐注入药液。具体操作：风池直刺 0.5～1.2 寸，注药 0.2mL，后提针至皮下，将针尖横向内对天柱透刺注射，边退针边注药，注入 0.3mL；再提针至皮下，将针尖横向外对完骨透刺注射，边退针边注药，注入 0.3mL；阿是穴以浸润注射为法。大椎向上斜刺 0.5～1 寸，注药 0.5mL；风门、膈俞斜刺 0.5～0.8 寸，注药 0.5mL。

5.疗程 隔日一次，5～7 次一疗程，一般治疗 1～3 个疗程。

6.注意事项

（1）风池平刺或由上向下斜刺，不能刺入过深，以免伤及延髓及血管。

（2）大椎不可刺入过深，以免伤及脊髓。

（3）风门、膈俞不可直刺，不可刺入过深，以免造成气胸。

【康复训练与调养】

1.回头望月 病人站立，双手叉腰，两脚分开与肩同宽，头颈转向身后，观看身后天空中的月亮。左右交替，如此反复 15～30 次。

2.与颈争力法 患者站立，双手叉腰，两脚分开与肩同宽，反复做抬头看天、低头看地的动作 15～30 次，注意胸部应保持不动，抬头时应深吸气，低头时深呼气。年龄过大者后仰时，应有人保护，以防跌倒。

注：每次动作至最大幅度时保持姿势至少保持 3s 以上。

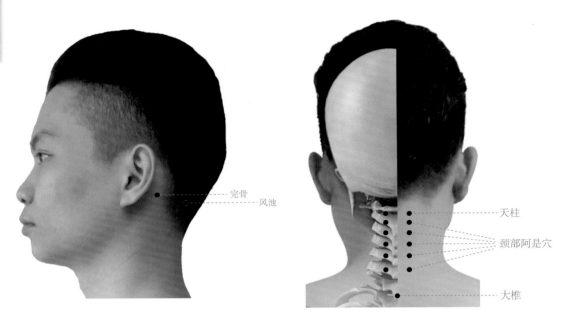

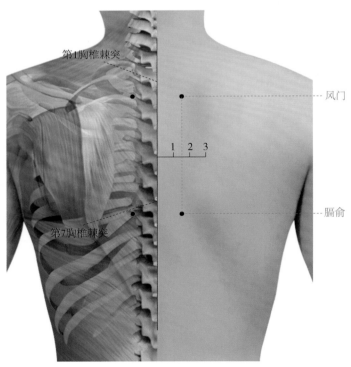

图 5-1-1　枕下三角区软组织损伤选穴定位图

124

第二节 斜角肌损伤

【概述】

斜角肌肥厚或痉挛，使斜角肌间隙变小，卡压其通过的神经或动脉，而出现相应肩多因外伤、劳损使前、中斜角肌痉挛、肥厚、变性，使斜角肌间隙变小，卡压通过的神经、动脉而出现的颈痛手麻的综合征。本病好发于 30 岁左右的妇女。属中医学"肩臂劳损"范畴，乃积累性劳损或感受风寒而诱发，使经络受阻，气血不行，为肿为痛。

【局部解剖及生理特点】

前斜角肌起自 3～6 颈椎横突前结节，其肌纤维斜向外下方，止于第 1 肋骨内上缘和斜角肌结节上。中斜角肌起于第 1 或第 2 至第 7 颈椎横突后结节，止于第 1 肋骨上面锁骨下动脉沟之后。后斜角肌起自第 5 或 6 颈椎和第 7 颈椎横突的后面，止于第 2 肋骨的侧面，有时也可至第 3 肋骨。前斜角肌后缘，中斜角肌前缘和锁骨构成斜角肌三角。臂丛神经经过斜角肌三角的外上方，锁骨下动脉斜过三角的前下方。斜角肌三角是上胸廓出口的一个狭窄的间隙，斜角肌因组织炎症、外伤或被激惹而出现痉挛、水肿，更加缩小了斜角肌三角的间隙，从而压迫、钳夹穿过该间隙的臂丛神经及锁骨下动、静脉而产生一系列症状。

【病因病理】

1. 西医病理 当颈部处于后伸侧屈位时，头部突然向对侧和侧屈方向旋转，使对侧前斜角肌的上部和下部受到牵拉扭转而损伤痉挛；或头颈在侧屈、侧倾等某个姿势固定位持续时间过长，如伏案工作、看书等，使斜角肌长时间处于紧张收缩状态，当斜角肌发生肥厚和纤维化时，可牵扯抬高第一肋骨而间接压迫臂丛神经和锁骨下动脉，引起神经血管压迫症状。另外前、中斜角肌的肌腹，由于解剖的变异而相互合并，神经血管束经过肌腹，或穿过前、中斜角肌某一肌腹，在这两种异常的情况下，神经血管束可受痉挛的斜角肌的束缚，也可造成神经血管的压迫症状。

2. 中医病机 长期伏案以及姿势不正确等，使颈部经络气血运行不畅，日久则气血瘀阻，经络不通，不通则痛，气血郁滞，阻塞经络，营阴失养，卫气失温，肌肤筋脉失于濡养，故肌肤不仁，手指麻木、发凉。

【临床表现】

1. 症状 多单侧发病，颈下段前外侧局部疼痛，锁骨上窝稍显胀满，患肢有放射性疼痛和麻木触电感，以肩、上臂内侧、前臂和手部的尺侧及小指、无名指为明显，患者多以健手托住上肢，借以减轻下垂的重量，从而减轻疼痛。偶有交感神经刺激症状，如面部出汗、患肢皮温下降等，甚至出现霍纳氏征。本病早期因血管痉挛，致动脉供血不足而造成患肢温度降低，晚期出现血管阻塞症状，如患肢发凉，肤色苍白，甚至手指发生溃疡而坏死，神经长期受压，患肢小鱼际肌肉萎缩，握力减弱，持物困难，手部发胀及有笨拙感。

2. 体征

（1）感觉障碍以前臂内侧及环指、小指明显，斜角肌间隙压痛明显，并向上肢放射，可伴有患肢肌力减弱、肌萎缩、腱反射减弱或未引出。

（2）在颈前即可摸到紧张、肥大而硬韧的前斜角肌肌腹，局部有明显压痛，并向患侧上肢放射，局部及患肢的疼痛症状，即高举患肢症状减轻，向下牵拉患肢症状明显加重。

（3）五项症状激发试验（肩外展试验Wright 征、斜角肌挤压试验 Adson 征、上臂缺血试验 Roos 征、肋锁挤压试验 Eden征及锁骨上叩击试验 Moslege 征）中的三项或三项以上阳性。

4. X 线颈椎正侧位片未见颈肋、胸肋异常、第 7 颈椎横突过长等先天畸形。

【诊断要点】

1. 多发于 30 ～ 40 岁青壮年。

2. 特征性疼痛伴上肢感觉异常或（和）循环异常。

3. 病变侧前斜角肌有压痛及放射痛。

4. 深呼吸试验（Adson）阳性。

5. 前斜角肌肌腹局部浸润阻滞可以缓解疼痛。

6. 颈、胸段正侧位片无阳性体征。

【鉴别诊断】

1. 神经根型颈椎病　其疼痛性质属根性神经痛，为闪电样放射，并与神经根分布一致，压痛点多在患侧颈关节突 X 线示颈椎骨质增生，椎体关节错位，深呼吸试验（Adson）阴性。

2. 胸小肌综合征　令患者做胸肌收缩，或上肢过度外展，做患肢抗阻力内收检查可出现症状，脉搏减弱或消失。改变肩臂位置后，症状减轻，压痛点在喙突位。

【治疗方法】

1. 中医分经与辨证

（1）分经

①手太阳经型：颈肩交界疼痛，伴同侧小指放射痛或麻木。

②手少阳经型：颈外侧疼痛，伴同侧无名指放射痛或麻木。

③手少阴经型：颈肩前侧疼痛，疼痛自同侧前臂内侧向小指放射，多伴患肢冰凉、麻木。

（2）辨证　气滞血瘀。

（3）治法　舒筋活络，解痉止痛，行气活血。

2. 选用穴位

（1）主穴　$C_{2～6}$横突连线上的阿是穴。

（2）配穴

手太阳经型：后溪。

手少阳经型：液门。

手少阴经型：阴郄。

3. 药物　健骨注射液。

4. 操作方法

（1）患者取坐位，选定穴位，穴位皮肤常规消毒后，用 5 ～ 6 号针头 5mL 注射器抽取药液，选穴后快速刺入皮肤，慢慢进针提插得气后，回抽无血方可徐徐注入药液。具体操作：颈部阿是穴施以浸润注射，每穴 0.3 ～ 0.5mL，余穴注射深度 0.3 ～ 0.5寸，不可过深。

（2）对缺盆及其上方配合手法松解，如揉、拔、牵拉等。

5. 疗程　隔日 1 次，5 ～ 7 次一个疗程，一般治疗 1 ～ 3 个疗程。

6. 注意事项

（1）颈部操作时，以横突骨面为标志，

不可过深；

（2）颈部前侧血管神经丰富，一般不施针灸，可配合手法治疗。

【康复训练与调养】

1. 斜角肌的拉伸

仰卧位，头部向健侧侧屈，患者的手压在臀下作固定，对侧手跨过头部协助头部侧屈。当脸部向健侧旋转时，拉伸后斜角肌；脸部不动时拉伸中斜角肌；脸部向患侧旋转时，拉伸前斜角肌。

2. 扩胸运动，每日 1～2 次。

3. 枕头高度要适中，侧卧时能令头颈保持中立位。

4. 避免肩负重物或手提重物，以免加重病情。

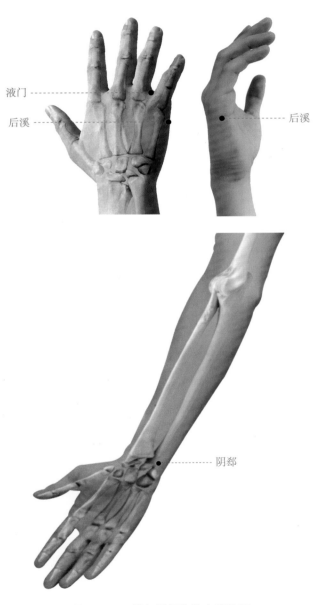

图 5-2-1　斜角肌损伤选穴定位图

第三节　斜方肌损伤

【概述】

斜方肌覆盖很大区域并有多种功能，虽然它是颈后部重要的肌肉，但也是肩部和背部的肌肉。常因外伤、慢性劳损、肩扛重物，颈部过度侧屈或颈肩部受风着凉引起多种疼痛和不舒适。属中医学之"项痹""项强""背痛"范畴。

【局部解剖与生理特点】

1. 解剖定位

（1）上斜方肌

起点：上项线、项韧带和颈1到颈5的棘突；止点：锁骨的外1/3。

（2）中斜方肌　起点：第3颈椎到第3胸椎的棘突和韧带；止点：肩胛骨肩峰和肩胛冈的上部。

（3）下斜方肌　起点：第4到第12胸椎的棘突和韧带；止点：肩胛冈中部结节。

2. 作用

使肩胛骨向脊柱靠拢，上部肌束可上提肩胛骨，下部肌束使肩胛骨下降。

【病因病理】

1. 西医病理

头颈在伸展、转动等某个姿势固定位持续时间过长。例如：侧卧看电视、玩手机等，使斜方肌长时间处于紧张收缩状态，造成过度疲劳而损伤。长时间提重物牵拉。背单肩包因物体重而肩胛骨收缩。这样在外力长时间的作用下，极易造成斜方肌损伤。

2. 中医病机

长期侧卧及姿势不正确，长时背重物等，使颈肩背部经络气血运行不畅，日久则气血瘀阻，日久络脉空虚，复感风寒湿邪，使营卫气血不和，经脉不通，不通则痛，肌肤筋脉失于濡养，故肌肤不仁。

【临床表现】

1. 症状

（1）有急性损伤或慢性积累性劳损史。

（2）颈、肩部酸痛，疼痛可向伤侧上肢桡侧放散，耸肩、低头及颈部侧屈、旋转等活动受限；甚者可有头晕、失眠、耳鸣、眼花、心烦等。

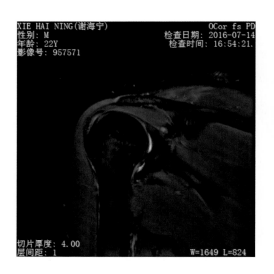
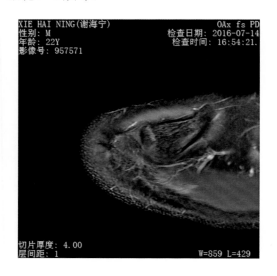

图 5-3-1　斜方肌损伤

（3）颈椎前屈时颈肩部有疼痛，多位于侧方。

2. 体征

（1）在第7颈椎棘突处或枕骨上项线单侧或双侧疼痛或极严重的不适感。

（2）用手掌压住项部使其低头，再令患者努力抬头，后伸颈部，引起疼痛加剧。

（3）触诊时多发现该肌上部纤维变硬，颈根部及肩胛冈上缘可触及块状或条索状硬物且有明显压痛。

【诊断要点】

有急性损伤或慢性积累性劳损史，颈、肩部酸痛，疼痛向伤侧上肢桡侧放散，耸肩、低头及颈部侧屈、旋转等活动受限；触诊时多发现该肌上部纤维变硬，颈根部及肩胛冈上缘可触及块状或条索状硬物且有明显压痛。

【鉴别诊断】

1. 神经根型颈椎病 其疼痛性质属根性神经痛，为闪电样放射，并与神经根分布一致，压痛点多在患侧颈关节突，X线示颈椎骨质增生，椎体关节错位，阿迪森试验阴性。

2. 肩周炎 又称五十肩、冻结肩。多发于50岁左右，女性多于男性，肩关节周围疼痛，可伴背部、上臂痛，肩盂、结节间沟、三角肌起点有压痛点，肩关节活动受限，外展、内外旋受限明显，患肢无感觉、肌力和反射异常。

【治疗方法】

1. 中医分经与辨证

（1）分经

①手太阳经型：颈后、肩后疼痛不适为主。

②足太阳经型：颈后、背部疼痛不适为主。

③手少阳经型：颈后、肩上疼痛不适为主。

（2）辨证

①气滞血瘀型：痛处固定不移，拒按，舌质暗，苔薄白，脉细涩。

②风寒湿阻型：疼痛时作时缓，恶风畏寒，遇风尤剧，口不渴，头重身困，苔薄白，脉浮。

2. 选用穴位

（1）主穴 阿是穴。

（2）配穴

手太阳：后溪。

足太阳：申脉。

手少阳：阳池。

3. 药物 健骨注射液。

4. 操作方法

按穴位注射操作常规进行。穴位皮肤常规消毒后，用5～6号针头5mL注射器抽取药液，选穴后快速刺入皮肤，慢慢进针提插得气后，回抽无血方可徐徐注入药液。具体操作：阿是穴注射时，平刺，刺入皮下即可，每穴均向各向注药，每方向注入0.2mL，其他穴位按常规法。

5. 疗程 隔日一次，5～7次一疗程，一般治疗1～3个疗程。

6. 注意事项

肩上、肩胛骨内侧部位不可深刺，以免造成气胸。

【手法治疗】

1. 按摩腧穴镇痛法 病人正坐，术者拇指点揉伤侧天宗1～2分钟，肩井、风池穴各半分钟到1分钟，压缺盆半分钟。

2. 捏提斜方肌法　病人正坐。术者双手拇指与食、中、无名三指相对呈钳形，将颈肩部斜方肌肌腹捏拿提起，并向外上方旋转提捏数十次。

3. 侧扳搋拿颈部法　病人正坐，头颈微前屈。术者立其侧前方，一手握拿伤侧上臂近端，另手按于头顶部，左、右摇摆数次（充分侧屈），并猛然将头推向健侧。多闻"咯嗒"响声，头位已正。继之，以小鱼际搋，多指捏拿颈肩部肌肉十数遍结束。

功能锻炼：旋肩缩颈。

【康复训练与调养】

抱头屈颈：两目平视，双手屈肘，双掌合拢抱于后脑，按压后脑屈颈至下颌抵胸，双肘亦向前胸正中合拢，持续此体位，同时深呼吸，呼吸尽量深长，可让胸廓最大程度起伏。一组动作持续 5～10 个深呼吸。

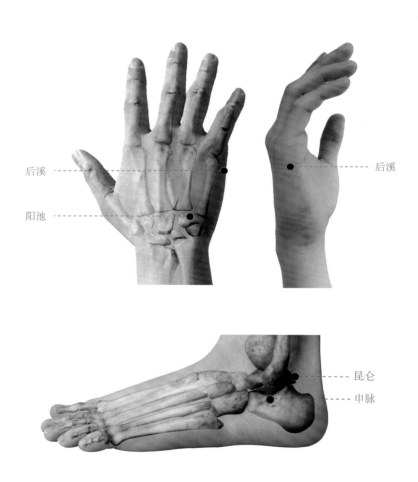

图 5-3-2　斜方肌损伤选穴定位图

130

第四节　肩胛提肌损伤

【概述】

肩胛提肌损伤是一种常见病，大多由突然的动作造成损伤，或慢性劳损。上肢突然过度后伸，要求肩胛骨上提和向内上方旋转，肩胛提肌突然强烈收缩，由于肩胛骨周围软组织的影响，使肩胛骨与肩胛提肌不能同步运动，而造成肩胛骨脊柱缘的内上角肩胛提肌附着处损伤。该病大多发生在肩胛提肌的起点（上4个颈椎横突处）。属中医学"项痹""背痛"范畴。

【局部解剖与生理特点】

解剖位：起于上4个颈椎横突的后结节，止于肩胛骨脊柱缘的上部和内侧角，其中段肌腹被头夹肌覆盖，属颈浅肌群。

该肌作用：使上提肩胛并使肩胛下角转向同侧，如止点固定，一侧肌收缩，可使颈屈向同侧，头亦转向同侧。肩胛提肌同肩胛背神经（$C_{3\sim5}$节段）支配。

【病因病理】

1. 西医病理　由于某种特殊原因，要求肩胛骨迅速上提和向内上旋，肩胛提肌必然突然收缩，而肩胛骨因受到多块不同方向肌的制约，多数不能同步配合，所以常导致肩胛提肌急性损伤，此时在该肌的肌腹及起止点常有肌纤维和肌腱的部分撕裂，可产生少量出血、渗出、水肿等。伤部自我限制活动后，症状有所缓解，然后局部粘连、结疤，而步入慢性期。亦有慢性积累性损伤者，如常年编织毛活的人，在腋下经常夹持织针，长时间使肩胛上提造成该肌的积累性损伤。

2. 中医病机　本病有因急性损伤也有因劳损，兼以感受风寒湿之邪，经脉阻滞，气血瘀滞，不通则痛而发病。

【临床表现】

1. 症状　肩胛骨内上方疼痛或（和）颈上段疼痛、活动受限，多有向枕骨旁及太阳穴的放射痛。急性期睡眠时翻身困难，慢性期疼痛有所减轻。

2. 体征　在肩胛骨的起、止点和肌腹上可有不同程度的压痛，尤以肩胛骨内上角最为多见。当上肢后伸，将肩胛骨上提或内旋，引起疼痛加剧或不能完成此动作。常见患侧抬肩畸形。令患者头屈向患侧，面部转向同侧，同时抬肩，检查者的双手在同侧头部和肩部加以抵抗，应在胸锁乳突肌和斜方肌之间看到肩胛提肌收缩，并感疼痛加重。

【诊断要点】

1. 有突发性急性损伤史或慢性积累性劳损史。

2. 在肩胛骨脊柱内侧缘上部及肩胛骨上角有压痛，有1～2个压痛点。

3. 在上4个颈椎横突处有压痛点。

4. 上肢后伸，将肩胛骨上提或内旋，引起疼痛加剧，或不能完成此动作。

5. X线检查，骨骼无异常改变。

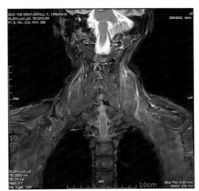

图 5-4-1　肩胛提肌损伤

【鉴别诊断】

1. 神经根型颈椎病　其疼痛性质属根性神经痛，为闪电样放射，并与神经根分布一致，压痛点多在患侧颈关节突。X线示颈椎骨质增生，椎体关节错位，阿迪森试验阴性。

2. 肩周炎　又称五十肩、冻结肩。多发于 50 岁左右，女性多于男性，肩关节周围疼痛，可伴背部、上臂痛，肩盂、结节间沟、三角肌起点有压痛点，肩关节活动受限，外展、内外旋受限明显，患肢无感觉、肌力和反射异常。

【治疗方法】

1. 中医分经与辨证

（1）分经

①手太阳经型：颈后、肩后疼痛不适为主。

②足太阳经型：颈后、背部疼痛不适为主。

（2）辨证

①气滞血瘀型：痛处固定不移，拒按，舌质暗，苔薄白，脉细涩。

②风寒湿阻型：疼痛时作时缓，恶风畏寒，遇风尤剧，口不渴，头重身困，苔薄白，脉浮。

2. 选用穴位

（1）主穴　阿是穴（患侧上 4 颈椎横突处及肩胛骨内上角处）。

（2）配穴

①手太阳经型：后溪。

②足太阳经型：昆仑。

3. 药物　健骨注射液。

4. 操作方法　按穴位注射操作常规进行。穴位皮肤常规消毒后，用 5～6 号针头 5mL 注射器抽取药液，定好点后快速刺入皮肤，慢慢进针达到横突后稍后退针尖，回抽无血方可徐徐注入药液，每穴注药 0.5mL。

5. 疗程　隔日一次，5～7 次一疗程，一般治疗 1～3 个疗程。

6. 注意事项

肩胛骨内上角处的注射不可刺入过深，以免误入胸腔导致气胸。

【康复训练与调养】

双屈运动：双手抱头令颈前屈后向健侧屈，屈至最大幅度而维持，同时深呼吸，呼吸尽量深长，让胸廓最大程度持续此体位，同时深呼吸，呼吸尽量深长，可让胸廓最大程度起伏。一组动作持续 5～10 个深呼吸。

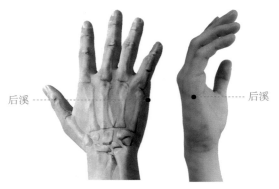
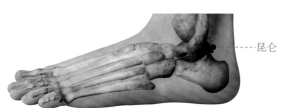

图 5-4-2　肩胛提肌损伤选穴定位图

第五节　颈肩综合征

【概述】

颈肩综合征是以颈椎退行性变为基础（椎间盘突出、骨质增生等）以及由此引起的颈肩部酸麻、胀痛症状的总称。本症多于肩周炎基础上累及演进形成，好发于中老年人，以女性的发病率较高，是临床常见的难治病之一。

颈肩综合征的发生与经筋的生理结构特点、肩颈的活动关系密切。肩颈的经筋，皆由起自上肢指爪，循行而上的经线所组成。其中手三阴经筋循至腋下后，呈向胸性分布于胸廓及缺盆（锁骨）；手三阳经跨越肩颈，向头部上行，终止于头面，而手阳明自肩部分出向背胸支筋终止于上胸脊椎。颈肩综合征乃积累性劳损或感受风寒而诱发，使经络受阻，气血运行不畅，而发病。属中医学之"项痹""肩痛""背痛"范畴。

【局部解剖及生理特点】

颈胸背三角分力线与肩关节集合力线的构成：以颈及胸椎为纵轴，作矢状切面，则胸在前、背在后，形成八字开的三角形两个边的构体；肩袖，在三角形的外下方，构成该三角的底边。这便是颈胸背三角的上身构体（简称颈三角）。

颈三角虽然是非等边三角，但无论从肌筋器质的分布还是从经筋线的结构分布，都客观存在这一构形。例如，从颈向背胸斜行方向行走者，有斜方肌、肩胛提肌等；从颈向前胸呈斜行走向者，有胸锁乳突肌、上斜角肌、中斜角肌、下斜角肌，分别终止于胸锁关节及 1～2 肋骨表面。前述的手阳明经分支向背及手三阴经向胸分布，无疑表明，经筋线的分布结构，也构成上述的三角形构体。上胸三角形的结构，是人体的自然结构，具有分力线的作用，这便是颈胸背三角分力线。按照三角形定律，三角形的任何一边发生变化，都直接产生对其他两边数值的影响。因此，颈三角的任何活动，都存在互相连带关系。

肩关节线力集合，来源于：①颈肩线，主要肌筋有斜方肌；②胸肩线，主要肌筋有胸大肌、胸小肌及喙肱肌等；③背肩线，直接来源于肩袖（由冈上肌、冈下肌、大圆肌及肩胛下肌组成），间接线来源于斜方肌、肩胛提肌、菱形肌、前锯肌等；④远端线，即上肢远端的引力线。由于肩部的线力集中，加上肩关节活动度大，负荷重，受损伤机遇较多等，故肩周炎成为临床的常见疾患，成为颈肩综合征的潜伏隐患。

【病因病理】

1. **西医病理**　由于颈椎的急慢性损伤、退变或颈项部软组织病损，激压颈脊神经，导致其所支配的肩周有关肌肉痉挛、挛缩，引起肩关节疼病、活动障碍等综合征，多见于中老年人。

2. **中医病机**　根据经络学说经筋理论，颈肩综合征属筋病，病在经筋，属中医学筋痹范畴。《灵枢·四时气》篇说"病在筋，筋挛节痛，不可以行，名曰筋痹"。从中医角度有以下之病理病机：

①风寒湿邪侵袭：素体表卫不固，腠理易开泄，风寒湿邪则易于侵袭，阻闭筋脉气血运行，筋失濡养而发病。

②脾肾虚弱：饮食失节，脾气受损，或肾气不足，使脾阳不足，运化水谷功能减弱，气血无以化生，不能濡养筋脉而发病。此外，脾虚运化水谷无力，则聚湿生痰，气血运行受阻，也是病机之一。

③肝气郁滞：肝与筋关系极为密切。肝主疏泄，情志不舒，肝郁不达，气血郁滞不畅，复感风寒内闭，内外相引，发于肌肤经络而病。

【临床表现】

1. 症状

为根性疼痛，以夜间为甚。常见颈项肩臂部僵硬疼痛，多为间歇性痛，多从锁骨上窝较快扩散至整个肩臂部，咳嗽、打喷嚏，甚至深呼吸，均可诱发难忍的放射痛。上肢外展、上举和颈项健侧转动时疼痛加重，上肢内收屈肘时疼痛减轻，故患者喜欢拧肩曲肘，头转向患侧的特殊姿势，以减轻臂丛神经紧张，从而减轻疼痛。伴见头痛、上肢无力、握力下降，或有持物落地现象。

2. 体征

颈部活动受限，以后仰及向患侧屈明显，颈背部僵硬，生理曲度变小。压痛点多为于风池穴、棘突、脊旁、肩胛骨内上角等处，且常向远端部位放射。病变神经根分布区可有痛、温、触觉改变，早期痛觉过敏，后期或压迫较重，见感觉减退。肱二、三头肌腱反射减弱，患肢肌力下降，甚至肌肉萎缩。臂丛神经牵拉试验及椎间孔挤压试验均阳性。

3. 辅助检查

X线检查：颈椎生理曲度改变、失稳、椎间孔变小、钩椎关节增生等；肌电图、脑血流图检查有助于确诊及鉴别诊断。注意与肩周炎、胸廓出口综合征、锁骨上肿物、进行性肌萎缩等疾患相鉴别。

【诊断要点】

1. 本病多发于 40 岁以上的中老年人。

2. 颈项肩臂部僵硬疼痛。呈放射性、间歇性发作，夜间尤甚，压痛点多位于风池穴、棘突、脊旁、肩胛内上角等处。

3. 病程在三个月以上者多形成肩关节粘连，出现不同程度的功能障碍。

4. 椎间孔挤压试验及臂丛牵拉试验均阳性。

5. X线片检查：颈椎生理曲度改变，失稳、椎间孔变小、钩椎关节增生等。

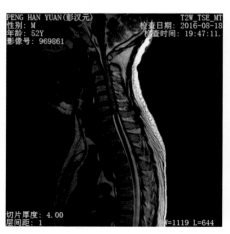

图 5-5-1　颈椎综合征

【鉴别诊断】

1. 肩周炎 又称五十肩、冻结肩，多发于 50 岁左右，女性多于男性，肩关节周围疼痛，可伴背部、上臂痛，肩盂、结节间沟、三角肌起点有压痛点，肩关节活动受限，外展、内外旋受限明显，患肢无感觉、肌力和反射异常

2. 胸廓出口综合征

（1）尺神经受压主要表现 为手部麻木不适，以尺侧为重。手尺侧及前臂内侧皮肤感觉减退或消失，亦可见皮肤过敏现象，手内肌萎缩，以第一背侧骨间肌最为明显。手指内收、外展动作受限。

（2）臂丛下干神经纤维参与正中神经内侧束，主要支配屈腕肌、屈拇肌、大鱼际肌群及第 1、2 蚓状肌，下干受压，手部精细活动丧失。

（3）交感神经表现 前臂怕冷、苍白、紫红等，情绪不稳，症状加重。

3. 进行性肌萎缩 进行性肌营养不良症是一组由遗传因素所致的原发性骨骼肌疾病，其临床主要表现为缓慢进行的肌肉萎缩、肌无力及不同程度的运动障碍。

【治疗方法】

1. 选用穴位

（1）主穴 颈夹脊、阿是穴。

（2）配穴 曲池、肩贞、肩髎。

2. 药物 健骨注射液。

3. 操作方法 按穴位注射操作常规进行。穴位皮肤常规消毒后，用 6 号针头 5mL 注射器抽取药液，选穴后快速刺入皮肤，慢慢进针提插得气后，回抽无血方可徐徐注入药液。具体操作：每穴直刺 0.8～1.5 寸，注药 1mL。

4. 疗程 隔日一次，5～7 次一疗程，一般治疗 1～3 个疗程。

5. 注意事项 在颈椎棘突间处施术不可太深，不能超过棘突根部，避免刺入椎管的危险。进针要避开血管和神经的投影区，推药前要回抽，避免注入血管。其进针的深度应掌握适当，绝不可超过横突骨面，如病人有触电感，调整针头方向，避免损伤神经。

【康复训练与调养】

旋肩缩颈：患者站立，双下肢自然分开与肩同宽。双上肢自然下垂，吸气时双肩用力提起向后方旋转，颈部尽量向前伸，呼气时双肩向前方旋转，颈部向后缩。反复 5～8 次。

功能锻炼

1. 缓解颈部酸痛的方法 坐位或站位，上身保持正直，然后双手的食指、中指、无名指指尖相对，按在颈后正中线上，从上到下依次进行。手指用力向前按，头向后仰，也就是相对用力。这样反复做 2～3 次，能够很快消除长时间低头所造成的颈部酸痛僵硬感。

2. 缓解肩部的僵硬感 身体站直，双手下垂放在背后，胳膊伸直且双手相扣，然后肩关节做向前向后的运动，或者双手自然下垂，肩关节做环转运动，这样做可以缓解肩部的紧张感和肌肉僵硬感，前一种方法可以连同肩胛骨及其周围的肌肉一并放松。

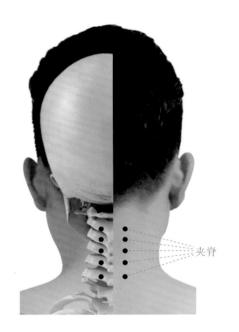

夹脊

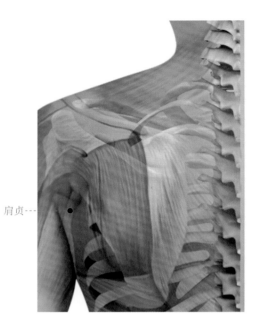

肩贞

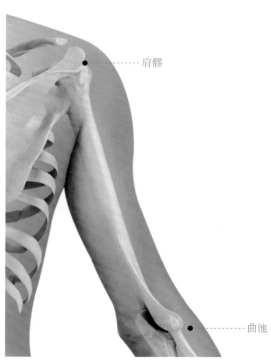

肩髎

曲池

图 5-5-2　颈肩综合征选穴定位图

第六节　颈椎病

【概述】

颈椎病又称颈椎综合征，是由于颈椎椎间盘退行性改变及其继发病理改变累及其周围组织结构（神经根、脊髓、椎动脉、交感神经等），出现相应的临床表现。仅有颈椎的退行性改变而无临床表现者称为颈椎退行性改变。根据受累组织和结构不同，颈椎病分为：颈型（又称软组织型）、神经根型、脊髓型、交感型、椎动脉型、其他型（主要指食道压迫型），如果两种以上类型同时存在，称为"混合型"。本病属中医学"项痹"范畴。

【局部解剖与生理特点】

1. 颈椎　颈椎骨有 7 块，典型的椎骨由前方的椎体和后部的椎弓构成，椎体和椎弓围成一孔，称为椎孔。椎孔相连成一管，称为椎管，容纳脊髓和神经根及其被膜。

2. 血管　椎动脉是由锁骨下动脉左右各发出一支，从第 6 颈椎横突孔进入后沿各横突孔上行，至寰椎侧块有一个迂曲，然后进入大脑汇合成基底动脉，主要支配大脑后 1/3 与小脑。

3. 颈椎的连结　椎体借椎间盘和前、后纵韧带紧密相连接；前、后纵韧带分别位于椎体的前、后方；椎弓板之间有黄韧带连接。

【病因病理】

1. 西医病理

（1）年龄　颈椎病是中、老年人常见病、多发病之一。据统计，其发病率随年龄升高而升高。

（2）劳损　在颈椎病的发生发展中，慢性劳损是罪魁祸首，长期的局部肌肉、韧带、关节囊的损伤，可以引起局部出血水肿，发生炎症改变，在病变的部位逐渐出现炎症机化，并形成骨质增生，影响局部的神经及血管。

（3）外伤　是颈椎病发生的直接因素。往往在外伤前人们已经有了不同程度的病变，使颈椎处于高度危险状态，外伤直接诱发症状发生。

（4）不良姿势　是颈椎损伤的另外一大原因。长时间低头工作，躺在床上看电视、看书，喜欢高枕，长时间操作电脑，剧烈地旋转颈部或头部，在行驶的车上睡觉，这些不良的姿势均会使颈部肌肉处于长期的疲劳状态，容易发生损伤。

（5）颈椎的发育不良或缺陷　也是颈椎病发生不可忽视的原因之一，亚洲人种相对于欧美人来说椎管容积更小，更容易发生脊髓受压，产生症状。在单侧椎动脉缺如的患者，椎动脉型颈椎病的发生率几乎是 100%，差别的只是时间早晚的问题。另外，颅底凹陷、先天性融椎、根管狭窄、小椎管等等均是先天发育异常，也是本病发生的重要原因。

2. 中医病机　颈椎病，中医根据症状可将其分属"痹病""眩晕""痿证"等范畴。在病因学上通常认为是外伤、风寒湿邪侵袭、气血不和、经络不通等所致，头晕、目眩、耳鸣则与痰浊、肝风、虚损有关。中医不仅仅将颈椎病着眼于颈肩背臂等局部，而且还有机地联系脏腑、经络、气血等整体进行辨证施治，并将肝、脾、肾等内脏的功能与筋骨、肌肉、关节功能有机结合，注重二者之间的互相影响、互相促进的作用，故而将颈椎病分为风寒湿痹经络受阻、肝肾不足、气血虚弱、痰湿困阻及外伤等型。

一、颈型

发生于颈椎退行性变初期，颈椎间盘退行性变引起颈椎内外平衡失调，刺激窦椎神经及反射性肌痉挛而引起一系列症状。

【临床表现】

1. 症状　颈项强直、疼痛，可有整个肩背疼痛发僵，各方向活动受限，呈斜颈姿势。需要转颈时，躯干必须同时转动，也可出现头晕的症状。

2. 体征　急性期颈椎活动绝对受限，颈椎各方向活动范围近于 0°。颈椎旁肌、颈 1～7 椎旁或斜方肌、胸锁乳突肌有压痛，冈上肌、冈下肌也可有压痛。如有继发性前斜角肌痉挛，可在胸锁乳突肌内侧，相当于颈 3～6 横突水平，扪到痉挛的肌肉，稍用力压迫，即可出现肩、臂、手放射性疼痛。

【诊断要点】

具有典型的落枕史及上述颈项部症状体征；影像学检查可正常或仅有生理曲度改变或轻度椎间隙狭窄，少有骨赘形成。

【鉴别诊断】

肩周炎：又称五十肩、冻结肩，多发于 50 岁左右，女性多于男性，肩关节周围疼痛，可伴背部、上臂痛，肩盂、结节间沟、三角肌起点有压痛点、肩关节活动受限，外展、内外旋受限明显，患肢无感觉、肌力和反射异常，可以鉴别。

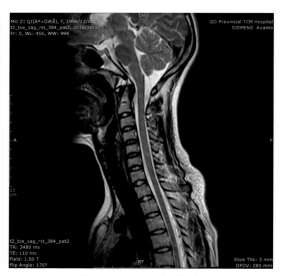

图 5-6-1　颈型颈椎病

二、神经根型

常见于 30～50 岁。由突出的颈椎间盘、增生的小关节及钩椎关节压迫或刺激神经根引起。范围与颈神经根支配区域一致，颈肩部多伴有疼痛，痛点封闭无效，累及一根或多根神经根，单侧多见，亦可双侧。

【临床表现】

1. 症状　颈肩痛、发僵，上肢放射性疼痛或麻木，上肢感觉沉重，乏力，可有血管运动神经的症状，如手部肿胀等，严重出现肌肉萎缩。

2. 体征　颈部僵直、活动受限。患侧颈部肌肉紧张，棘突、棘突旁、肩胛骨内侧缘以及受累神经根所支配的肌肉有压痛。椎间孔部位出现压痛并伴上肢放射性疼痛或麻木，或者使原有症状加重具有定位意义。椎间孔挤压试验阳性，臂丛神经牵拉试验阳性。仔细、全面的神经系统检查有助于定位诊断。

【诊断要点】

1. 具有根性分布的症状（麻木、疼痛）

和体征。

2. 椎间孔挤压试验或臂丛牵拉试验阳性。

3. 影像学所见与临床表现基本相符合。

4. 排除颈椎外病变（胸廓出口综合征、网球肘、腕管综合征、肘管综合征、肩周炎、肱二头肌长头腱鞘炎等）所致的疼痛。

【影像学检查】

1. X线　颈椎生理弯曲减小，变直或反向受累节段钩椎关节、椎后关节增生，骨赘形成部分患者项韧带钙化、椎间隙变窄。

2. MRI　椎间盘变性、髓核突出偏向一侧，神经根受压。

3. CT　钩椎关节、后关节突部增生，椎间孔前后径狭窄。

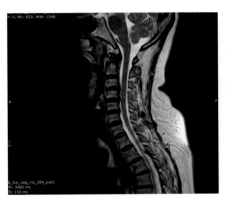 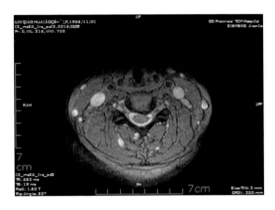

图 5-6-2　神经根型颈椎病

【鉴别诊断】

1. 颈椎结核　发病缓慢，早期可表现颈肩背痛，结核中毒症状，影像学检查椎体骨质破坏，椎间隙变窄，椎旁组织影扩大。

2. 腕管综合征、肘管综合征　正中神经支配区麻木、刺痛，拇外展肌无力，萎缩手尺侧半痛温触觉减退，手内在肌萎缩而呈"爪形手"。

三、脊髓型

【临床表现】

1. 症状

（1）多数患者首先出现一侧或双侧下肢麻木、沉重感，随后逐渐出现行走困难，患者双脚有踩棉感。

（2）出现一侧或双侧上肢麻木、疼痛，双手无力、不灵活。

（3）躯干部出现感觉异常，患者常感觉在胸部、腹部，或双下肢有如皮带样的捆绑感，称为"束带感"。同时下肢可有烧灼感、冰凉感。

（4）部分患者出现膀胱和直肠功能障碍。性功能减退。

2. 体征

颈部多无体征。上肢或躯干部出现节段性分布的浅感觉障碍区，深感觉多正常，肌力下降，双手握力下降。四肢肌张力增高，可有折刀感；腱反射活跃或亢进：包括肱二头肌、肱三头肌、桡骨膜、膝腱、跟腱反射；髌阵挛和踝阵挛阳性。病理反射阳性：如上肢 Hoffmann 征、Rossolimo 征、下肢 Babinski 征、Chacdock 征。浅反射如腹壁反射、提睾反射减弱或消失。如果上肢腱反射减弱或消失，提示病损在该神经节段水平。

【诊断要点】

1. 出现颈脊髓损害的临床表现。

2. 影像学显示颈椎退行性改变、颈椎管狭窄，并证实存在与临床表现相符合的颈脊髓压迫。

3. 除外进行性肌萎缩性脊髓侧索硬化症、脊髓肿瘤、脊髓损伤、继发性粘连性蛛网膜炎、多发性末梢神经炎等。

【影像学检查】

1. X线　椎体后缘、关节突增生；椎管绝对值＜14mm，部分患者椎管与椎体正中矢径比值≤0.75。

2. MRI　硬膜囊受压，可伴有相应节段颈髓变性。

3. CT　椎间盘后中央型突出、椎体后缘增生，黄韧带钙化、硬膜囊受压变形。

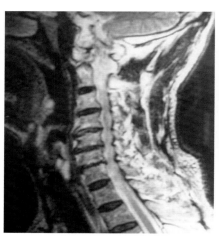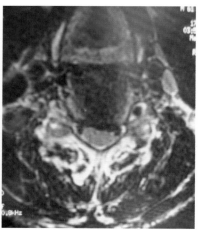

图5-6-3　脊髓型颈椎病

【鉴别诊断】

进行性脊髓性肌萎缩；对称性大小鱼际肌萎缩。肌萎缩性侧索硬化症：肌电图表现上下运动神经元同时损害；脊髓空洞症：节段性分离性感觉障碍。

四、椎动脉型

【临床表现】

颈椎横突孔增生狭窄，钩椎关节、上下关节突增生肥大。椎间不稳定使椎动脉狭窄、扭曲变形、痉挛。椎动脉硬化或先天性狭窄。椎动脉受压，椎-基底动脉供血不足。

1. 症状　发作性眩晕，复视伴有眼震。有时伴随恶心、呕吐、耳鸣或听力下降。

这些症状与颈部位置改变有关。

2. 体征　旋颈试验（方法：患者坐位，头后仰并左右旋转出现头晕、头痛、视力模糊为阳性），叩顶试验阳性。

【诊断要点】

1. 曾有猝倒发作，并伴有颈性眩晕。

2. 旋颈试验阳性。

3. 影像学显示节段性不稳定或钩椎关节增生。

4. 除外其他原因导致的眩晕；颈部运动试验阳性。

【影像学检查】

1. X线　颈椎钩椎关节增生、椎间孔狭窄。颈椎不稳定及枕颈段畸形。

2. CT及MRI　椎间孔狭窄。

3. MBA　椎动脉有无狭窄、扭曲、变形。

4. DSA　显示椎动脉图像，明确诊断及手术定位。

5. TCD　显示颅内主要动脉的流向、流量，70%患者椎－基底动脉血供异常。

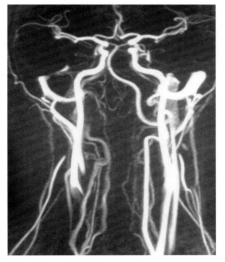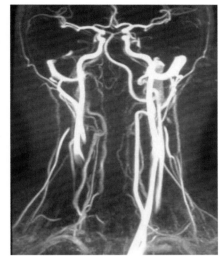

图 5-6-4　椎动脉型颈椎病 MRA 图片

【鉴别诊断】

1. **耳源性眩晕**　由于内耳出现前庭功能障碍，导致眩晕。如梅尼埃病、耳内听动脉栓塞。

2. **眼源性眩晕**　屈光不正、青光眼等眼科疾患。

3. **脑源性眩晕**　因动脉粥样硬化造成椎－基底动脉供血不全、腔隙性脑梗死；脑部肿瘤；脑外伤后遗症等。

4. **血管源性眩晕**　椎动脉的 V_1 和 V_3 段狭窄导致椎－基底动脉供血不全；高血压病、冠心病、嗜铬细胞瘤等。

五、交感神经型

【临床表现】

1. **症状**

以交感神经症状为主的颈椎病，交感神经兴奋症状：头痛、头晕、眼后痛、眼干涩、视力下降、心动过速、心前区疼痛不适。交感神经抑制症状：头昏眼花，心动过缓、血压偏低、胃肠蠕动加强、流泪、鼻塞等一系列症状。

2. **体征**　颈部活动多正常，颈椎棘突间或椎旁小关节周围的软组织压痛。有时还可伴有心率、心律、血压等的变化。

【诊断要点】

诊断较难，目前尚缺乏客观的诊断指标。出现交感神经功能紊乱的临床表现、影像学显示颈椎节段性不稳定。对部分症状不典型的患者，如果行星状神经节封闭或颈椎高位硬膜外封闭后，症状有所减轻，则有助于诊断。

【影像学检查】

1.X 线　颈椎退行性改变，钩椎关节增生，椎间隙变窄。

2.MRI　椎间盘变性。

【鉴别诊断】

神经官能症：虽有交感神经紊乱的症状，但无颈椎相关症状。

六、混合型

为两种及两种以上颈椎病表现为混合型颈椎病。

【治疗方法】

1. 中医分经与辨证

（1）风寒湿型　颈、肩、上肢窜痛麻木，以痛为主，头有沉重感，颈部僵硬，活动不利，畏风寒。舌淡红，苔淡白，脉弦紧。

（2）气滞血瘀型　颈肩部及上肢刺痛，痛处固定，伴有肢体麻木。舌质暗，脉弦。

（3）痰湿阻络型　头晕目眩，头痛如裹，四肢麻木不仁，舌暗红，苔厚腻，脉弦滑。

（4）肝肾不足型　眩晕头痛，耳鸣耳聋，失眠多梦，肢体麻木，面红目赤。舌红少津，脉弦。

（5）气血亏虚型　头痛目眩，面色苍白，心悸气短，四肢麻木，倦怠乏力。舌淡苔少，脉细弱。

2. 选用穴位

（1）主穴　阿是穴。

（2）配穴

①颈型：合谷。

②神经根型：手太阳：后溪。

　　　　　　手少阳：阳池。

　　　　　　手阳明：阳溪。

③脊髓型：相应节段的华佗夹脊穴及督脉穴。

④椎动脉型：双侧风池、完骨、天柱。

⑤交感型：相应的五脏俞。

⑥混合型：　由上述对应类型的治疗组合。

3. 药物　健骨注射液。

4. 操作方法　按穴位注射操作常规进行。穴位皮肤常规消毒后，用6号针头5mL注射器抽取药液，选穴后快速刺入皮肤，慢慢进针提插得气后，回抽无血方可徐徐注入药液。具体操作：每穴直刺0.8～1.5寸，注药1mL。

5. 疗程　隔日一次，5～7次一疗程，一般治疗1～3个疗程。

6. 注意事项　在颈椎棘突间处施术不可太深，不能超过棘突根部，避免刺入椎管的危险。进针要避开血管和神经的投影区，推药前要回抽，避免注入血管。其进针的深度应掌握适当，绝不可超过横突骨面，如病人有触电感，调整针头方向，避免损伤神经。

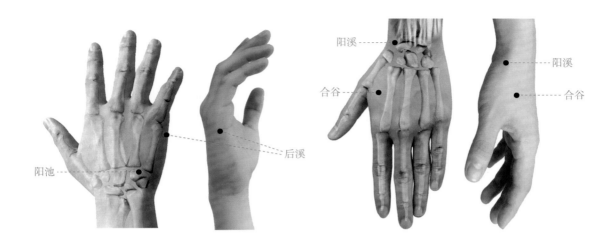

阳溪

合谷

后溪

阳溪

合谷

阳池

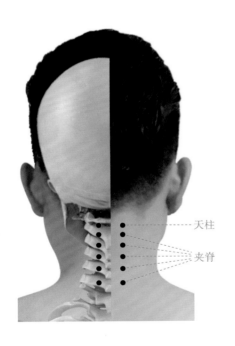

天柱

夹脊

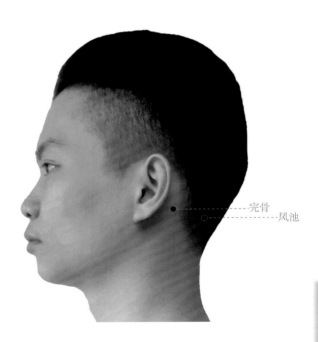

完骨

风池

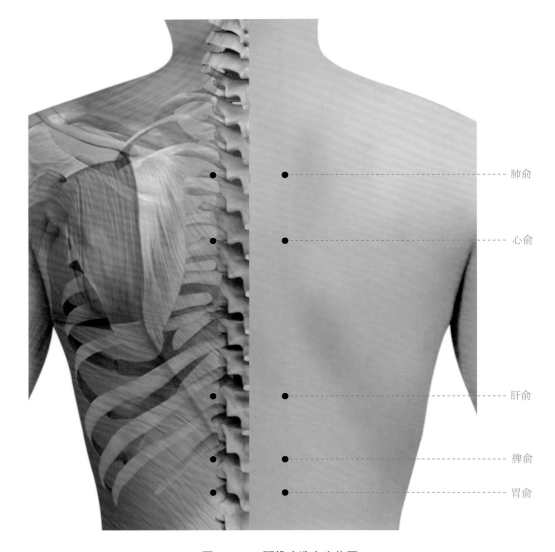

肺俞

心俞

肝俞

脾俞

胃俞

图 5-6-5　颈椎病选穴定位图

第七节　胸锁乳突肌筋膜炎

【概述】

西医认为该病是肌腱或筋膜的无菌性炎症引起的，所以又称为"胸锁乳突肌肌腱炎""项背肌筋膜炎"，中医称其为"落枕"。落枕是一个笼统的概念，中医认为睡姿不正，感受风寒而诱发，使经络受阻，气血运行不畅，而发病。有好几块肌肉损伤后都有落枕的症状，胸锁乳突肌损伤只是落枕病的一种。该病若发生在婴儿或分娩时，可致胸锁乳突肌组织变性，纤维化、硬化，一侧胸锁乳突肌痉挛使左右肌力不平衡而产生斜颈，称为小儿先天性肌性斜颈。

【局部解剖与生理特点】

胸锁乳突肌位于颈部两侧皮下，大部分为颈阔肌所覆盖，在颈部形成明显的体表标志。胸锁乳突肌是由副神经支配，它起自胸骨柄前面和锁骨的胸骨端，二头汇合斜向后上方，止于颞骨的乳突。作用是一侧肌肉收缩会使头向同侧倾斜，脸转向对侧，两侧收缩可使头向后仰。该肌最主要的作用是维持头正常的位置，端正姿势以及使头在水平方向上从一侧向另一侧观察物体的运动。一侧病变使肌痉挛时，可引起斜颈。

【病因病理】

1. 西医病理　西医认为该病是肌腱或筋膜的无菌性炎症引起的，所以又称为"胸锁乳突肌肌腱炎""项背肌筋膜炎"，经常做扭转颈部动作的人，或经常做突然转头的动作，睡眠时姿势不良使颈部长期处于扭转斜置状态等，牵拉损伤胸锁乳突肌影响了局部血运和代谢，造成积累性损伤。损伤处有瘢痕组织生成。在该肌劳损的情况下，复受寒冷刺激或再次受到过度牵拉，可造成局部代谢障碍进一步加重，渗出物不能及时排出而堆积刺激了周围的末梢神经，从而产生疼痛和肌肉痉挛。

2. 中医病机　中医称其为"落枕"。落枕是一个笼统的概念，有好几块肌肉损伤后都有落枕的症状，胸锁乳突肌损伤只是落枕病的一种。该病若发生在婴儿或分娩时，可致胸锁乳突肌组织变性，纤维化、硬化，一侧胸锁乳突肌痉挛使左右肌力不平衡而产生斜颈，称为小儿先天性肌性斜颈。

【临床表现】

1. 症状　胸锁乳突肌的慢性损伤多见于肌肉在乳突和上项线的附着点处，除损伤局部有疼痛及不适外，常伴有头部的牵涉痛：耳后部、颞部、后枕部痛。胸锁乳突肌肌肉、肌腱的损伤严重者还可出现胸痛、胸闷、呼吸不畅等症状。

2. 体征　患者自觉颈部疼痛、酸胀和僵硬，一侧损伤，头颈斜向患侧，向健侧活动时明显受限。两侧同时损伤者，头颈呈后伸倾斜位，头颈前屈受限。急性发作者，局部肌肉痉挛、肿胀。严重时疼痛可牵涉患侧肩背及上肢，并见头向一侧歪斜，转头时身体随头颈一起转动。胸锁乳突肌的慢性损伤多见于肌肉在乳突和上项线的附着点处，除损伤局部有疼痛及不适外，常伴有头部的牵涉痛：耳后部、颞部、后枕部痛。

【诊断要点】

1. 头颈部的外伤史或劳损史。

2. 头颈一侧疼痛，向健侧转头受限。或仅有颈侧、耳后酸胀不适感，颈部僵硬感。

3. 胸锁乳突肌起止点明显压痛、肌紧张。病程长者可在起止点触及硬结，在肌腹触及索状物。

4. 被动做头部旋转、颈部过伸运动，均可引起胸锁乳突肌的疼痛和痉挛。

颈椎 X 线检查，可排除骨质病变及颈椎错位、小关节紊乱等症。

5. 胸锁乳突肌附着处有明显压痛。

【鉴别诊断】

1. **胸大肌疼痛**　一般都为胸大肌附着处无菌性炎症病变，胸大肌紧张劳损，椎管外软组织损伤等。

2. **胸骨下端压痛**　胸骨下端压痛是白血病的重要体征之一。除此还可见于恶性淋巴瘤、骨髓增殖性疾病，但后两者较为少见。白血病，又叫血癌，当人们患有白血病，特别是患有急性白血病时，胸骨压痛便成为重要的体征之一。据临床观察，多数病人胸骨压痛最明显的部位在胸骨下部，即相当于第 4、5 肋间的胸骨部。医学家们认为，产生骨痛的原因主要是由于骨髓内白血病细胞大量增殖，引起骨髓腔容积压力增高，以及白血病细胞浸润骨膜刺激感觉神经而引起。从解剖学上看，胸骨板很薄，覆盖此部的皮肤也很薄，骨膜感觉神经也较丰富，所以，对触压很敏感，往往会产生明显的压痛。

3. **胸骨压痛**　多数病人胸骨压痛最明显的部位在胸骨下部，即相当于第 4、5 肋间的胸骨部。

4. **胸部隐痛**　胸痛是急诊常见的症状，一般是由胸部疾病引起，胸痛的严重程度与引起胸痛的原因不一定有确切的关系，如胸部带状疱疹可产生剧烈胸痛，而急性心肌梗死的胸痛有时并不很严重。

【治疗方法】

1. **中医分经与辨证**

（1）分经　手阳明经合手少阳经。

（2）辨证

①风寒袭络：颈项疼痛，受寒史，恶风畏寒，舌淡，苔白，脉浮紧。

②瘀血阻络：颈项疼痛，不良姿势史或外伤史，劳累史，疼痛剧烈，舌暗或有瘀斑，苔薄白，脉弦紧。

2. **选用穴位**

（1）主穴　落枕穴（在手背侧，当第 2、3 掌骨之间，掌指关节后约 0.5 寸处）。

（2）配穴　阳溪、阳池。

3. **药物**　健骨注射液。

4. **操作方法**　按穴位注射操作常规进行。穴位皮肤常规消毒后，用 6 号针头 5mL 注射器抽取药液，选穴后快速刺入皮肤，慢慢进针提插得气后，回抽无血方可徐徐注入药液。具体操作：每穴直刺 0.5～0.8 寸，注药 1mL。落枕穴注药 0.5mL。

5. **疗程**　隔日一次，5～7 次一疗程，一般治疗 1～3 个疗程。

6. **注意事项**　注射时小心定位，勿刺到肌腱上。

【手法治疗】

患者取坐位，医者在其身后，先用食、中、无名三指扣住胸锁乳突肌前缘来回上下拨动，拨动时力量不宜太大，目的是放松该肌肉，拨动该肌肉数次后，重点是点揉其肌肉止点的筋结（疼痛点）。此时可以一手护住头部，一手拇指按于胸锁乳突肌的止点，徐徐用力并向患侧旋转头部。此时的关键是点按的手指要向对侧眼眶方向用力，用力不宜太猛，应徐徐地逐渐用力，镇定30s左右。再揉按一下风池、扶突、肩井等穴位以疏通气血。一般术后患者症状即可消失或者减轻。

旋肩缩颈，患者站立，双下肢自然分开与肩同宽。双上肢自然下垂，吸气时双肩用力提起向后方旋转，颈部尽量向前伸，呼气时双肩向前方旋转，颈部向后缩。反复5～8次。

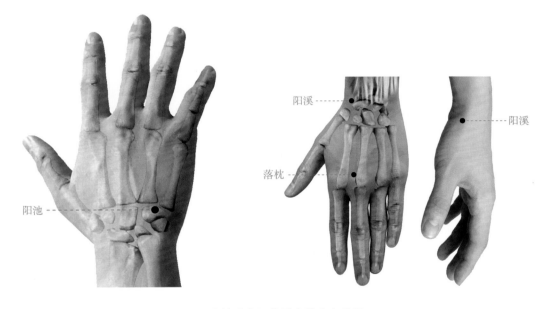

图 5-7-1 胸锁乳突肌筋膜炎选穴定位图

阳溪

阳溪

落枕

阳池

下篇　各论

第六章

肩部常见疼痛疾病

特色穴位注射疗法

第一节　肩关节周围炎

【概述】

肩关节周围炎简称"肩周炎"，是一种肩关节及其周围软组织退行性改变、急慢性损伤导致无菌性炎症的疾病。初起以肩部疼痛为主，昼轻夜重，活动后稍缓，伴不同程度的功能受限；后期以功能障碍为主，疼痛减轻，关节僵直，故又被称为"肩凝症"。本病病因尚未完全明确，患者多见于 50 岁左右，故又有"五十肩"之称，女性多于男性。

【局部解剖与生理特点】

肩关节由肱骨头和肩胛骨关节盂构成，可做前屈、后伸、内收、外展、旋内、旋外、环转运动。由于肱骨头大、肩胛骨关节盂小而浅，因此肩关节是全身活动范围最大的关节。它的稳定性依靠周围丰富的肌肉来固定。肩关节周围的肌肉分浅深两层：浅层有三角肌、冈上肌、冈下肌，深层有小圆肌、大圆肌和肩胛下肌。其中冈上肌、冈下肌、小圆肌与肩胛下肌共同组成腱帽，又称肩袖、旋转袖，包绕在肱骨头周围，将肱骨头稳定于肩胛盂上，对维持肩关节的稳定和活动极其重要。在肩袖中有腋神经、桡神经及血管通过。由于构成肩关节的肱骨头大、关节盂浅而小、关节囊松弛等解剖特点，导致其灵活性强而稳定性差。

【病因病理】

1. 西医病理　随着年龄的增长而发生软组织退行性改变，对各种外力的承受能力减弱；由于活动频繁，周围软组织受到来自各方面的摩擦挤压，长期过度活动，姿势不良等产生慢性损伤；肩部急性挫伤、牵拉伤后因治疗不当，长期制动等，均可导致本病。

2. 中医病机　中医将本病称为"漏肩风""肩凝""肩痹"等。多是由于过度劳累，年老肝肾亏虚、气血不足，风寒湿邪侵袭筋脉，致气血阻滞，筋脉凝滞；或脾虚生湿，湿凝为痰，痰湿流注肩背；或因动作失度，提重伤筋，筋经受损，气滞血瘀，不通则痛。

【临床表现】

1. 症状　早期为阵发性肩部疼痛，逐渐发展为持续性酸痛，进行性加重，呈钝痛、刀割样痛，昼轻夜重，常因天气变化及劳累而诱发，肩部受到牵拉时，可放散至前臂及手部、颈部、背部。患肩怕冷，甚至有患者终年用棉垫包肩。

2. 体征　肩关节周围存在广泛的压痛，局部压痛点在肩峰下滑囊、肱二头肌长头腱、喙突、冈上肌附着点等处。肩关节各方向主动与被动活动均受限，以外展、外旋、后伸为主；病程较长者，肌肉发生不同程度的废用性萎缩，出现肩峰突起，上臂上举、后伸不利等症状。

【诊断要点】

1. 多见于中老年人，可有肩部外伤、劳损、感受风寒湿邪的病史。

2. 有肩关节疼痛、活动障碍等典型症状，肩关节周围有压痛点，后期可出现"扛肩"现象。

3. 影像学检查一般无异常改变，后期可出现骨质疏松，冈上肌肌腱钙化，肱骨大结节处有密度增高的阴影，关节间隙变窄或增宽等征象。

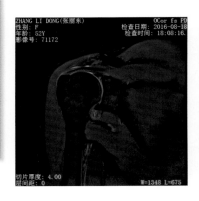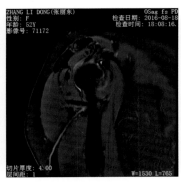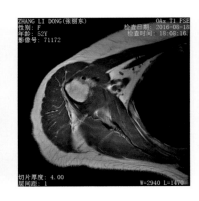

图 6-1-1　肩周炎

【鉴别诊断】

1.颈椎病　颈椎病可出现一侧肩痛，肩关节活动功能多不受限，同时有颈部活动时手有麻木感，通过神经牵拉挤压试验及影像学检查可以明确诊断。

2.冈上肌肌腱炎、肱二头肌肌腱炎、肩部滑囊炎等疾病　肩部疼痛范围不广泛，有局限性疼痛和压痛，肩关节活动多为单方向受限。

3.类风湿关节炎　除肩关节功能障碍外，其他关节均已受累，伴有实验室检查及影像学检查变化。

【治疗方法】

1.中医分经与辨证

①手阳明经型：症见肩关节上、外侧疼痛或压痛，可扩散到上肢外侧前缘，上肢以外展、上举功能障碍为主；

②手少阳经型：症见肩关节外侧疼痛，或压痛，上肢伸直、外展、上举均受限；

③手太阳经型：症见肩关节后侧疼痛，常连及肩胛部和上肢外侧后缘，上肢以内收、前伸功能障碍为主；

④手太阴经型：症见肩关节前缘及上臂内侧前缘疼痛和有压痛，上肢以后伸功能障碍为主；

⑤混合型：上述中的 2 型或 2 型以上者。

2.选用穴位

（1）主穴　阿是穴。

（2）配穴　肩前、肩髃、肩髎、肩贞、天宗、手三里、条口穴等。

3.药物　健骨注射液。

4.操作方法　按穴位注射操作常规进行。刺入穴位后寻找针感，以向肩周及上臂放射者为佳；阿是穴按疼痛轻重、疼痛部位的不同，刺入的角度、深度有所差异；其他配穴则根据患者的体质、胖瘦等情况，一般选 3 个，每穴均注入 1mL 药量。

5.疗程　隔日 1 次，5 次为 1 个疗程；疗程间隔 5 天，一般 1 ～ 2 个疗程有效。

6.注意事项　药物不宜注入关节腔中，应避开神经、血管注射。

【康复训练与调护】

1.避免长期过度活动、姿势不良等产生慢性损伤。

2.注意局部保暖，避免风寒湿邪侵袭。

3.急性期不宜做过多主动运动，可采用热敷、火罐、推拿等方法综合治疗；待疼痛减轻后，逐渐增加各个方向的主动运动锻炼。

4.加强营养，补充钙质，如奶类、蛋类、豆类及其制品等可适当食用，也可以口服钙剂。

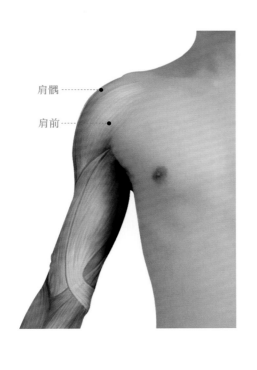

肩髃
肩前

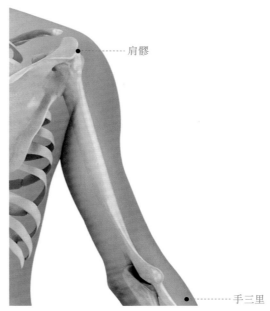

肩髎
手三里

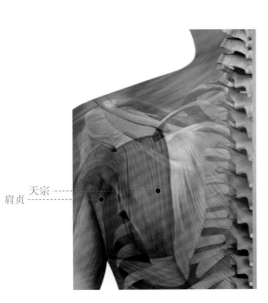

天宗
肩贞

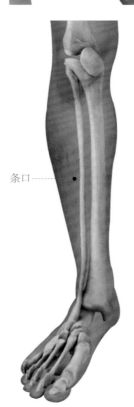
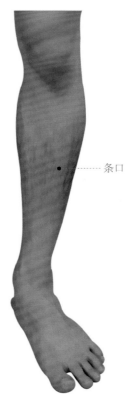

条口
条口

图 6-1-2 肩关节周围炎选穴定位图

第二节　冈上肌损伤

【概述】

冈上肌损伤比较常见，多因摔跤、抬重物或其他体力劳动而损伤，损伤部位多在此肌起点，也有在肌腱处和肌腹部位。损伤在肌腹时，常被诊为肩痛；损伤在冈上窝起点时，认为是背痛。中医认为本病是风寒所致，常用祛风散寒来治疗，属"肩凝风""筋痹"的范畴。

【局部解剖与生理特点】

冈上肌是肩袖的一个组成部分，位于斜方肌的深层，相当厚，呈圆锥形。起于肩胛骨冈上窝内侧2/3的骨面，肌束向外通过肩峰之下和喙肩韧带的下方，跨越肩关节，移行为短而扁平的肌腱，止于肱骨大结节的上部。其肌腱与肩关节囊紧密相连。该肌腱表面与肩峰深面之间有肩峰下滑囊。

【病因病理】

1. **西医病理**　冈上肌在肩关节肌群中，是肩部力量集中的交叉点，受力于四方，因此是容易受到损伤的肌肉。尤其是当上臂外展时，冈上肌收缩，其肌腱必须穿过上由肩峰、下由肱骨头构成的狭小间隙，极易受到挤压和摩擦损伤。肩关节外展至90°左右时，冈上肌肌腱无肩峰下滑囊的保护而与肩峰摩擦，导致创伤性炎症，造成肌腱水肿、渗出、粘连，甚至纤维化、钙化。所以长期提重物、单肩挎包都会增加冈上肌的承受力量，使其起点部劳损。

2. **中医病机**　本病属中医学"肩凝风""筋痹"等范畴。人到中年以后，由于气血渐衰，使冈上肌失去濡养而易变性，复受轻微外伤或用力过度，或局部感受风寒湿邪等，都可使冈上肌劳损。如跌倒时手掌撑地，肩关节外展、外旋而使冈上肌损伤等。

【临床表现】

1. **症状**　肩上部、肩外侧疼痛。肩关节外展活动受限，主动外展时症状加重，其余各方向运动均不受影响。

2. **体征**　肱骨大结节或肩峰下压痛，大多数病人可扪及痛性硬（骨）性结节，有的十分明显。当肩关节外展至60°～120°时，可引起肩部疼痛，再上举则疼痛缓解，是本病的特征之一，故也称疼痛弧综合征。

【诊断要点】

1. 多有轻微外伤史、受寒冷刺激史或劳损史。

2. 以肩胛骨上方及肩外侧肱骨大结节处疼痛酸胀为主。

3. 冈上窝内侧2/3有明显压痛（酸痛），肱骨大结节上方压痛，有结节。

4. 当患者上臂外展至60°～120°范围时（即所谓的疼痛弧），肩部可出现明显疼痛。当超越这个范围而上臂又继续向上外展时，不再发生疼痛。

5. 肩关节X线检查偶见冈上肌肌腱附着处骨面有钙化物沉着，主要为肌腱纤维变性、缺血所引起。部分患者骨质疏松。

【鉴别诊断】

1. **粘连性肩关节滑囊炎**　活动开始时不痛，外展70°以上出现疼痛，超外展则疼痛明显加重。

2. **冈上肌肌腱断裂**　断裂部位可触

到凹陷，肩外展功能明显减弱或消失。如果帮助患肢外展至 60° 以上后，患者即能自动抬举上臂。

3. 肩关节周围炎　发病年龄一般在 50 岁左右，肩关节疼痛，昼轻夜重，肩关节活动受限，肩关节外展的全过程都伴有明显的疼痛，肩关节周围有广泛的压痛。

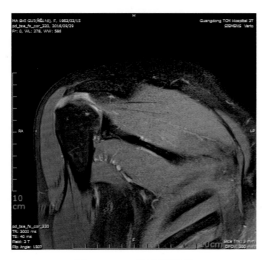

图 6-2-1　冈上肌损伤

【治疗方法】

1. 中医分经与辨证

临床上常按肩关节疼痛部位及活动受限等情况及经络循行分布间的关系进行辨经分型。

①手阳明经型：症见肩关节上、外侧疼痛或压痛，上肢以外展、上举功能障碍为主；

②手少阳经型：症见肩关节外侧疼痛或压痛，上肢伸直、外展、上举均受限；

③手太阳经型：症见肩后、肩背疼痛为主；

④混合型：上述中的 2 型或 2 型以上者。

2. 选用穴位

（1）主穴　阿是穴。

（2）配穴　肩井、肩髃、肩髎、肩贞、秉风、天宗等。

3. 药物　健骨注射液。

4. 操作方法　按穴位注射操作常规进行。穴位皮肤常规消毒后，选用 5mL 一次性注射器抽取药液 4mL，另换牙科 5 号一次性针头抽取药液刺入穴位，寻找针感，回抽无血后方可徐徐注入药液。具体进针操作：阿是穴按疼痛轻重、疼痛部位的不同，刺入的角度、深度有所差异，阿是穴注入药量 1mL；其他配穴则根据患者的体质、胖瘦等情况，一般选 3 个配穴，每穴注药 1mL。

5. 疗程　隔日 1 次，5 次为 1 个疗程；疗程间隔 5 天，一般 1～2 个疗程有效。

6. 注意事项　冈上窝部位肌肉比较丰富，临床检查时不易摸准骨面，治疗时若针刺方向有误，可能刺入胸膜（胸膜顶及肺尖一般高出第一肋前端约 3～4cm，在后方平第一肋颈）而造成气胸，应特别留神。定点时先确定肩胛冈、肩胛骨内上角，使治疗点尽量靠近肩胛冈。穴位注射时，可使针尖稍向后刺，缓慢进针，针尖刺达骨面后再注入药液。穴位注射时，应避开神经、血管注射。

【康复训练与调护】

1. 发病期间和治疗中避免过多肩关节外展活动，预防风寒湿邪侵袭。待疼痛减轻、肿胀缓解后开始做肩关节前屈、后伸、外展、内收、内旋、外旋等活动，力量由轻到重，范围从小到大，循序渐进。

2. 急性期局部疼痛剧烈者，可用三角巾悬吊 5～10 天做短期制动，缓解后进行功能锻炼。

3. 注意日常饮食营养的补充，在饮食　　动物肝脏等。
上应该多补充 B 族维生素，多吃胡萝卜和

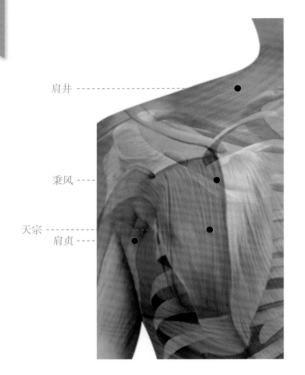
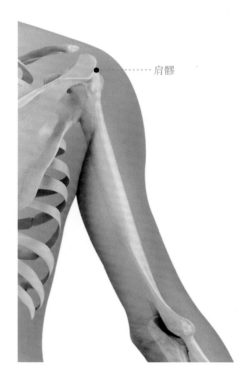

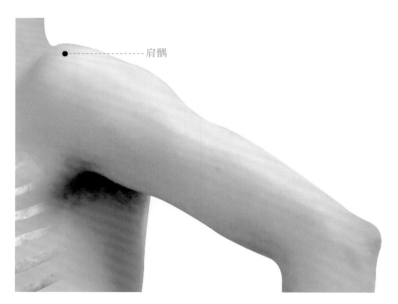

图 6-2-2　冈上肌损伤选穴定位图

第三节　冈下肌损伤

【概述】

冈下肌损伤是临床中的常见病,损伤部位多在起点,其临床表现除局部疼痛不适外,还有向前、向下、向上肢的牵涉痛及反射痛,且疼痛剧烈。属中医学"背痛"或"痹病"范畴,因使肩关节活动受限,又称为"肩凝症"。

【局部解剖与生理特点】

冈下肌较厚,形似三角形,为肩带肌,位于肩胛冈下部,被斜方肌及三角肌下缘覆盖。起于冈下窝的内侧,止于肱骨大结节。被肩胛骨冈下窝及附着于它边缘的冈下筋膜所构成的骨性纤维鞘包裹。

【病因病理】

1. 西医病理　频繁的肩关节活动,特别是过度外展内旋的动作及超体位内收的动作,使冈下肌在骨面及厚实的筋膜间伸缩摩擦,日久使筋膜受损,增厚收紧,局部循环障碍使冈下肌的营养供应受阻,代谢产物不能及时排泄,冈下肌起止点处结疤粘连,压迫、刺激冈下窝处分布的丰富的末梢神经而引起剧烈的疼痛。

2. 中医病机　本病属中医"背痛"或"痹病"等范畴。多因体虚、劳损、风寒侵袭肩部,使经气不利所致,肩部感受风寒,阻痹气血,或劳作过度、外伤,损及经脉,气滞血瘀,或年老气血不足,筋骨失养,皆可使肩部脉络气血不利,不通则痛。

【临床表现】

1. 症状　肩背部疼痛,夜间较重,平卧受压时症状加剧。单纯冈下肌损伤者,多无肩关节活动障碍。

2. 体征　可触及冈下肌不同程度变硬,常在天宗穴处发现硬性索条或块状物,压痛明显并向同侧上肢尺侧放射。

【诊断要点】

1. 有外伤史、劳损史、长期受寒冷刺激史。

2. 肩背部和上臂部疼痛,特别是冈下窝和肱骨大结节处疼痛。

3. 肩关节内收、外旋抗阻力试验阳性。

4. 肩关节、肩胛骨 X 线检查无异常。

【鉴别诊断】

1. 肩关节周围炎　发病年龄一般在50岁左右,肩关节疼痛,昼轻夜重,肩关节活动受限,肩关节外展的全过程都伴有明显的疼痛,肩关节周围有广泛的压痛。

2. 神经根型颈椎病　具有较典型的根性症状(麻木、疼痛),且范围与颈脊神经所支配的区域相一致,压头试验或臂丛牵拉试验阳性。

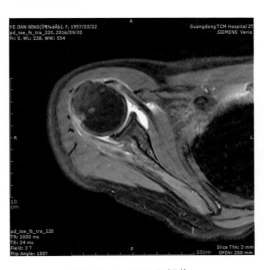

图 6-3-1　冈下肌损伤

【治疗方法】

1. 中医分经与辨证

根据经络辨证，肩背部和上臂部疼痛为主属手阳明经、太阳经型。

①手阳明经型：症见肩关节上、外侧疼痛或压痛，可扩散到上肢外侧前缘，上肢以外展、上举功能障碍为主；

②手太阳经型：症见肩关节后侧疼痛，常连及肩胛部和上肢外侧后缘，上肢以内收、前伸功能障碍为主；

③混合型：上述中的2型结合。

2. 选用穴位

（1）主穴　阿是穴、天宗。

（2）配穴　肩髃、曲池、膈俞、条口。

3. 药物　健骨注射液。

4. 操作方法　按穴位注射操作常规进行。刺入穴位后寻找针感，以向肩周及上臂放射者为佳。具体进针操作：阿是穴按疼痛轻重、疼痛部位的不同，刺入的角度、深度有所差异，阿是穴注入药量1mL；

其他配穴则根据患者的体质、胖瘦等情况，一般选3个配穴，每穴注药1mL。

5. 疗程　隔日1次，5次为1个疗程；疗程间隔5天，一般1～2个疗程有效。

6. 注意事项　严格掌握针刺角度和深度，年老体弱及初次接受治疗者，最好取卧位，注射时如回抽有血，必须避开血管后再注射；必须避开神经干；注射背部脊柱两侧的膈俞穴时，针尖可斜向脊柱，避免直刺而引起气胸。

【康复训练与调护】

1. 注意局部保暖，配合湿热敷或其他物理疗法。

2. 急性期不宜做肩关节的主动活动，可采用手法等方法综合治疗。待疼痛减轻后，可做肩关节的松动粘连的主动功能锻炼。

3. 避免过度劳累，避免提重。

4. 注意饮食调护，忌食生冷、燥热之品。

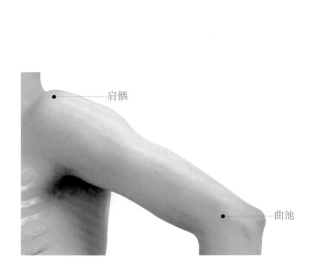

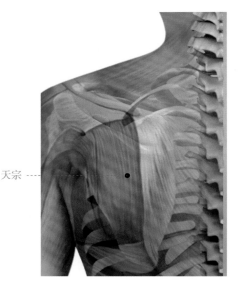

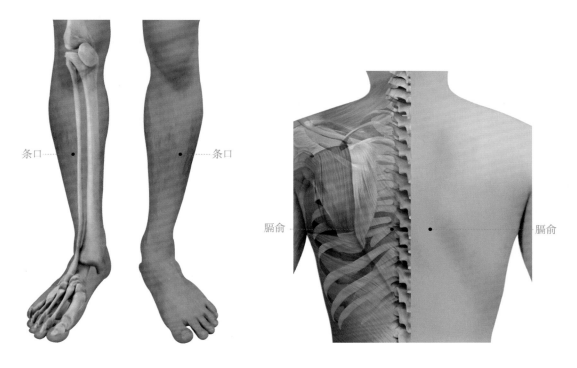

图 6-3-2　冈下肌损伤选穴定位图

条口

条口

膈俞

膈俞

第四节　三角肌滑囊炎

【概述】

三角肌滑囊炎的病变多不是原发性的，而是继发于邻近组织的病变，如肩部肌肉损伤和冈上肌腱炎等。外伤和劳损均可导致三角肌滑囊炎，肩周炎也可累及三角肌滑囊。临床也常将三角肌滑囊炎误诊为肩周炎，因该滑囊位于三角肌深面，痛点较深，患者主诉含糊，触诊不清楚，所以，有时也被误诊为肩峰下滑囊炎。

【局部解剖与生理特点】

三角肌滑囊对肩关节的运动十分重要，因而被称为第二肩关节。三角肌滑囊是在三角肌和肩关节之间的一个滑液囊，有时此囊与肩峰下滑液囊相通。三角肌滑液囊分泌的滑液主要是供给位于三角肌下面、冈上肌表面的冈上肌筋膜，以及冈下肌和小圆肌表面的冈下肌筋膜，使三角肌和下面这些肌肉的肌腱部不会因摩擦而受损。一旦三角肌滑囊因外伤而劳损，发生病变，这些肌肉和筋膜都将失去润滑，肩部就会出现严重不适感。

【病因病理】

1. 西医病理　三角肌滑囊因受损（外伤和劳损），囊壁的膜性通道被自我修复的瘢痕组织堵塞，囊内的滑液排不出来，使滑囊膨胀，造成酸、胀、痛等感觉。由于滑液失去供应，冈上肌筋膜、冈下肌筋膜、小圆肌筋膜得不到润滑，使肩部肌肉欠灵活，而出现不适感。

2. 中医病机　中医认为本病因外伤并感受风寒所致。外伤、劳损、风寒侵袭肩部，损及经脉，经气不利，阻痹气血，气滞血瘀，不通则痛，属于中医"痹病""伤筋"等范畴。

【临床表现】

1. 症状　肩外侧深部疼痛，可从肩峰下放射至三角肌止端。肩关节外展、旋转、内收活动时疼痛加剧。一般急性期以肩部疼痛为主，而慢性期以肩关节活动障碍为主。若肩关节活动障碍日趋严重，则会出现冈上肌和冈下肌肌肉萎缩，甚者三角肌肌肉萎缩。

2. 体征　三角肌和肩峰下有较广泛的压痛。慢性期则肩关节外展、旋转、内收活动困难，活动上肢时肩部有摩擦音和弹响声。

【诊断要点】

1. 有外伤史和劳损史。

2. 肩外侧三角肌周围区域疼痛，上肢主动外展及上举，则疼痛加重。

3. 在肩峰下滑囊下缘，肩关节下缘有摩擦音或弹响声。

4. 肩峰下三角肌中上部有轻度肿胀。

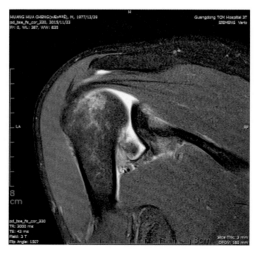

图 6-4-1　三角肌滑囊炎

【鉴别诊断】

1. **三角肌下滑囊炎** 主要表现为肩臂部疼痛，活动受限，疼痛逐渐加重，夜间更明显，疼痛点主要局限在肩关节、肩峰下、大结节处，可随肱骨的旋转而移位，当滑囊肿胀积液时，整个肩关节区域和三角肌部均有压痛。

2. **肩关节周围炎** 初病时单肩部酸痛，并可向颈部和整个上肢放射，日轻夜重，患肢畏风寒，手臂上举、前伸、外旋、后伸等动作均受限制。病情迁延日久，常因寒湿凝滞、气血痹阻导致肩部肌肉萎缩，疼痛反而减轻。

【治疗方法】

1. **中医分经与辨证**

临床上常按肩关节疼痛部位及活动受限等情况及经络循行分布间的关系进行辨经分型。三角肌下滑囊炎主要表现肩外侧三角肌区域疼痛为主，主属手阳明大肠经型。

2. **选用穴位**

（1）主穴 阿是穴。

（2）配穴 肩髃、巨骨、臂臑、曲池。

3. **药物** 健骨注射液。

4. **操作** 按穴位注射操作常规进行。穴位皮肤常规消毒后，选用 5mL 一次性注射器抽取药液（2 支，4mL），另换牙科 5号一次性针头将抽取药液刺入穴位，寻找针感，以向肩周及上臂放射者为佳。具体进针操作：阿是穴按疼痛轻重、疼痛部位的不同，刺入的角度、深度有所差异，阿是穴注入药量1mL；其他配穴则根据患者的体质、胖瘦等情况，一般选 3 个配穴，每穴注药 1mL。

5. **疗程** 穴位注射隔日 1 次，5 次为1 个疗程；疗程间隔 5 天，再进行下一个疗程，一般 1～2 个疗程有效。

6. **注意事项** 阿是穴在患肩三角肌隆起处查找明显压痛点，巨骨穴向外下方进针。药物不宜注入关节腔中，应避开神经、血管注射。

【康复训练与调护】

1. **练功疗法** 可进行积极的主动和被动活动，使肩关节在三个轴上进行活动，以此来增加疗效。例如耸肩环绕、马桩式站立（下身不动，全臂用力，两手自胸前由内下→前上→外后→下内翻转，先是前臂旋后手心向内，继是前臂旋前手心向外，方向相反，左起右落）。

2. 注意局部保暖，避免风寒湿邪侵袭。

3. **饮食调理** 宜食新鲜蔬菜、水果、豆类食物；病程后期宜食补气益血、滋补肝肾等含营养的食物，如葡萄、黑豆、枸杞子、桂圆、龟肉等；避免如油炸、烧烤、过咸、过甜的食物，忌食麻辣、腥腻等厚味及烟酒刺激之品。

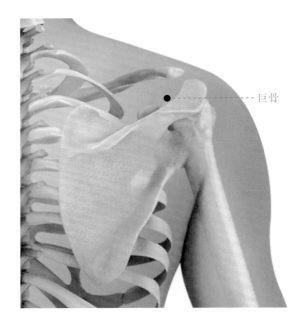

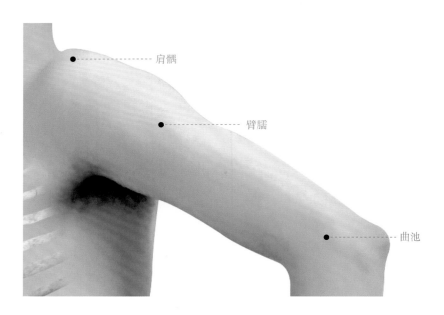

图 6-4-2　三角肌滑囊炎选穴定位图

第五节　肩峰下滑囊炎

【概述】

肩峰下滑囊炎系因肩部的急慢性损伤，炎症刺激肩峰下滑囊，从而引起肩部疼痛和活动受限为主症的一种病证。中医认为，本病多因外伤或劳损导致局部气血瘀滞，经络不通所致，属于"痹病""伤筋"等范畴。

【局部解剖与生理特点】

肩峰下滑囊位于三角肌下面与冈上肌上面，分为肩峰下囊和三角肌下囊两部分。前者位于肩峰下面，后者位于三角肌的深面，两者的底部坚固地附着于冈上肌肌腱、大结节的前方及结节间沟的表面，两者互相通连，应看作是一个整体，滑囊将肱骨大结节与三角肌、肩峰突分隔。其主要功能是减少肱骨大结节与肩峰及三角肌之间的磨损。因为滑囊内含有滑液，类似一盛水的囊袋，位于相邻结构之间，起到避免相邻结构接触，并起润滑作用。

【病因病理】

1. 西医病理　肩峰下滑囊炎可因直接或间接外伤、冈上肌腱损伤或退行性变、长期挤压和刺激所致。滑囊将肱骨大结节与三角肌、肩峰突隔开，使肱骨大结节不致在肩峰下面发生摩擦。肩峰下滑囊炎，可因直接或间接外伤引起，但大多数病例是继发于肩关节周围组织的损伤和退行性变，尤以滑囊底部的冈上肌腱的损伤、退行性变、钙盐沉积最为常见。肩峰下滑囊由于损伤或长期受挤压、摩擦等机械性刺激，使滑囊壁发生充血、水肿、渗出、增生、肥厚、粘连等无菌炎症反应。

2. 中医病机　中医认为本病因外伤并感受风寒所致。外伤、劳损、风寒侵袭肩部，损及经脉，经气不利，阻痹气血，气滞血瘀，不通则痛。属于中医"痹病""伤筋"等范畴。

【临床表现】

1. 症状　急性发病者，肩部广泛疼痛，肩关节活动受限，活动时疼痛加重，肩关节前方可触及压痛及肿胀的滑囊；慢性起病者，疼痛多不明显，痛点多位于三角肌止点，肩关节外展内旋时疼痛加重，肱骨大结节处可触及压痛点。

2. 体征　主要在肩关节外侧肩峰下和大结节处有明显的局限性压痛，肩关节活动功能障碍，肩关节抗阻力外展、外旋试验阳性，病程日久可见三角肌及冈上肌不同程度的肌肉萎缩。

【诊断要点】

1. 肩部有外伤、过度劳累或冈上肌肌腱病变等病史。

2. 肩部疼痛，范围较广泛，昼轻夜重，甚则痛不能眠。

3. 肩外形较圆隆、肿胀，滑囊积液较多者多在肩峰下可触及肿胀的滑囊。

4. 肩关节外展和内旋活动受限。

5. X线检查一般无异常改变，但在钙化性滑囊炎时，可显示钙化影像。

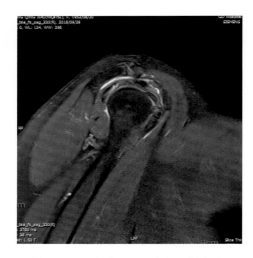

图 6-5-1　肩峰下 – 三角肌下滑囊炎

【鉴别诊断】

1. 肱二头肌长头腱腱鞘炎　肩关节的正前方疼痛，肱骨结节间沟处压痛，肩关节内旋活动不受限。

2. 肩关节周围炎　初病时单肩部酸痛，并可向颈部和整个上肢放射，日轻夜重，患肢畏风寒，手臂上举、前伸、外旋、后伸等动作均受限制。病情迁延日久，常因寒湿凝滞、气血痹阻导致肩部肌肉萎缩，疼痛反而减轻。

3. 冈上肌肌腱炎　疼痛部位在肩外侧冈上肌止点处，肩关节外展的疼痛弧（60°～120°）是诊断本病的重要依据。

【治疗方法】

1. 中医分经与辨证

临床上常按肩关节疼痛部位及活动受限等情况及经络循行分布间的关系进行辨经分型。肩峰下滑囊炎主要表现肩部广泛疼痛，肩关节活动受限，主属手阳明大肠经、手少阳三焦经。

①手阳明经型：症见肩关节前外侧疼痛或压痛，上肢以外展、上举功能障碍为主；

②手少阳经型：症见肩关节后外侧疼痛或压痛，上肢外展、上举、内旋均受限；

③上述中的 2 型结合者。

2. 选用穴位

（1）主穴　阿是穴。

（2）配穴　肩髃、肩前、肩髎、肩井、臂臑穴等。

3. 药物　健骨注射液。

4. 操作方法

按穴位注射操作常规进行。穴位皮肤常规消毒后，选用 5mL 一次性注射器抽取健骨注射液 4mL（2 支），另换牙科 5 号一次性针头将抽取药液刺入穴位，寻找针感，回抽无血后徐徐注入药液。阿是穴按疼痛轻重、疼痛部位的不同，刺入的角度、深度有所差异，注入药量 1mL；其他配穴则根据患者的体质、胖瘦等情况，一般选 3 个配穴，每穴注药 1mL。

5. 疗程

穴位注射隔日 1 次，5 次为 1 个疗程；疗程间隔 5 天，一般 1～2 个疗程有效。

6. 注意事项

阿是穴在肩峰下明显压痛点选取；巨骨穴向外下方进针；肩井穴注射时注意深度和进针方向，以免引发气胸；药物不宜注入关节腔中，应避开神经、血管注射。

【康复训练与调护】

1. 注意肩部保暖，避免风寒湿邪侵袭。

2. 加强肩关节功能锻炼，急性期宜休息，外展位制动；后期可逐渐加强肩关节的自主活动锻炼，预防肩关节粘连，恢复肩关节的正常活动功能。

3. 注意饮食规律，忌食刺激性食物如辣椒、芥末等；应增进营养，多食富含蛋白质的食物，如鱼类、鸡蛋、豆制品等及适当增加钙质。

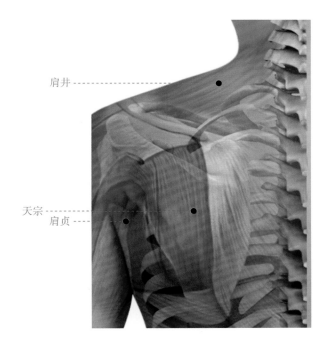

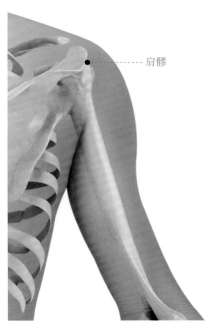

肩井

天宗
肩贞

肩髎

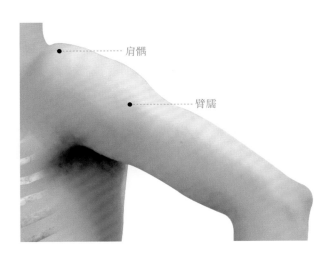

肩髃
臂臑

图 6-5-2 肩峰下滑囊炎选穴定位图

第六节　肱二头肌长头肌腱炎

【概述】

肱二头肌长头肌腱炎是指肱二头肌腱发炎粘连，肌腱滑动发生障碍的病证。主要临床特征是肱骨结节间沟部疼痛、压痛明显、肩关节活动受限。本病属于中医"筋痹"范畴。肱二头肌长头肌腱炎发病率较高，好发于 40 岁以上的病人，多因外伤或劳损后急性发病，若不及时治疗，可发展成冻结肩。

【局部解剖与生理特点】

肱二头肌长头肌腱起于肩胛骨盂上结节，在肱骨结节间沟与横韧带形成的骨纤维管道中通过。当肩关节后伸、内收、内旋时，该肌腱滑向上方；而当肩关节前屈、外展、外旋时则滑向下方。当上肢在外展位屈肘时，肱二头肌长头肌腱容易磨损，长期的摩擦或过度活动可引起腱鞘充血、水肿、增厚，造成腱鞘滑膜层急性水肿或慢性损伤性炎症，从而导致肱二头肌长头肌腱在腱鞘内的滑动功能发生障碍，从而出现临床症状，称为肱二头肌长头肌腱炎或腱鞘炎。

【病因病理】

1. 西医病理　肩关节的直接外伤或慢性劳损，使长头肌腱在结节间沟的骨质上反复摩擦而使腱鞘水肿、增厚，导致粘连和肌腱退变，产生肱二头肌长头肌腱炎。

2. 中医病机　中医认为本病因外伤、劳损、风寒侵袭肩部，损及经脉，经气不利，阻痹气血，气滞血瘀，不通则痛。属于中医"痹病""伤筋"范畴。

【临床表现】

1. 症状　肩关节前部疼痛，可向上臂前外侧放射，夜间加剧，肩部活动后加重，休息后好转。早期肩关节活动尚无明显受限，但外展、后伸及旋转时疼痛；后期逐渐加重，肩关节活动受限，患手不能触及对侧肩胛下角。

2. 体征　肱骨结节间沟处压痛明显；肱二头肌抗阻力试验阳性（在抗阻力情况下，屈肘及前臂旋后时，肱二头肌长头肌腱周围出现剧烈疼痛）；合并有肩周炎或其他疾患者，疼痛范围广，可见肩关节僵硬及肌萎缩。

【诊断要点】

1. 多数为慢性劳损或有外伤史。

2. 肩关节前方疼痛，肩上举或后伸常有疼痛，穿衣、脱衣困难。

3. 肩关节外展、后伸及旋转活动受限且有疼痛。

4. 肱骨结节间沟及喙突附近压痛明显。

5. 抗阻力试验表现无力或疼痛加重。

6. 肩部 X 线片　无骨关节改变。

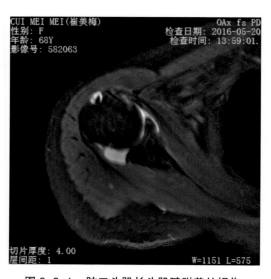

图 6-6-1　肱二头肌长头肌腱附着处损伤

【鉴别诊断】

肩周炎　本病的好发年龄在50岁左右，女性发病率略高于男性，多见于体力劳动者。临床表现为：肩部疼痛，肩关节活动受限，怕冷，压痛，肌肉痉挛与萎缩。

【治疗方法】

1. 中医分经与辨证

临床上常按肩关节疼痛部位及活动受限等情况及经络循行分布间的关系进行辨经分型。肱二头肌长头肌腱炎主要表现肩关节前方疼痛，肩上举或后伸常有疼痛为主，主属手太阴肺经、手阳明大肠经。

①手太阴经型：症见肩关节前缘及上臂内侧前缘疼痛和有压痛，上肢以旋转后伸功能障碍为主；

②手阳明经型：症见肩关节上、外侧疼痛或压痛，可扩散到上肢外侧前缘，上肢以外展、上举功能障碍为主；

③混合型：上述中的2型相结合者。

2. 选用穴位

（1）主穴　阿是穴。

（2）配穴　肩前、肩髃、天府、巨骨、曲池穴等。

3. 药物　健骨注射液。

4. 操作方法　按穴位注射操作常规进行。穴位皮肤常规消毒后，选用5mL一次性注射器抽取健骨注射液4mL，另换牙科5号一次性针头将抽取药液刺入穴位。具体进针操作：阿是穴按疼痛轻重、疼痛部位的不同，刺入的角度、深度有所差异，阿是穴注入药量1mL；其他配穴则根据患者的体质、胖瘦等情况，一般选3个配穴，每穴注药1mL。

5. 疗程　穴位注射隔日1次，5次为1个疗程；疗程间隔5天，一般1～2个疗程有效。

6. 注意事项　阿是穴在肩前肱骨结节间沟内的肱二头肌腱长头部位局限性深压痛点选取进针；药物不宜注入关节腔中，应避开神经、血管注射。

【康复训练与调护】

1. 日常护理　注意肩部保暖，积极治疗原发病灶。

2. 功能锻炼　疼痛缓解后，即行肩部功能锻炼，防止发生冻结肩。①肩部主动活动：弯腰使患肢放松下垂，做肩部摆动运动，一日多次。②爬墙运动：患手顺墙向上活动，逐渐恢复肩部外展和上举。

3. 饮食　以清淡食物为主，注意饮食规律。忌食刺激性食物如辣椒、芥末等。

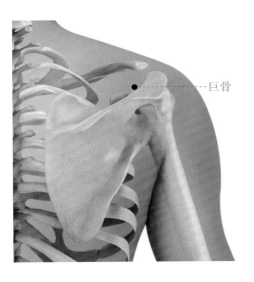

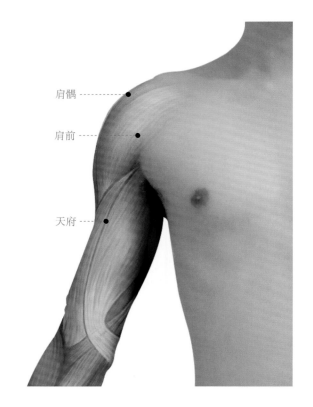

肩髃

肩前

天府

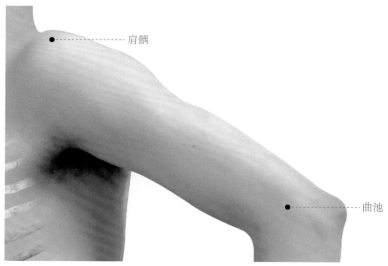

肩髃

曲池

图 6-6-2　肱二头肌长头肌腱炎选穴定位图

第七节　肩袖损伤

【概述】

肩袖损伤是中老年和肩关节创伤中常见的肩关节疾患，肩袖损伤后患者常感肩外侧疼痛较甚，外展时疼痛加剧，肩部主动外展受限，肱骨大结节部有明显按压痛，有些病人在睡觉时会因为肩关节疼痛而痛醒。最典型的表现为两个方面：肩关节疼痛以及肩关节无力。

【局部解剖与生理特点】

肩袖由冈上肌、冈下肌、肩胛下肌和小圆肌组成，起于肩胛骨。冈上肌对肱骨头起着上方稳定器的作用，冈下肌和小圆肌起着后方稳定器和使肱骨外旋的作用，而肩胛下肌则有使肱骨内旋的作用。肩袖肌的作用以冈上肌最为重要，也最容易损伤。肩袖另一个作用就是维持一个所谓的密闭关节腔，有助于保持滑液营养关节软骨和预防继发性骨关节炎。

1. 西医病理　创伤是年轻人肩袖损伤的主要原因，当跌倒时手外展着地或手持重物，肩关节突然外展上举或扭伤而引起；局部血供不足会引起肩袖组织退行性变，当肱骨内旋或外旋中立位时，肩袖的这个危险区最易受到肱骨头的压迫、挤压血管而使该区相对缺血，使肌腱发生退行性变。本病常发生在需要肩关节极度外展的反复运动中（如棒球、仰泳和蝶泳、举重、球拍运动等）。

2. 中医病机　本病因外伤或劳损所致。外伤、劳损伤及肩部，致经脉受损，经气不利，阻痹气血，气滞血瘀，不通则痛。属于中医"痹病""伤筋"范畴。

【临床表现】

1. 症状　肩袖损伤最典型的表现为两个方面：肩关节疼痛以及肩关节无力。有些病人在睡觉时会因为肩关节疼痛而痛醒。急性损伤者肩关节突发剧痛，有撕裂或折断感，疼痛维持数日，以后逐渐减轻。大多数患者表现为隐匿性进行性肩关节疼痛和无力，常放散至三角肌止点区域，夜间疼痛加重。

2. 体征　大结节与肩峰间压痛明显；肩袖裂口经过肩峰下时则弹响，尤其完全破裂者更为明显。疼痛弧：肩袖部分破裂者肩关节外展 60°～ 120°范围内出现疼痛；肩袖破裂较大时患臂不能外展，而由耸肩活动代替；日久可见局部肌肉萎缩。

【诊断要点】

1. 外伤史　急性损伤史，以及重复性或累积性损伤史。

2. 疼痛与压痛　常见部位是肩前方痛，位于三角肌前方及外侧。急性期疼痛剧烈，呈持续性；慢性期呈自发性钝痛，夜间症状加重是常见的临床表现之一。压痛点多见于肱骨大结节近侧，或肩峰下间隙部位。

3. 功能障碍　肩袖大型断裂者，主动肩上举及外展功能均受限。

4. 肌肉萎缩　病史超过 3 周以上者，肩周肌肉有不同程度的萎缩，以三角肌、冈上肌及冈下肌较常见。

5. 特殊体征　肩坠落试验、撞击试验、疼痛弧征阳性，盂肱关节内摩擦音。

【鉴别诊断】

1. 肩周炎　肩袖损伤后没及时治疗

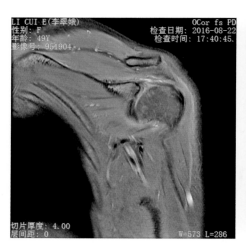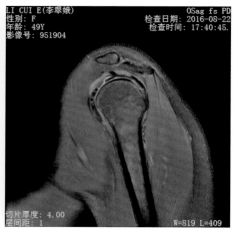

图 6-7-1　肩袖损伤

或诊治不当，容易引起肩关节粘连而造成继发性肩周炎，极易误诊。两者的共同点是活动受限和疼痛。不同点是肩周炎夜间痛甚，活动到受限角度后，疼痛加剧，不能活动，无法达到正常角度，病史一般不会超过2年。肩袖损伤急性期过后如没形成粘连，不做主动运动时一般不会疼痛，但有上肢无力。

2. 肩关节其他疾病　如肩锁关节脱位、肩关节损伤（软骨损伤、骨折等）、肱二头肌长头肌腱鞘炎及顽固性颈椎病引起的肩痛等。

【治疗方法】

1. 中医分经与辨证

临床上常按肩关节疼痛部位及活动受限等情况及经络循行分布间的关系进行辨经分型。肩袖损伤局部疼痛常见部位是肩前方痛，位于三角肌前方及外侧。中医辨经辨证主属手阳明大肠经、手太阳小肠经、手少阳三焦经。

①手阳明经型：症见肩关节上、外侧疼痛或压痛，可扩散到上肢外侧前缘，上肢以外展、上举功能障碍为主；

②手太阳经型：症见肩关节后侧疼痛，常连及肩胛部和上肢外侧后缘，上肢以内收、后伸功能障碍为主；

③手少阳经型：症见肩关节外侧疼痛或压痛，上肢伸直、外展、上举均受限；

④混合型：上述中的2型或2型以上者。

2. 选用穴位

（1）主穴　阿是穴。

（2）配穴　肩井、肩髃、肩髎、肩前、肩贞、臂臑、天宗、手三里穴等。

3. 药物　健骨注射液。

4. 操作方法　按穴位注射操作常规进行。穴位皮肤常规消毒后，选用5mL一次性注射器抽取健骨注射液4mL，另换牙科5号一次性针头将药液刺入穴位，寻找针感，回抽无血后徐徐注入药液。具体进针操作：阿是穴按疼痛轻重、疼痛部位的不同，刺入的角度、深度有所差异，阿是穴注入药量1mL；其他配穴则根据患者的体质、胖瘦等情况，一般选3个配穴，每穴注药1mL。

5. 疗程　隔日1次，5次为1个疗程；疗程间隔5天，一般1～2个疗程有效。

6. 注意事项　阿是穴一般在肩峰下滑囊或盂肱关节压痛点选取进针；药物不

宜注入关节腔中，应避开神经、血管注射。肩袖大型撕裂，非手术治疗无效者需进行手术治疗。

肩胛骨为度；患侧手搭对侧肩膀，以健侧手推患侧肘摸背部。通过锻炼可从不同方向活动肩关节与韧带，逐步恢复其功能。

【康复训练与调护】

1. 康复功能锻炼　主要是肩关节功能的锻炼：面对墙壁而立，双手爬墙，争取高度每天上升；手指对叉，屈肘翻腕，掌心向上，用力向天上托举；双手在身后相握，手背紧贴腰背，尽量上提，以碰到

2. 饮食调理　宜清淡为主，多吃蔬果，合理搭配膳食。应增进营养，多食富含蛋白质的食物，如鱼类、鸡蛋、豆制品等及适当增加钙质。多饮水，多食蔬菜、水果。忌食刺激性食物：如辣椒、芥末等。

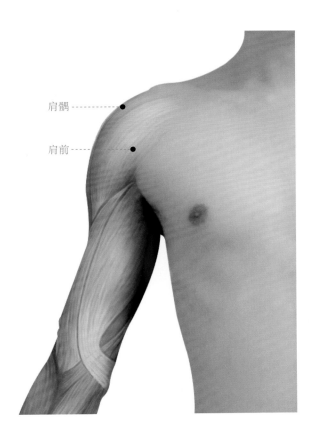

肩髃
肩前

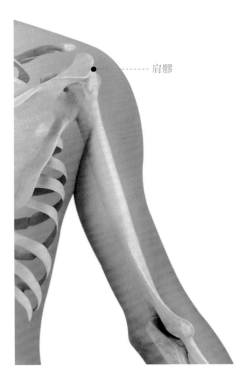

肩髎

第六章　肩部常见疼痛疾病

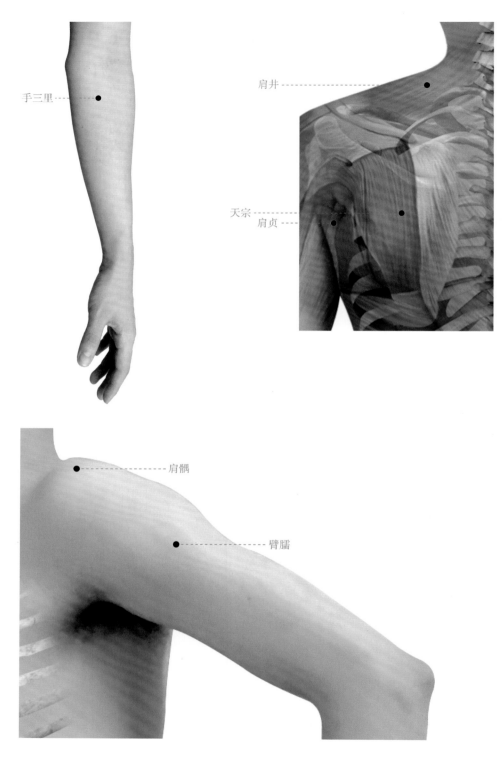

手三里

肩井

天宗
肩贞

肩髃

臂臑

图 6-7-2　肩袖损伤选穴定位图

第八节　肱骨外上髁炎

【概述】

肱骨外上髁炎，多见于须反复用力伸腕活动的成年人，尤其是频繁地用力旋转前臂者，如网球、羽毛球运动员及家庭主妇等，俗称网球肘。主要是肘关节外侧疼痛，用力握拳及前臂做旋前伸肘动作（如绞毛巾、扫地等）时可加重，局部有多处压痛。中医认为系由肘部外伤或劳损，或外感风寒湿邪致使局部气血凝滞，络脉瘀阻而发为本病，属中医学"伤筋""肘劳""肘痹"等范畴。

【局部解剖与生理特点】

肱骨外上髁属肘关节外部，为前臂伸肌总腱的起始部。桡侧腕短伸肌、小指固有伸肌等均起于此。桡侧腕长伸肌起于肱骨外髁上嵴下 1/3。肱桡关节由肱骨小头与桡骨头凹构成，在肱尺关节屈伸运动时，肱桡关节本身无任何特殊运动，但可以协助桡尺近侧关节的运动。

【病因病理】

1. 西医病理　多因慢性劳损致肱骨外上髁处形成急慢性炎症所引起。由于肘、腕关节的频繁活动，长期劳累，前臂伸肌群长期反复强烈地收缩、牵拉，使这些肌腱的附着处发生不同程度的急性或慢性积累性损伤，肌纤维产生撕裂、出血、机化、粘连，形成无菌性炎症反应而发病。

2. 中医病机　本病系由肘部外伤或劳损，或外感风寒湿邪致使局部气血凝滞，络脉瘀阻，血不荣筋，肌肉失于温煦，筋骨失于濡养而发为本病。属中医学"伤筋""肘劳""肘痹"等范畴。

【临床表现】

1. 症状　肘关节外上髁处局限性疼痛，并向前臂放射，前臂旋前时加重；患者常持物无力，偶尔可因剧痛而使持物滑落；休息后再活动或遇寒冷时疼痛加重。

2. 体征　肱骨外上髁有局限性压痛；前臂伸肌腱牵拉试验（Mills 试验）阳性：伸肘屈腕握拳，然后前臂旋前，引起肘外侧疼痛。

【诊断要点】

1. 多有肘、腕部活动过多损伤史。

2. 早期以肘关节外侧酸痛不适为主，常在活动时出现，休息后消失，后期则疼痛逐渐加重，有时伴烧灼感。

3. 在用力做前臂旋转、伸屈肘腕动作时疼痛，如扫地、拧毛巾、屈肘提举物品可诱发或加剧疼痛，而伸肘提拿物体一般无疼痛加剧。严重时患臂无力，持物不牢。

4. 肱骨外上髁、桡骨小头或肱桡关节间隙处有明显压痛，局部可有轻度肿胀、肥大或增厚。

5. 前臂伸肌腱牵拉试验（Mills 试验）阳性。

6. X 光摄片一般无异常发现。

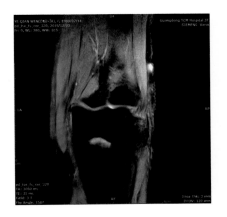

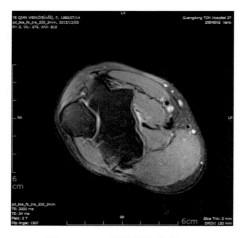

图 6-8-1　肱骨外上髁炎

【鉴别诊断】

1. 颈椎病　神经根型颈椎病表现为上肢外侧疼痛，为放射性痛，手及前臂有感觉障碍区，无局限性压痛。

2. 肱骨内上髁炎　主要为肘关节内侧局限性疼痛，压痛，屈腕无力，肘关节活动正常。

3. 肘部创伤性关节炎　疼痛在全关节，伴有功能障碍，拍 X 线片即可确诊。

【治疗方法】

1. 中医分经与辨证

临床上常按肘关节疼痛部位及活动受限等情况及经络循行分布间的关系进行辨经分型。肱骨外上髁炎以肘关节外侧疼痛不适为主，中医辨经辨证主属手阳明大肠经。

2. 选用穴位

（1）主穴　阿是穴。

（2）配穴　曲池、手三里、肘髎、合谷。

3. 药物　健骨注射液。

4. 操作方法　按穴位注射操作常规进行。穴位皮肤常规消毒后，选用 5mL 一次性注射器抽取健骨注射液 4mL，另换牙科

5 号一次性针头将药液刺入穴位，寻找针感，回抽无血后徐徐注入药液。具体进针操作：阿是穴按疼痛轻重、疼痛部位的不同，刺入的角度、深度有所差异，阿是穴注入药量 1mL；其他配穴则根据患者的体质、胖瘦等情况，一般选 3 个配穴，每穴注药 1mL。

5. 疗程　隔日 1 次，5 次为 1 个疗程；疗程间隔 5 天，一般 1～2 个疗程有效。

6. 注意事项　阿是穴在肱骨外上髁有明显压痛点处，不要把药物直接注入肘部关节腔；应避开神经、血管注射。

【康复训练与调护】

1. 保健预防　加强肘关节的保护及功能锻炼，经常做缓慢的伸展前臂、屈肘、握拳等动作；避免寒冷，局部可用热水袋外敷；肘部适当休息，可采用护肘，限制肘部的翻转和伸直。

2. 饮食调理　宜食活血化瘀、芳香开窍的食物，如三七、山楂、薤白、荠菜等。多吃一些高钙食品，如牛奶、蛋类、豆制品、蔬菜和水果等。

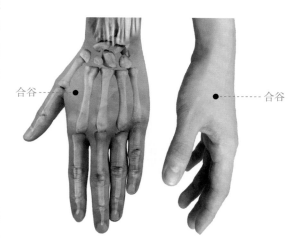

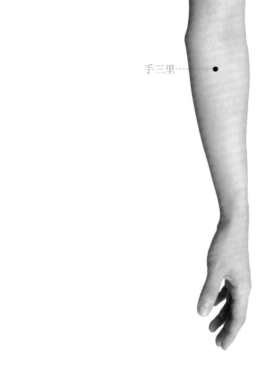

手三里

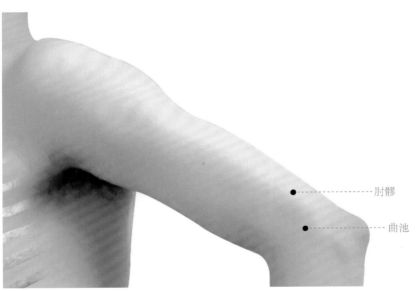

肘髎

曲池

图 6-8-2　肱骨外上髁炎选穴定位插图

第九节　肱骨内上髁炎

【概述】

肱骨内上髁炎，又名肘内侧疼痛综合征，俗称高尔夫肘。以肘关节内侧疼痛，用力握拳及前臂做旋前伸肘动作（如绞毛巾、扫地等）时可加重，局部压痛明显。中医认为系由肘部外伤或劳损，或外感风寒湿邪致使局部气血凝滞，络脉瘀阻而发为本病，属中医学"伤筋""肘痹"等范畴。

【局部解剖与生理特点】

肱骨内上髁位于肱骨干骺端与肱骨滑车之间的内侧，在肘关节内上方可明显触及的骨性隆起。内上髁的背面、滑车关节面的内侧有一尺神经沟，有尺神经通过。肱骨内上髁是前臂屈肌总腱附着部，该髁上有尺侧副韧带的起点，同时前臂桡侧腕屈肌、尺侧腕屈肌、掌长肌、指浅屈肌等6条屈肌及旋前肌也起于该髁。内外上髁是关节囊开始移行于骨膜的接壤处，又是很多肌腱的起始点，具有丰富的感觉神经末梢。

【病因病理】

1. 西医病理　由于在日常生活和工作中，肘关节活动比较频繁，容易引起肱骨内上髁部位的损伤和劳损，引起腕屈肌总腱纤维出现部分撕裂或肱骨内上髁骨膜出现炎性反应，产生水肿、出血、血肿机化、纤维增生、瘢痕组织形成等变化，以至粘连、钙化，而导致本病的发生。

2. 中医病机　由于肘部外伤或劳损，或外感风寒湿邪致使局部气血凝滞，络脉瘀阻，血不荣筋，肌肉失于温煦，筋骨失于濡养而发为本病。属中医学"伤筋""肘痹"等范畴。

【临床表现】

1. 症状　肱骨内上髁处及其附近疼痛，尤其是前臂旋前、主动屈腕关节时，疼痛更加严重，疼痛可放射到前臂掌侧，严重时屈腕无力。

2. 体征　在肱骨内上髁处有明显压痛；前臂屈肌腱牵拉试验阳性（伸肘腕背伸握拳，然后前臂旋前或旋后，引起肘内侧疼痛）。

【诊断要点】

1. 多见于青壮年、有肘部职业劳损的人群。

2. 肱骨内上髁处及其附近疼痛。

3. 肱骨内上髁压痛点明显。

4. 前臂屈肌腱牵拉试验阳性。

5. X线无明显阳性体征，伴有尺神经症状时有必要做肌电图检查。

【鉴别诊断】

1. 颈椎病　神经根型颈椎病可表现为上肢外侧疼痛，为放射性痛，手及前臂有感觉障碍区，无局限性压痛。

2. 肱骨外上髁炎　肘部疼痛部位在肘关节外侧肱骨外上髁，伸肌群劳损引起。

3. 肘部创伤性关节炎　疼痛在全关节，伴有功能障碍，拍X线片即可确诊。

【治疗方法】

1. 中医分经与辨证

临床上常按肘关节疼痛部位及活动受限等情况及经络循行分布间的关系进行辨经分型。肱骨内上髁炎以肘关节肱骨内上髁处及其附近疼痛不适为主，中医辨经辨证主属手少阴心经、手太阳小肠经。

2. 选用穴位

（1）主穴　阿是穴。

（2）配穴　少海、曲泽、小海、支正穴等。

3. 药物　健骨注射液。

4. 操作方法　按穴位注射操作常规进行。穴位皮肤常规消毒后，选用 5mL 一次性注射器抽取健骨注射液 4mL，另换牙科 5 号一次性针头将药液刺入穴位，寻找针感，回抽无血后徐徐注入药液。具体进针操作：阿是穴按疼痛轻重、疼痛部位的不同，刺入的角度、深度有所差异，阿是穴注入药量 1mL；其他配穴则根据患者的体质、胖瘦等情况，一般选 3 个配穴，交替选用，每穴注药 1mL。

5. 疗程　隔日 1 次，5 次为 1 个疗程；疗程间隔 5 天，一般 1～2 个疗程有效。

6. 注意事项　阿是穴在肱骨内上髁处及其附近压痛最明显处，不要把药物直接注入肘部关节腔；应避开神经、血管注射。

【康复训练与调护】

1. 注意局部保暖，避免肘部过劳或扭伤等。治疗期间应避免做屈曲腕关节、前臂旋后等动作。

2. 功能锻炼　患臂手掌握拳，腕关节掌屈，做肘关节的屈伸运动，其中伸肘时要稍用力，每天 2 次，每次 3～5 钟。

3. 饮食调理　多吃含有微量元素的食物和新鲜的蔬菜和水果，少食油腻、煎炸食物；忌烟、酒及辛辣刺激性食物。

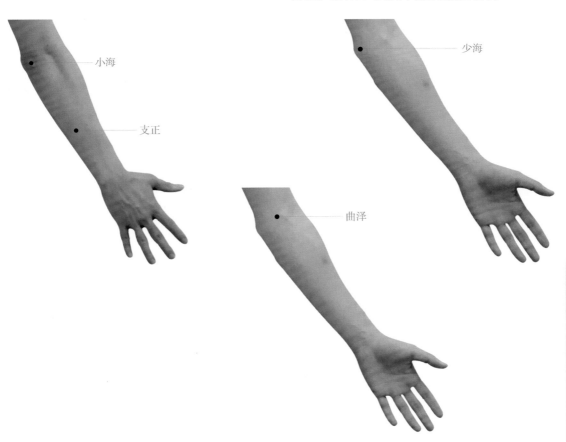

图 6-9-1　肱骨内上髁炎选穴定位图

第十节 肱桡关节滑膜炎

【概述】

肱桡关节滑膜炎临床上因为疼痛的部位、性质与肱骨外上髁炎相似，往往被误诊为"网球肘"。肱桡关节是肘关节的一个组成部分，是前臂行使旋转功能的重要关节，因为创伤、运动等因素可导致其滑膜水肿、关节积液、关节软骨退变而出现疼痛和功能障碍等一系列症状，多见于从事以屈伸、旋转肘关节为主要活动的人群。

【局部解剖与生理特点】

肱桡关节是肘关节的一个组成部分，是前臂行使旋转功能的重要关节；肱桡关节滑囊即肱二头肌桡骨囊，位于肱二头肌肌腱和桡骨粗隆前面之间，在肱桡肌的深面的内侧面，旋前圆肌的外侧面下缘，此滑囊分泌的滑液主要供给周围几条肌腱的润滑。

【病因病理】

1. 西医病理 在肘关节的频繁活动中，滑膜壁易受到损伤，滑膜壁的微孔被新生的滑膜和瘢痕封闭，逐渐使整个滑囊闭锁，滑液的生成、分泌平衡遭到破坏，囊内压力逐渐升高，使肘关节疼痛、酸胀不适，疼痛位置主要在肱桡关节处，且该处隆起明显，伴触痛，疼痛可向腕部及上臂扩散，但肱骨外上髁部无压痛。

2. 中医病机 因外伤、劳损、风寒湿侵袭肘部，损及经脉，经气不利，气滞血瘀，不通则痛，属于中医"肘痹""伤筋"等范畴。

【临床表现】

1. 症状 肘关节外下侧酸软、肿胀、疼痛，夜间及休息时尤重，患者常自主被动活动肘关节。

2. 体征 肱桡关节桡骨粗隆处压痛明显；前臂旋后抗阻试验和腕背伸抗阻试验阳性。

【诊断要点】

1. 有劳损、运动创伤史。

2. 肱桡关节处肿胀、疼痛。

3. 前臂旋后抗阻试验和腕背伸抗阻试验阳性。

【鉴别诊断】

1. 颈椎病 神经根型颈椎病表现为上肢外侧疼痛，为放射性痛，手及前臂有感觉障碍区，无局限性压痛。

2. 肱骨外上髁炎 肘部疼痛部位在肘关节外侧肱骨外上髁，前臂屈肌腱牵拉试验阴性。

【治疗方法】

1. 中医分经与辨证

临床上常按肘关节疼痛部位及活动受限等情况及经络循行分布间的关系进行辨经分型。肱桡关节滑膜炎以肘关节外下侧酸软、肿胀、疼痛不适为主，中医辨经辨证主属手阳明大肠经。

2. 选用穴位

（1）主穴 阿是穴。

（2）配穴 曲池、手三里、外关、合谷。

3. 药物 健骨注射液。

4. 操作方法 按穴位注射操作常规进行。穴位皮肤常规消毒后，选用 5mL 一次性注射器抽取健骨注射液 4mL，另换牙科 5 号一次性针头将抽取药液刺入穴位，寻找针感，回抽无血后徐徐注入药液。阿是穴注入药量 1mL，其他配穴则根据患者的体质、胖瘦等情况，一般选 3 个配穴，交替选用，每穴注药 1mL。

5. 疗程 穴位注射隔日 1 次，5 次为 1 个疗程；疗程间隔 5 天，一般 1～2 个疗程有效。

6. 注意事项 阿是穴在肱桡关节桡骨粗隆有明显压痛点处；药物不宜注入关节腔中，应避开神经、血管注射。

【康复训练与调护】

1. 保健预防 注意局部保暖，加强肘关节的保护及功能锻炼，经常做伸展、屈肘、握拳等动作，适当采用防护措施，如带护肘保护。

2. 饮食调理 宜食一些新鲜蔬菜、水果、豆类的食物，还应进食高钙食品，如牛奶、蛋类、豆制品等。

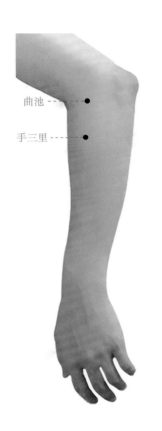
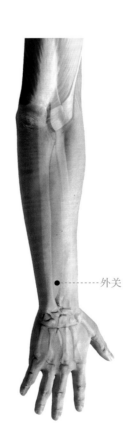

图 6-10-1 肱桡关节滑膜炎选穴定位图

下篇 各论

第七章

颈肩胸腰背臀部常见疾病

特色穴位注射疗法

第一节　胸胁屏伤

【概述】

胸胁屏伤又称"迸伤""岔气""闪气"，是指在一种不正确的姿势下，负重迸伤或扭转，伤及胸胁部关节、软组织，而引起胸背部疼痛、活动受限的一种病证。本病多见于重体力劳动者及运动员和特殊工种的人员。

【局部解剖与生理特点】

骨性胸廓是由12对肋、12个胸椎和胸骨借助关节、肌肉、韧带连接而构成。

胸背左右两侧各有12根肋骨，相互平行排列于胸旁，上7肋有软骨与胸骨连接，俗称硬肋（现代解剖学称为真肋）。8、9、10肋起于背，经季肋部而与上一位肋软骨相连（现代解剖学称为假肋和分肋）。最下2肋起于胸椎至腰肋部上，其尖端不与其他肋骨或胸骨相接（称为浮肋）。肋间神经、血管位于肋骨的下缘。胸骨由上而下，分为柄部、体部和剑突部。脊椎骨背部正中段为胸椎，构成略向背侧的生理弯曲。各椎骨之间由上、下关节突相互连接构成胸椎关节突关节。

肋骨间软组织有两种肌束方向互为交叉的肋间内、外肌。背部肌肉分三层，浅层上部为斜方肌，下部为背阔肌；中层为大小菱形肌及肩胛提肌，上、下后锯肌；深层为竖脊肌，椎体前后有前纵韧带、后纵韧带。胸胁屏伤，指的是以上关节、肌肉、筋膜和韧带等软组织的损伤。

【病因病理】

1. 西医病理　在日常工作、生活或运动时，可因外力撞击胸部或动作不协调地旋转扭错胸胁部，而导致胸壁固有肌肉的肋间外肌（提肋助吸气）、肋间内肌（降肋助呼气）痉挛、撕裂，以及胸肋关节、肋椎关节错位或滑膜嵌顿，而引起胸胁掣痛。

2. 中医病机　举重、提拉、挑抬或搬运重物时，用力过度或不当，而使胸胁屏伤，导致气机阻滞，经络受阻，不通则痛，而发生胸胁疼痛胀满。

【临床表现】

根据本病在临床上的表现，因直接暴力造成严重挫伤、骨折及内脏损伤引起的疾病，如肺泡破裂或合并有支气管破裂，出现胸部深在疼痛、咳痰、咯血者，不是穴位注射的主要治疗范围。常见治疗类型有以下两种。

（一）肋椎关节错位或滑膜嵌顿

1. 症状　伤后，背部突然发作疼痛，疼痛可自痛部沿肋骨向胸前部放射，旋转活动有不同程度的限制，甚至呼吸不畅，咳痰不爽，起卧困难，精神烦躁或郁闷。

2. 体征　检查时，局部有压痛点（在脊柱正中旁约2.5cm处，压迫相关肋骨可诱发疼痛）。

（二）胸肋关节错位或损伤

1. 症状　胸前壁疼痛，胸闷，呼吸不畅，呼吸稍深或咳嗽时往往有剧痛。

2. 体征　局部压痛敏感，有轻度肿胀。

【诊断要点】

根据以上症状和体征一般不难确诊。

【鉴别诊断】

1. 胸肋软骨炎　本病的病理特征是

胸骨旁肋软骨非化脓性痛性肿胀，多侵犯第1、2肋软骨，受累的肋软骨常隆起，并有剧烈疼痛。

2. 肋间神经炎　胸痛的性质为刺痛或灼痛，并沿肋间神经分布。疼痛部位以脊椎旁、腋中线及胸骨旁较明显。

【治疗方法】

1. 中医分经与辨证

（1）分经

①足少阳经型：胸部两侧疼痛、麻木不适为主，并伴胸闷、口苦等症。

②足太阳经型：背部疼痛、麻木不适为主。

（2）辨证

①气滞血瘀型：痛处固定不移，拒按，舌质暗，苔薄白，脉细涩。

②风寒湿阻型：疼痛时作时缓，恶风畏寒，遇风尤剧，口不渴，头重身困，苔薄白，脉浮。

2. 选用穴位　辄筋、日月、阿是穴、华佗夹脊穴。

3. 药物　健骨注射液。

4. 操作方法　按穴位注射操作常规进行。穴位皮肤常规消毒后，用6号针头5mL注射器抽取药液，选穴后快速平刺或斜刺入皮肤，慢慢进针提插得气后，回抽无血方可徐徐注入药液。具体操作：每穴直刺0.8-1.5寸，注药1mL。

5. 疗程　隔日一次，6次一疗程，一般2～3疗程有效。

6. 注意事项　注射背部穴位不宜进针过深，免伤内脏，尤其对肺气肿、肝脾肿大者，要特别注意。术者针刺时精神需要高度集中，患者体位要适中，严格掌握进针角度。

【康复训练与调护】

1. 经治疗疼痛消失后，一周之内不宜过度用力，运动前充分舒展、拉伸身体有助于减少胸部屏伤发生的概率。

2. 宜卧硬板床，以仰卧为宜。

3. 疼痛存在时可配合磁疗、超短波或热敷，症状好转后，配合功能锻炼，以两手平举扩胸运动为主。

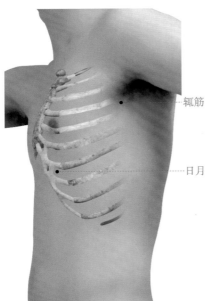
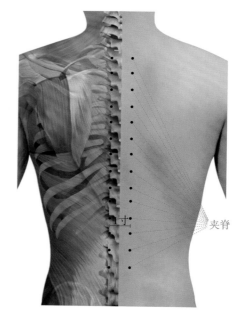

图 7-1-1　胸胁屏伤选穴定位图

第二节　胸椎小关节紊乱

【概述】

胸椎小关节紊乱，又名胸椎小关节错缝或胸椎小关节错位，是指上一胸椎的下关节突与下一胸椎的上关节突所构成的椎间小关节，在外力作用下，发生不能复位的错移，导致疼痛及功能障碍。

【局部解剖与生理特点】

胸椎有 12 节，椎体之侧面有 1 对肋凹和肋骨小头相连，形成肋椎关节，肋结节还与胸椎横突肋凹形成肋骨横突关节。胸椎后关节错移时，亦可使肋椎关节、肋横突关节错位。胸椎上关节突的关节面朝后而偏向外上，下关节突的关节面朝前而偏向内下，关节稳定，活动度极小，所以胸椎小关节错缝临床并不多见。

胸段脊髓发出 12 对神经，从同序胸椎下缘穿出，分成前支与后支。前支除第 1 胸神经参与臂丛，第 12 胸神经参与腰丛外均不成丛，称为肋间神经，走行于肋沟内。后支进入背部，分成内侧支与外侧支，支配背部的部分肌肉及项、背、腰的皮肤感觉。

【病因病理】

1. 西医病理　胸椎小关节紊乱主要是由外伤和慢性劳损造成的。首先，胸椎的连接是比较稳定的，并且活动度小，在一般的情况下不易引起损伤。但由于胸椎周围的软组织比较薄弱，当遇到强大的暴力时，则可发生胸椎小关节的错移。其次，由于胸椎椎间盘退变变薄，椎间隙变窄，胸椎后关节的关节囊、韧带松弛；长期在不协调姿势下工作、学习，使背部软组织经常处于过度收缩、牵拉、扭转而发生慢

性劳损。由于这些软组织的紧张、痉挛等外平衡的不协调，促使内平衡不协调，而致胸椎后关节发生错位。

2. 中医病机　外伤后未经及时治疗或长期慢性劳损，导致腠理疏松，风寒湿邪侵入背脊部的经络、肌肉，致肌肉痉挛，气滞血瘀，日久胸椎的内外平衡失调，后关节发生错位。

【临床表现】

1. 症状

本病发生于 $T_{2\sim7}$ 者多见，尤其是从事搬运工作的人。按其表现为不同程度的急慢性脊背疼痛、肋间神经痛和胸腹腔脏器功能紊乱的临床特点，分为：

（1）后支型　因挤压或用力过猛的扭挫伤，甚至咳嗽、打喷嚏等均可引起关节移位，出现急性疼痛，轻者局部疼痛和不适，或由于日常生活习惯喜卧位，长时间看书报、电视，高枕和长期从事前屈位的体力劳动者，形成慢性胸背酸痛、发凉恶寒，或由于旋转或仓促间伸腰挺胸时，突然出现胸背剧痛，不敢活动、深呼吸或大声说话。

（2）前支型　承后支型的致病因素出现前支型，表现为"岔气"、肋间神经痛、季肋部疼痛和不适、胸腹部有压迫感，以及相应脊神经支配区组织的感觉和运动功能障碍。

（3）交感神经型　由于小关节紊乱及软组织的无菌性炎症，刺激或压迫交感神经节后纤维，致相应内脏自主神经功能紊乱而出现相应内脏感觉异常。临床表现为受损交感神经支配区特异性疼痛综合征（顽

固难忍的疼痛、疼痛广泛扩散及对各种刺激感受异常等）、血管运动性、汗液分泌性及其他分泌性紊乱、营养障碍等。

由于内脏神经支配紊乱，可出现内脏活动障碍，表现为心律失常、呼吸不畅、胃脘胀闷疼痛、腹胀、食欲不振、胃肠道无力或胃肠蠕动亢进等。在慢性期可因内脏营养障碍而发生各种内脏器质性病损。

2.体征

查体受损胸椎棘突有压痛、叩痛和椎旁压痛，棘突偏离后正中线、后突隆起或凹陷，受损椎旁软组织可有触痛和触及痛性结节或条索状物。因临床上该症易被内科医生误诊为心血管、呼吸系统、消化系统器官的"冠心病""神经官能症""更年期综合征""胃痛"等，可完善相关检查以资鉴别，如心电图、钡餐、胃镜、B 超、肝功能等。

【诊断要点】

根据受伤史、临床症状及体征、X 线检查可明确诊断。

1. 病史　多有明显外伤史或长期不良姿势病史。

2. 背部疼痛，如负重物，有时疼痛向前胸、腰部放射，胸背部受到震动时疼痛加剧。

3. 触诊　患椎棘突、椎旁压痛，邻近肌肉痉挛，部分患者出现棘突偏歪或后突隆起，棘上韧带有剥离感。

4.X 线检查　胸椎正侧位片示，病程短者无阳性表现，病程长者有椎体退行性变或胸段脊椎代偿性侧凸或后凸畸形。并可排除胸椎结核、肿瘤、压缩性骨折、强直性脊柱炎等。

【鉴别诊断】

1. 胸椎骨折　常见于中下部胸椎，X线显示一个或几个胸椎上缘压缩变形，有时合并附件骨折。

2. 背肌筋膜炎　多无明显外伤史，背部疼痛常与天气变化有关，夜间、早晨疼痛较甚，背部肌肉僵硬发板，有广泛压痛，X 线检查多无阳性体征。

3. 胸椎肿瘤及结核　无外伤史，起病缓，病程长，多伴全身症状。结合实验室检查及 X 线检查较易鉴别。

【治疗方法】

1. 中医分经与辨证

（1）分经

①足少阳经型：胸部两侧疼痛、麻木等不适为主。

②足太阳经型：背部疼痛、麻木等不适为主。

（2）辨证

①气滞血瘀型：痛处固定不移，拒按，舌质暗，苔薄白，脉细涩。

②风寒湿阻型：疼痛时作时缓，恶风畏寒，遇风尤剧，口不渴，头重身困，苔薄白，脉浮。

（3）治法　行气活血通络、祛风温经化湿。

2. 选用穴位　阿是穴，相应节段夹脊穴。

3. 药物　健骨注射液。

4. 操作方法　按穴位注射操作常规进行。穴位皮肤常规消毒后，用 6 号针头5mL 注射器抽取药液，选穴后快速平刺或斜刺入皮肤，慢慢进针提插得气后，回抽无血方可徐徐注入药液。具体操作：每穴直

刺 0.8 ～ 1.5 寸，注药 1mL。

5.疗程　隔日一次，6次一疗程，一般 2 ～ 3 疗程有效。

6.注意事项　注射背部穴位不宜进针过深，免伤内脏，尤其对肺气肿、肝脾肿大者，要特别注意。术者针刺时精神需要高度集中，患者体位要适中，严格掌握进针角度。

【康复训练与调护】

1.改变不良坐姿、卧姿，减少坐位时间，可有效降低本病发作概率。

2.症状好转后，要配合胸背肌肉功能锻炼，以两手平举扩胸运动为主。

3.睡硬板床，避免劳累，注意保暖。

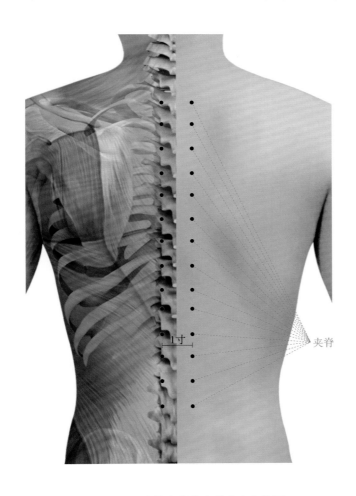
1寸　夹脊

图 7-2-1　胸椎小关节紊乱选穴定位图

第三节 颈肩部肌筋膜炎

【概述】

颈肩部肌筋膜炎又名颈肩部肌筋膜综合征、颈肌凝结症、颈肌纤维组织炎、颈肌风湿、颈肌疼痛综合征，它是颈肌筋膜的一种非特异性的无菌性炎症，通常是指颈项部的筋膜、肌肉、肌腱和韧带等软组织的病变，主要表现为后颈部肌肉慢性痉挛、疼痛、僵硬、活动受限等症状。本病好发于东北及华北寒冷地区和严寒气候潮湿地区，尤其是长期野外作业的各类人员。是临床医师诊断颈肩部疼痛疾患中最常见的一种。以中青年较多见，男多于女。

【局部解剖与生理特点】

颈肩部肌肉主要有斜方肌、背阔肌、肩胛提肌、菱形肌等。斜方肌位于项背部，为三角形阔肌，起于枕外隆凸、项韧带及胸椎棘突，止于锁骨外 1/3、肩胛骨的肩峰和肩胛冈，全肌收缩牵引肩胛骨向脊柱靠拢，上部肌可上提肩胛骨，下部肌可使肩胛骨下降；背阔肌起于下 6 个胸椎等，止于肱骨小结节嵴，使肩关节内收、旋内及后伸，上肢固定时可上提躯干；肩胛提肌位于项部两侧，被斜方肌覆盖，起于上 4 个颈椎横突，止于肩胛骨上角，收缩可上提肩胛骨，肩胛骨固定可使颈屈向同侧；菱形肌位于斜方肌中部深面，起自下 2 个颈椎和上 4 个胸椎棘突，止于肩胛骨内侧缘，收缩使肩胛骨靠近脊柱并向上移动。胸小肌止于肩胛骨喙突，前锯肌止于肩胛骨内侧缘，协助肩胛骨运动。胸大肌止于肱骨大结节嵴，肱骨内收及旋内运动可牵拉该肌。颈肩部肌肉活动过程中要完成静力学（维持

静止状态）和动力学（拉力、压力、切力等）的双重任务，若在该过程中能量储备不足则容易引起外伤、劳损、炎症等病理变化，同时肌肉在活动过程中，肌肉之间的相互拮抗作用才能维持动作的完成及局部的相对无创性，一旦该平衡被打破，则劳损的发生概率升高，进而产生肌痉挛及疼痛，引起活动受限，并产生新一轮损伤机制。

【病因病理】

1. 西医病理　颈肩部肌筋膜炎的病因，目前尚不十分明了。甚至有人怀疑本症是否成立。颈部的肌肉因经常承受体位性的负荷而极度紧张，尤其是从事长时间头颈部固定姿势（体位）和劳动强度较长的人，易患该症。通过临床观察认为轻微外伤、劳累、受凉等因素与本病有密切关系。

2. 中医病机　肌筋膜炎，在外是感受风寒湿邪，外伤劳损等，导致肌筋膜受损，瘀血凝滞，肌肉痉挛，经络闭阻，气血运行不畅；在内则是因肾气亏损，肝失所养。内外交迫，从而发病。

【临床表现】

主要在颈下部背侧肌肉及其软组织处发生疼痛，有时可传导至单侧或双侧肩及肩胛骨之间。其临床表现甚多，主要表现在以下几个方面：

1. 多发于中年以上，长期坐站不良性体位工作，且肌肉缺乏锻炼者，较为多见。

2. 弥漫性疼痛　患者多主诉颈背部（有时包括胸背部）弥漫性疼痛，以双肩内侧及颈胸交界处为明显，其特点是晨起时剧痛，活动数分钟及半小时后即缓解，但至

傍晚时似乎因活动过度疼痛又复现。休息后缓解，此与肥大性脊柱炎相似。

3. 诱发因素　患者发病多有明确的诱发因素，其疼痛多与天气变化及空气湿度、温度的升降有一定的关系，如冷热风湿的刺激，有时甚至热疗时，疼痛更加严重。

4. 压痛及皮下结节　患者多能用手指明确指出痛点（一点或数点）；压之除局部疼痛外，尚可沿该痛点处所分布的神经纤维末梢传导，反射地出现该处邻近部位痛感，皮肤轻薄者，尚可在痛点处深部触及结节样硬块，大小多在 5mm×5mm 以下，有时亦可触及直径 1cm 左右的"脂肪瘤"样结节（多伴有放射痛）。

5. 双上肢活动受牵感　由于筋膜纤维织炎致使深部的肌肉舒缩活动亦受限制，当向前或向后抬举上肢时，患者有受牵拉之僵硬感，尤以寒冷季节为明显。

6. 疼痛的性质与发生时间变化不一致，有时为非持续性钝痛，也可为突然性锐痛。发生的时间长短不一。一般来说，疼痛越敏感，其疼痛传导区域也就越大，但并不符合周围神经或神经根的解剖分布。

7. 疼痛的好发部位　疼痛可发生于任何肌肉或结缔组织，颈后及肩部为最常见的好发部位，也可见于颈前部，如胸锁乳突肌、咽喉部肌筋膜等。

8. 疼痛的同时，可伴有自主神经系统变化，尤其是血管收缩反应，如肢体发凉、皮肤竖毛肌反应，甚至影响血压增高。

9. 一般无皮肤感觉障碍，肌腱反射正常。症状十分明显，但体征却很少。X 线片检查无特殊发现，并不能解释或符合临床症状。

10. 长期发作性肌痉挛，失去外周平衡，

晚期导致的肌挛缩，可使关节处于失衡状态而影响关节功能。

11. 在疼痛非常剧烈，患者十分痛苦时，若在该"痛点"局部做 1% 普鲁卡因封闭或氯乙烷喷射时，该疼痛立即消失。有时效果可以维持很久，甚至是长期的。

【诊断要点】

1. 病史及上述临床症状特点。

2. 发病缓慢，病程较长，可持续数周或数月，也因受凉或头颈长期处于不协调或强迫姿势后而发病。

3. 压痛部位位置较深，靠近关节部，压迫时可引起传导或放射疼痛，但不如软组织那么敏感或传导得那么远，其引发的疼痛区并无压痛。

4. 检查一般无皮肤感觉障碍，肌腱反射正常，症状十分明显，但体征却很少。

5. 压痛点用 1% 普鲁卡因 5～8mL 封闭后，疼痛可减轻或消失；而亦有人认为，用封闭、氯乙烷喷射治疗疼痛效果不大。

6. X 线检查无明显异常，仅表现颈椎生理弧度改变，化验多在正常范围内，血沉或抗"O"稍增高。

7. 若来自颈椎病、颈椎椎间盘突出的神经根压迫时，除有典型的放射痛外，且其放射区域与神经根分布一致。同时咳嗽及颅、胸内压力增高时，可再次出现类似的放射痛。

【鉴别诊断】

临床上常与以下几种疾病相鉴别，现列举如下：

1. 颈椎病　即因颈椎骨关节增生造成的颈僵硬、活动障碍和肩臂痛。其症状亦可以颈肩某处痛为主，甚至可延及上肢，

但无固定压痛点或压痛点深在。X线片有相应增生改变，颈牵引可缓解疼痛。

2. 颈项部扭伤　有明显的颈项部外伤史，病程短。颈项部无结节，按摩治疗疗效较好。

3. 颈椎失稳　颈后痛是颈椎失稳的主要症状之一，甚至因颈项肌痉挛，亦有相应的痛点，按摩或局部封闭可缓解疼痛。颈椎X线片示有相应的颈椎节段水平位移和角度位移，改变体位及休息可减轻症状。

4. 粘连性肩周炎　肩痛在晚上重，向臂部放射，肩关节活动受限，常在肱骨结节间沟或肩峰找到压痛点，肩外展或后伸常诱发疼痛而导致活动明显受限。

5. 前斜角肌综合征　多为女性，脉搏与上肢体位改变有明显的关系，有神经根受损症状，甚至肌肉营养改变，但无结节。

【治疗方法】

1. 中医分经与辨证

（1）分经

①足太阳经型：颈肩部后侧酸胀、麻木、疼痛不适，痛引双目。

②手少阳经型：颈肩部外侧酸胀、麻木、疼痛，并向颞部放射，伴头晕、耳鸣。

（2）辨证

①气滞血瘀型：颈肩部疼痛、刺痛、胀痛，痛处固定不移，拒按，舌质暗，苔薄白，脉细涩。

②风寒湿阻型：颈部、头部疼痛时作时缓，恶风畏寒，遇风尤剧，口不渴，头重身困，苔薄白，脉浮。

（3）治法　行气活血通络、祛风温经化湿。

2. 选用穴位　肩井、天宗、颈百劳、局部阿是穴。

3. 药物　健骨注射液。

4. 操作方法　按穴位注射操作常规进行。穴位皮肤常规消毒后，用6号针头5mL注射器抽取药液，选穴后快速斜刺入皮肤，慢慢进针提插得气后，回抽无血方可徐徐注入药液。具体操作：每穴刺0.8～1.5寸，注药1mL。

5. 疗程　隔日一次，6次一疗程，一般2～3疗程有效。

6. 注意事项　肩背部腧穴注射时，禁直刺，切勿刺入过深，以免伤及肺脏。

【康复训练与调护】

1. 深秋、冬及早春季节注意保暖御寒。

2. 避免居处潮湿。

3. 野外作业注意多穿衣物。

4. 夜间睡眠避免受凉。

5. 夏日勿贪凉，尤其注意勿大汗后立即冷水浴。

6. 长期固定体位工作的人员，应注意活动颈、肩、背部。

7. 一旦发病，积极治疗，以免造成更大的痛苦。

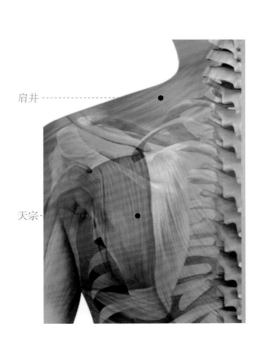
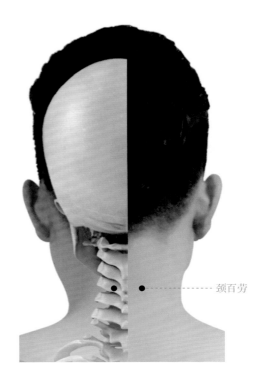

肩井

天宗

颈百劳

图 7-3-1　颈肩部肌筋膜炎选穴定位图

第四节　胸腰椎压缩性骨折

【概述】

脊柱常因直接或间接暴力引起骨折，尤以胸腰椎压缩性骨折为多见。多发于胸、腰交界段，临床上常见于第12胸椎，其次是第11胸椎和第1腰椎。此类患者，常引起慢性胸、腰部疼痛，如骨折合并脊髓损伤，可遗留截瘫，导致严重后果。

【局部解剖与生理特点】

胸腰段脊椎骨，包括胸椎12个，腰椎5个。多数椎骨的形态相似，可分为椎体、椎弓和由椎弓发出的突起三部分。椎体呈短圆柱状，构成椎骨的前部。它的表面是一层极薄的骨密质，内部则由骨松质构成。椎弓位于椎体的后方，呈半环形，两端连于椎体，并与椎体共同围成椎孔。全部椎骨的椎孔上下连续，形成一条纵形的椎管，管内容纳脊髓。椎弓由1对椎弓根和1个椎弓板构成，椎弓根的上下缘各有1个切迹，相邻两个椎骨的切迹共同围成椎间孔，脊髓神经从此处通过。从椎弓发出的突起共有7个，向后方伸出的1个称为棘突，向两侧伸出的1对称为横突，向上方和下方伸出的1对分别称为上关节突和下关节突。脊椎骨由上而下逐渐增大，第5腰椎最大。

胸椎活动范围比较小，而腰椎的活动度则较大。脊柱前后的4个生理弯曲，可使人体站立时重心落在中间。从胸12至腰椎骨，是胸腰生理弧度和重力的转折点，故脊柱骨折时，多发于此处。

【病因病理】

1.西医病理　胸腰段脊椎骨骨折，多为传递暴力所造成，部分由于直接暴力的打击所致。这种外力打击，主要为从上向下的，也可为自下向上的（如高处跳下）。因外力打击的方向不同，可分为过伸性损伤和过屈性损伤。过伸性损伤较少见，常引起脊椎后方附件骨折。过屈性损伤较多见，常造成椎体压缩骨折。因脊柱的受力部位多在下胸和上腰段，故压缩性骨折多发生在胸10、11、12和腰1、2处。轻度或多发性压缩骨折，可并发后关节脱位，甚至压迫、损伤脊髓，引起脊髓休克，部分患者可留下后遗症。严重的脊髓横断损伤，可造成终生瘫痪。

2.中医病机　该病是以肝肾亏虚，气血失和，经脉失养为先决条件，复因外伤或劳损等致使气血阻滞而形成。

【临床表现】

1.症状

损伤部位疼痛剧烈，脊柱活动严重受限。损伤轻者，休息片刻后可自行站起，这类患者易被忽视，失去早期正确治疗的机会。损伤较重的病例，患者可当即出现休克，大小便失禁。严重的椎体骨折并发脊髓重度损伤者，可见截瘫症状。

2.体征

明显的压缩性骨折，在X线正、侧位片上显示为椎体塌陷，上方边缘有折断和下凹现象，但其下部的密度、结构以及皮质边缘均保持正常。在侧位片上，压损的椎体呈楔形改变，椎体的前方变窄，后方较宽；损伤重者，可致椎体前后左右移位或脊柱后凸畸形。

【诊断要点】

可根据病史、暴力的性质和方向以及症状、体征，并结合 X 线片，即可确诊。

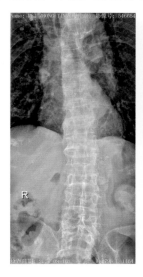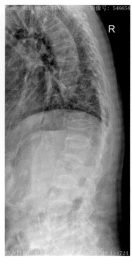

图 7-4-1　胸腰椎多发压缩性骨折

【鉴别诊断】

1. 增生性脊柱炎　主要表现为休息痛，即夜间、清晨腰痛明显，而活动后腰痛减轻。脊柱有叩击痛。X 线示：腰椎骨质增生，椎体边缘增生骨赘。

2. 腰椎结核　常有低热、盗汗、消瘦等全身症状。血沉加快。X 线示：腰椎骨质破坏或椎旁脓肿。

【治疗方法】

1. 中医分经与辨证

（1）分经

①足太阳经型：疼痛部位以胸、腰脊部两侧为主。

②督脉型：疼痛部位以胸、腰脊正中为主。

（2）辨证

①气滞血瘀型：胸腰部疼痛、刺痛、胀痛，痛处固定不移，拒按，舌质暗，苔薄白，脉细涩。

②肝肾亏虚型：起病缓慢，胸腰部隐隐作痛（酸痛为主），乏力易倦，苔红，苔少，脉细数。

（3）治法　行气活血通络、健骨补益肝肾。

2. 选用穴位

处方：脾俞、肾俞、阿是穴、相应骨折节段夹脊。

3. 药物　健骨注射液。

4. 操作方法　按穴位注射操作常规进行。穴位皮肤常规消毒后，用 6 号针头 10mL 注射器抽取药液，选穴后快速刺入皮肤，慢慢进针提插得气后，回抽无血方可徐徐注入药液，待出现酸、麻、重、胀感或向下放射感即迅速出针，不必按压，待针孔少量出血为佳。具体操作：每穴直刺 0.8～1.5 寸，注药 2mL。

5. 疗程　隔日治疗 1 次，共 3～4 次为 1 疗程。

6. 注意事项　药物注射时，应避开神经、血管注射。

【康复训练与调护】

1. 治疗前后均宜睡硬板床休息，这是巩固疗效的重要措施，防止复发的重要环节。

2. 治疗期间用胸、腰围固定，以巩固疗效，增强脊柱的稳定性。

3. 避免空调情况下受风寒侵袭，以防反复。

4. 本病需进行腰背肌功能锻炼，如拱桥式、鱼跃式、仰卧、俯卧踢脚法等。

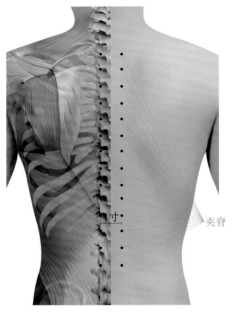

夹脊

寸

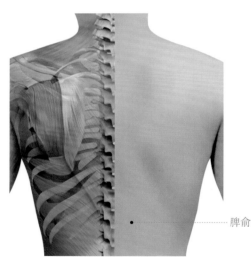

脾俞

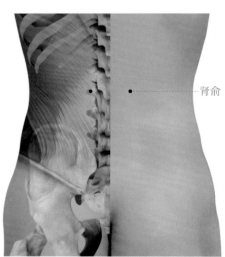

肾俞

图 7-4-2　胸腰椎压缩性骨折选穴定位图

第五节　急性腰肌扭伤

【概述】

急性腰肌扭伤是指在外力作用下引起腰部两侧肌肉和腰背筋膜、韧带、滑囊等软组织的急性损伤，中医学称之为"闪腰"。腰部是脊柱运动中负重大、活动多的部位，故该病是极为常见的一种外伤，以青壮年和体力劳动者多见。如治疗不当，可转为慢性腰痛。

【局部解剖与生理特点】

腰骶部是脊柱连接躯干及下肢的"桥梁"，负重大，活动复杂。腰部的肌肉和韧带是保持脊柱稳定的主要因素。腰部的主要肌肉，由浅及深有背阔肌、骶棘肌、横突棘肌、横突间肌和腰方肌。腰骶部椎骨间的连结，包括椎体之间、椎弓之间和椎突之间的连结。椎体之间的连结是两个邻近椎骨的椎体彼此以椎间盘相连接。椎弓之间的连结是借含有大量弹力纤维的黄韧带互相连接。关节突之间，以其上椎体下关节突和下椎体的上关节突相连。腰骶部的韧带，包括椎体前、后纵韧带，椎板间的黄韧带，横突间的横突间韧带，棘突间的棘上和棘间韧带。其中棘间韧带和棘上韧带的急性扭伤较多见。

【病因病理】

1.西医病理　常因身体超限负重、姿势不正或动作不协调而引起。也有因扫地、弯腰、转身取物、咳嗽、打喷嚏时突然所致。急性腰扭伤多引起腰部肌肉、筋膜、韧带、关节等组织的撕裂伤，使部分肌腱、韧带纤维断裂，脊椎小关节错缝，滑膜嵌顿交错。损伤后局部软组织渗血，深部形成血肿，局部疼痛，肌肉痉挛。如不及时有效治疗，深部血肿形成纤维组织化，最后形成瘢痕、粘连，致使血液循环受到障碍，局部肌肉组织发生退行性病变，由急性腰扭伤转变为长期难于治愈的慢性腰肌劳损。

2.中医病机　该病属于中医"伤筋"范畴，多由剧烈运动或持重物过度、跌仆、牵拉以及过多扭转，使受外力的关节超越正常活动范围而引起的关节周围软组织损伤，经气运行受阻，气血瘀滞而致局部肿痛，甚至关节活动受限。

【临床表现】

1.症状

急性腰部扭伤后，可立即出现腰部不能伸直而僵直于某一体位。扭伤严重者，一侧或两侧腰部肌肉痉挛，疼痛剧烈，起卧困难。

2.体征

（1）用拇指按压损伤部位有明显的压痛。压痛点多见于一侧腰部的腰大肌和骶棘肌，以及棘间韧带和棘上韧带等处。疼痛可放射至臀部或大腿后部，但很少过膝及至小腿以下部位。腰骶扭转试验阳性。

（2）急性腰扭伤的X线片无任何病理改变，但对扭伤特别严重的患者，有条件可摄正、侧、斜三方位片，以排除关节突、峡部或横突骨折、结核、肿瘤等。

【诊断要点】

根据病史、症状和体征即可进行初诊。

【鉴别诊断】

需与棘上韧带损伤相鉴别，棘上韧带损伤，棘突上多有明显压痛，腰前屈时疼痛加重，伸腰时无明显改变，急性腰扭伤主动屈伸腰部会使疼痛加重。

【治疗方法】

1. 中医分经与辨证

（1）分经

①足太阳经型：疼痛部位以腰脊部两侧为主。

②督脉型：疼痛部位以腰脊正中为主。

（2）辨证

①气滞血瘀型：腰部疼痛、刺痛、胀痛，痛处固定不移，拒按，舌质暗，苔薄白，脉细涩。

②风寒湿阻型：腰部有受寒史，腰部冷痛重着、酸麻，或拘挛不可俯仰，疼痛连及下肢，苔薄白，脉浮。

（3）治法　行气活血通络、祛风温经化湿。

2. 选用穴位　主穴：双侧肾俞、大肠俞、阿是穴。配穴：后溪、委中、昆仑。

3. 药物　健骨注射液。

4. 操作方法　按穴位注射操作常规进行。穴位皮肤常规消毒后，用 6 号针头5mL 注射器抽取药液，选穴后快速刺入皮肤，慢慢进针提插得气后，回抽无血方可徐徐注入药液，待出现酸、麻、重、胀感或向下放射感即迅速出针，不必按压，待针孔少量出血为佳。具体操作：每穴直刺 0.8～1.5寸，注药 1mL。

5. 疗程　两组穴位交替使用，每日 1次，共 6 次一疗程，一般 2～3 个疗程有效。

6. 注意事项　药物注射时，应避开神经、血管注射。

【康复训练与调护】

1. 治疗期间，应卧硬板床休息，表浅筋伤可腰部垫枕，使腰椎呈过伸体位，深部筋伤以屈髋屈膝体位为好，尽可能减少腰部负重 3～4 天，以免影响疗效。

2. 注意局部保暖；待疼痛缓解后，再加强腰背功能锻炼。

3. 2～3 周损伤处即逐渐愈合，可以开始腰肌功能锻炼，以恢复肌力。

4. 早期不宜过多活动，先从静止状态下肌肉自主收缩开始，无明显疼痛后再增加活动，注意量力而行，切不可勉强。

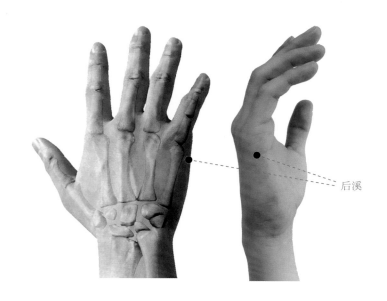

后溪

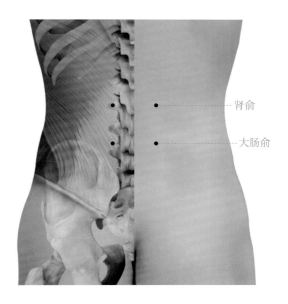

肾俞

大肠俞

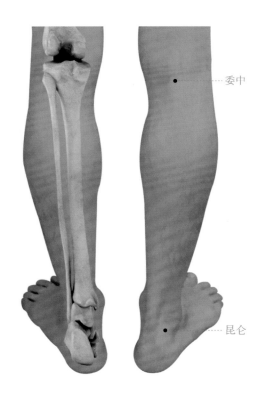

委中

昆仑

图 7-5-1　急性腰肌扭伤选穴定位图

第六节　慢性腰肌劳损

【概述】

本病是指腰部肌肉、腰臀部筋膜、腰椎棘上韧带、骶髂韧带等积累性、机械性的慢性损伤，或急性腰肌扭伤后未有效治疗而转为慢性者。本病往往无明显外伤史，发病无明显的职业区别，在腰痛患者中占有相当的比重。

【局部解剖与生理特点】

参考上一节"急性腰肌扭伤"内容。

【病因病理】

1. 西医病理　慢性腰肌劳损是一种积累性损伤，主要由于腰部肌肉疲劳过度，如长时间弯腰工作，或由于习惯性姿势不良，或由于长时间固定于某一体位，致使肌肉、筋膜及韧带持续牵拉，使肌肉内压力增加，血供受阻，肌纤维在收缩时消耗的能量不能得到及时的补充，产生大量的乳酸，加之代谢产物得不到及时清除，积聚过多而引起炎症、产生粘连。如此反复，日久即可导致组织变性、增厚及挛缩，并刺激相应的神经根而引起慢性腰痛。

2. 中医病机　本病属于中医"腰痛"范畴，主要与感受外邪、跌仆损伤和劳欲太过等因素相关。感受风寒，或坐卧湿地，或长期从事较重的体力劳动，或腰部闪挫撞击伤未完全恢复，均可导致腰部经络气血阻滞，不通则痛。素体禀赋不足，或年老精血亏虚，或房劳过度，损伤肾气，"腰为肾之府"，腰部经络失于温煦、濡养，导致疼痛的发生。

【临床表现】

1. 症状

腰脊部酸胀疼痛，劳累后加重，休息、适当活动或经常改变体位姿势可使症状减轻。腰痛与天气变化有关。腰活动正常，一般无明显障碍，但有时有牵拉不适感。不耐久站久坐，不能胜任弯腰工作，弯腰稍久，则直腰困难。

2. 体征

棘间和棘上韧带处有压痛点，X线摄片无异常。直腿抬高试验阴性。

【诊断要点】

根据病史、症状和体征即可进行初诊。

【鉴别诊断】

1. 增生性脊柱炎　主要表现为休息痛，即夜间、清晨腰痛明显，而活动后腰痛减轻。脊柱有叩击痛。X线示：腰椎骨质增生，椎体边缘增生骨赘。

2. 腰椎结核　常有低热、盗汗、消瘦等全身症状。血沉加快。X线示：腰椎骨质破坏或椎旁脓肿。

【治疗方法】

1. 中医分经与辨证

（1）分经

①足太阳经型：疼痛部位以腰脊部两侧为主。

②督脉型：疼痛部位以腰脊正中为主。

（2）辨证

①气滞血瘀型：腰部疼痛、刺痛、胀痛，痛处固定不移，拒按，舌质暗，苔薄白，脉细涩。

②风寒湿阻型：腰部有受寒史，天气变化或阴雨风冷时加重，冷痛重着，转侧俯仰不利，腰肌硬实，遇寒痛增，得温痛减，苔薄白，脉沉紧。

③肝肾亏虚型：起病缓慢，腰痛日久，酸软无力，遇劳更甚，卧则减轻，腰肌萎软，喜揉喜按，舌质红，苔少，脉弦细数。

（3）治法　行气活血通络、祛风温经化湿。

2. 选用穴位　双侧肾俞、大肠俞、阿是穴、命门、腰阳关、双侧秩边。

3. 药物　健骨注射液。

4. 操作方法　按穴位注射操作常规进行。穴位皮肤常规消毒后，用6号针头5mL注射器抽取药液，选穴后快速刺入皮肤，慢慢进针提插得气后，回抽无血方可徐徐注入药液，待出现酸、麻、重、胀感或向下放射感即迅速出针，不必按压，待针孔少量出血为佳。具体操作：每穴直刺0.8～1.5寸，注药1mL。

5. 疗程　两组穴位交替使用，每日1次，共10次为1疗程。

6. 注意事项　药物注射时，应避开神经、血管注射。

【康复训练与调护】

1. 本病急性疼痛期，治疗以卧硬板床休息为主，疼痛缓解后可加强腰背肌功能锻炼。

2. 注意劳逸结合，保持良好的活动体位，久坐、久站以及不良坐姿均易造成腰肌劳损。

3. 风寒、风湿易诱发本病急性发作，应注意防护。

4. 加强腰背肌功能锻炼，包括双手按摩腰部、腰部旋转运动、腰部侧屈运动、飞燕式运动等。

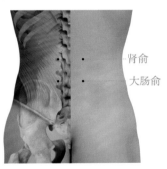
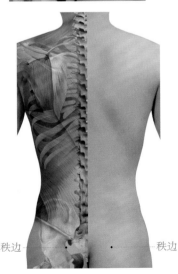
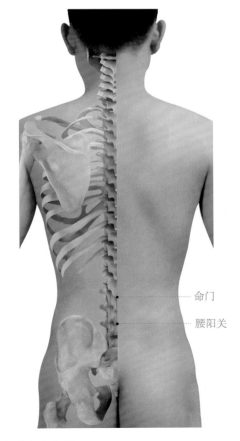

图 7-6-1　慢性腰肌劳损选穴定位图

第七节　第三腰椎横突综合征

【概述】

由于第三腰椎横突周围组织的损伤，造成慢性腰痛，出现以第三腰椎横突处压痛为主要特征的一种病证，称为L_3横突炎，也称L_3横突滑膜囊炎，或叫L_3横突周围炎。因其可影响邻近的神经纤维，常伴有下肢疼痛，故又称第三腰椎横突综合征。在临床上是引起慢性腰痛的常见疾病之一。

【局部解剖与生理特点】

第三腰椎位于腰椎生理前凸的顶点，是五个腰椎的中点，为腰椎活动的中心，其活动度较大。其两侧的横突最长，横突是腰肌、腰方肌的起点，并有腹横肌、背阔肌的深部筋膜附着其上，故腰腹部肌肉弹力收缩时，此处受力最大，易使附着点处撕裂致伤。

【病因病理】

1. 西医病理　臀上皮神经自腰椎1～3椎间孔发出，穿出横突间韧带骨纤维孔后，走行于腰椎1～3横突的背面，并紧贴骨膜，经过横突间沟，穿过起始于横突的肌肉至其背面。本病多同时合并臀上皮神经损伤。同时因劳损，或较大的牵拉暴力导致附着在第三腰椎横突上的肌肉、筋膜撕裂损伤后，轻者出现水肿，重则出现渗血，形成血肿，结缔组织纤维化、粘连变性及痉挛，使软组织的胶原纤维及钙盐沉着，进而形成钙化、骨化（骨质增生），L_3横突末端附近的神经、血管受到刺激或卡压，从而产生出一系列临床症状。

2. 中医病理　本病属于中医"伤筋"或"腰痛"范畴，主要与感受外邪、跌仆损伤和劳欲太过等因素相关，致腰部经络失于温煦、濡养，从而发为疼痛。

【临床表现】

1. 症状

患者一侧腰或臀部疼痛，并沿大腿向下放射到膝平面以上（不过膝），少数病例至小腿外侧，弯腰及旋转腰部疼痛加重。

2. 体征

（1）压痛　第三腰椎横突末端有明显压痛，并可触及粗硬而活动的"索状"肌肉痉挛结节，左侧多于右侧。臀中肌后缘与臀大肌前缘的衔接处可触及隆起的索状物，压痛明显（此为紧张痉挛的臀中肌肌纤维）。有的患者股内侧内收肌明显紧张，该肌的耻骨附着处可有压痛。

（2）肌萎缩　早期患者，双侧腰臀部肌肉较对称，晚期则臀肌可能发生轻度萎缩。

3. X线片

可有患侧第三腰椎横突稍长，或横突末端略有密度增高等。

【诊断要点】

L_3横突末端明显压痛或可触及痛性硬结，用局麻药封闭治疗后疼痛消失是最可靠的诊断依据。结合腰椎X片除L_3横突较大、较长外，均无特殊发现者可确诊。

【鉴别诊断】

1. 急性腰扭伤　患者多有明显的腰部扭伤史，扭伤后有腰部剧烈疼痛、明显腰肌紧张及局部压痛，腰活动功能受限明显，X线片无异常改变。

2. 棘上或棘间韧带损伤　本病有明显的外伤史，腰部功能受限，腰部呈局灶性疼痛，压痛点多局限在棘上或棘突间，多无肌紧张。X线片无异常。

【治疗方法】

1. 中医分经与辨证

（1）分经

①足太阳经型：疼痛部位以腰脊部两侧为主。

②督脉型：疼痛部位以腰脊正中为主。

（2）辨证

①气滞血瘀型：腰部疼痛，刺痛、胀痛、痛处固定不移，拒按，舌质暗，苔薄白，脉细涩。

②风寒湿阻型：腰部有受寒史，冷痛，转侧俯仰不利，腰肌硬实，遇寒痛增，得温痛减，苔薄白，脉沉紧。

③肝肾亏虚型：腰痛日久，酸软无力，遇劳更甚，卧则减轻，腰肌萎软，喜揉喜按，舌质红，苔少，脉弦细数。

（3）治法　行气活血通络、祛风温经化湿。

2. 选用穴位

处方：阿是穴、肾俞、大肠俞、气海俞、腰夹脊。

3. 药物　健骨注射液。

4. 操作方法　按穴位注射操作常规进行。穴位皮肤常规消毒后，用6号针头5mL注射器抽取药液，选穴后快速刺入皮肤，慢慢进针提插得气后，回抽无血方可徐徐注入药液，待出现酸、麻、重、胀感或向下放射感即迅速出针，不必按压，待针孔少量出血为佳。具体操作：每穴直刺0.8～1.5寸，注药1mL。

5. 疗程　隔日治疗1次，共3～4次为1疗程。

6. 注意事项　针刺夹脊穴时，应避免针刺过深或提插捻转伤及神经。

【康复训练与调护】

1. 本病急性损伤患者宜卧床休息3～7天，起床活动时应加用护围，避免久立，切忌腰部过度活动。

2. 本病在康复阶段应做适当的身体锻炼，主要是加强腰背肌功能锻炼，增长肌力，做适当的腰部前屈、后伸、旋转动作；平时睡姿以平卧为宜，侧卧时应以患侧在上为佳。

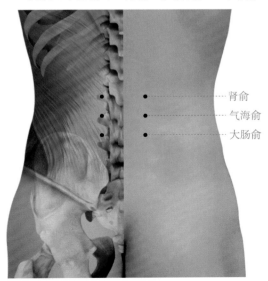
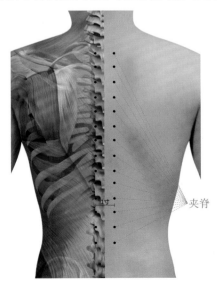

肾俞
气海俞
大肠俞
夹脊

图 7-7-1　第三腰椎横突综合征选穴定位图

第八节　腰椎间盘突出症

【概述】

腰椎间盘突出症又称"腰椎间盘纤维环破裂症"，也称"腰椎髓核突出症"，简称"腰突症"。其主要症状为一侧腰腿痛，是坐骨神经痛的主要原因之一。该病是由于椎间盘的退变和损伤，导致脊柱内外力学平衡失调，使椎间盘的髓核向纤维环裂口突出，压迫腰脊神经根而引起腰腿痛的一种病证。此症较常见于 25～40 岁青壮年体力劳动者。此病很容易造成漏诊和误治。如果漏诊误治，严重者患者下肢肌肉明显萎缩、无力，可拖延数年之久，严重影响生活和劳动。临床上以 $L_{4～5}$、$L_5～S_1$ 之间的椎间盘最易发生病变，而 $L_{3～4}$ 较少见，$L_{2～3}$ 更少见。

【局部解剖与生理特点】

腰部有 5 个椎体，也有 5 个椎间盘。椎间盘位于上下椎体之间。腰椎负重大，活动范围广，因此，椎间盘也最为发达，既大也厚。椎间盘的结构是由髓核、纤维环和软骨板构成。椎间盘的中间为髓核，是椎间盘的主要组织，为透明黏液状的流动体，它的发育变化与发病和转归有一定关系。纤维环为一环行纤维组织，在上下椎体之间，有内外数层，其内层纤维与髓核相接，外层纤维与前、后纵韧带融合。软骨板为两块玻璃样软骨，覆盖在椎体的上面及下面。此外，还有很重要的四条韧带：

一为前纵韧带，位于椎体前方，有防止脊柱过伸的作用。

二为后纵韧带，位于椎体后方，有限制脊柱过分前屈的作用。

三为棘上韧带，位于棘突之上。

四为黄韧带，位于相邻两椎板之间，以上两条韧带有限制脊柱过度前屈的功能。

椎间盘坚固而富有弹性，它有承受压力、吸收震荡、减缓冲击的作用。椎间盘没有血液供应，它的营养是通过软骨板的渗透与椎体进行液体交换，维持新陈代谢，故椎间盘损伤后，恢复较慢。

【病因病理】

一、内因

1. 解剖结构的薄弱　腰椎间盘纤维环后外侧较为薄弱，后纵韧带纵贯脊柱的全长，加强了纤维环的后面，但自第一腰椎平面以下，后纵韧带逐渐变窄，至第五腰椎和第一骶椎间，宽度只有原来的一半。腰骶部是承受动、静力最大的部分，故后纵韧带的变窄，造成了自然结构的弱点，使髓核易向后方两侧突出。这是人类进化过程中暴露出来的缺陷。

2. 椎间盘的退变和发育上的缺陷　椎间盘随年龄的增长，可有不同程度的退变。至 30 岁以后，退变明显开始，由于负重和脊椎运动的机会增多，椎间盘经常受到来自各方面力的挤压、牵拉和扭转应力，因而容易使椎间盘发生脱水、纤维化、萎缩、弹力下降，致脊椎内外力学平衡失调，稳定性下降，最后因外伤、劳损、受寒等外因导致纤维环由内向外破裂，这是本病发生的主要原因。

3. 房劳过度　性生活过度，会引起肝肾亏虚，骨髓不足，气血两虚，血运失调，督带俱虚，内伤"大骨"，筋骨懈惰，肌肉"背心"松弛，也是引起"腰突症"的一个主要的内在因素。

二、外因

1.损伤和劳损 尤其是积累性损伤，是引起该病的重要因素。由于腰椎排列成生理性前凸，椎间盘前厚后薄，人们在弯腰搬运重物时，由于受到体重、肌肉和韧带等张力的影响，髓核产生强大的反抗性张力，在此情况下，如腰部过度负重或扭伤，就很可能使髓核冲破纤维环而向侧后方突出，引起脊神经根、马尾或脊髓的刺激或压迫症状。椎间盘在弯腰活动或受压时则变形，此时，椎间盘吸水能力降低，直到压力解除后，变形和吸水能力方能恢复。若长期从事弯腰工作，或腰部积累性劳损，使髓核长期得不到正常充盈，纤维环的营养供应也长期不足，加之腰背肌肉张力增高，导致椎间盘内压力升高，故轻微的外力也可使纤维环破裂而致髓核突出，如咳嗽、打喷嚏等，可使髓核向外突出。

2.寒冷刺激 长期受寒冷的刺激，使腰背肌肉、血管痉挛、收缩，影响局部血液循环，进而影响椎间盘的营养供应。同时，由于肌肉的紧张痉挛，导致椎间盘内压力升高，特别是对于已变性的椎间盘，更可造成进一步的损害，致使髓核突出。

3.床垫过软 长期处于一种凹陷状态的睡姿，使腰部肌肉、韧带、小关节等处于代偿性紧张的状态，日久，纤维环和韧带退变，其弹性逐渐减退，在各种原因造成的压力下，在纤维环薄弱之处（椎间盘的后外侧部位）"爆破"或破裂。髓核在没有纤维环的保护下，准备"外逃"——膨出症；产生或者已经"越境"——突出症。据临床观察：青年人的椎间盘突出症多与损伤有关（属突发性）；而老年人腰椎间盘突出症则多为退变引起（属潜在性）。

【病理分型】

一、根据髓核突出的方向分为三种类型

1.向后突出 一般所指的椎间盘突出，实际上皆属此种类型。为三型中最重要者。

2.向前突出 一般不会引起临床症状，故无实际临床意义。

3.向椎体内突出 是髓核向软骨板内突出，突出物压入椎体内，形成环形缺口，多发于青年。

二、根据向后突出的部位不同分为三型

1.单侧型 临床最为多见，髓核突出和神经根受压只限于一侧。

2.双侧型 髓核自后纵韧带两侧突出，两侧神经根均受压迫。

3.中央型 髓核自后中部突出，一般不压迫神经根，而只压迫下行的马尾神经，引起鞍区麻痹和大小便功能障碍等症状。

【临床表现】

1.症状

腰痛及下肢放射痛，多有不同程度的腰部损伤史。腰痛常在腰骶部附近，咳嗽、打喷嚏及大小便用力，使腹压上升时症状加重，行走、弯腰、伸膝时牵拉神经根亦可使疼痛加重，屈髋、屈膝卧床休息可减轻疼痛。

2.体征

（1）压痛点 约80%腰腿痛明显的病例在纤维环破裂椎间隙的棘突旁，有明显压痛点，用力按压痛点时，常可以引起或

加剧放射性神经痛。

（2）麻木及感觉异常　因椎间盘突出部分及受累神经根之不同而各异。$L_{3\sim4}$ 椎间盘突出，可累及 L_4 神经根，其疼痛、麻木等感觉异常区域多在大腿后部、小腿前内侧。$L_{4\sim5}$ 椎间盘突出，可累及 L_5 神经根，其疼痛、麻木等感觉异常区域多在大腿后部、小腿前侧、足背内侧及足背拇趾。$L_5\sim S_1$ 间盘突出，可累及骶神经根，其疼痛、麻木等异常感觉区域多在大腿后侧、小腿后外侧、足背足底外侧及外侧三个足趾。

（3）腱反射异常　大多数病例膝腱和跟腱反射均有异常。常因压迫的部位和程度不同，膝腱和跟腱反射可表现为减弱、消失或亢进。传导膝腱反射弧正常为 $L_{3\sim4}$ 神经，传导跟腱反射弧正常为 L_5 及 S_1、S_2 神经根。当突出椎间盘压迫 L_3 或 L_4 神经根时，使同侧膝反射减弱或消失。神经根受刺激时，可使腱反射亢进。约 70% ～ 80% 腰椎间盘突出患者有腱反射异常，并可作为定位参考。

（4）直腿抬高试验阳性　除椎间盘纤维环破裂绕于神经根后部者外，几乎均呈阳性体征。严重者仅能抬腿 15° ～ 30°。

（5）肌力减退或肌肉萎缩　病程长、神经根受压较严重者有此表现。$L_{3\sim4}$ 神经根受压，则股四头肌肌力减弱，甚至股四头肌萎缩。L_5 神经根受压，可使拇趾肌力减退，可通过拇趾背屈试验查出。

（6）脊柱功能受限　约 90% 以上的病例，腰椎功能不同程度受限。急性期因保护性腰椎痉挛，腰椎多方面的活动都将受限。慢性期和复发时，前屈和向患侧弯腰受限多。

（7）脊柱侧凸　约 90% 以上的病例有不同程度的功能性脊柱侧凸，多数凸向患侧，少数凸向健侧，患者的腰部呈"S"或"Z"字畸形。

（8）X 线检查　正位片可见腰椎侧弯；侧位片可见受限椎间盘变窄，腰椎曲度变直。

（9）CT 检查　可显示神经根受压的情况，还可以展现出椎间盘突出的大小和相应部位，确诊率为 92%。

（10）MRI 检查　MRI 对软组织的分辨较 CT 清楚，显示范围广，能显示椎间盘突出的部位、程度，可显示椎管的矢状面、冠状面及横切面情况。

【诊断要点】

根据病史、临床表现，对绝大多数椎间盘突出症可做出诊断。

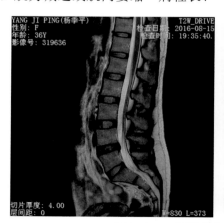
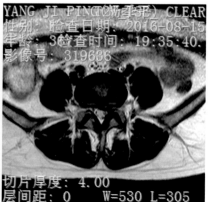

图 7-8-1　腰椎间盘突出症左侧旁型突出

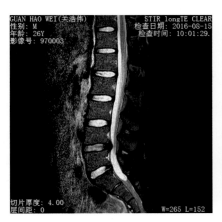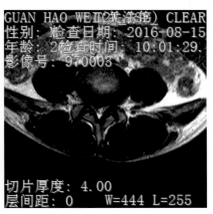

图 7-8-2　腰椎间盘突出症后中央型突出

【鉴别诊断】

1. 急性腰扭伤　患者多有明显的腰部扭伤史，扭伤后有腰部剧烈疼痛、明显腰肌紧张及局部压痛，腰部功能活动明显受限，X 线片无异常改变。

2. 慢性腰椎劳损与增生性脊柱炎　这类疾病病程长，起病缓慢。压痛点广泛，无下肢放射性疼痛。腰部肌肉僵硬、酸痛，与劳累、气候变化关系密切。直腿抬高试验多不受限。

3. 椎管狭窄症　本病可引起神经根压迫症状，表现为神经性间歇性跛行，站立行走时症状加重，卧床、下蹲时症状减轻。直腿抬高多不受限。无知觉改变。X 线平片可见椎板间隙减小，关节突肥大而靠近中线，椎管的矢状径和冠状径缩短等。

【治疗方法】

1. 中医分经与辨证

（1）分经

①足太阳经型：腰部后侧酸胀、麻木、疼痛不适，痛引双目。

②足少阳经型：腰部外侧酸胀、麻木、疼痛，并向小腿部放射，伴头晕、耳鸣。

（2）辨证

①气滞血瘀型：腰部疼痛、刺痛、胀痛，痛处固定不移，拒按，舌质暗，苔薄白，脉细涩。

②风寒湿阻型：腰部疼痛时作时缓，恶风畏寒，遇风尤剧，口不渴，头重身困，苔薄白，脉浮。

（3）治法　行气活血通络、祛风温经化湿。

2. 选用穴位

处方：委中、肾俞、大肠俞、昆仑、阿是穴。

3. 药物　健骨注射液。

4. 操作方法　按穴位注射操作常规进行。穴位皮肤常规消毒后，用 6 号针头 10mL 注射器抽取药液，选穴后快速刺入皮肤，慢慢进针提插得气后，回抽无血方可徐徐注入药液，待出现酸、麻、重、胀感或向下放射感即迅速出针，不必按压，待针孔少量出血为佳。具体操作：每穴直刺 0.8～1.5 寸，注药 2mL。

5. 疗程　隔日治疗 1 次，共 3～4 次为 1 疗程。

6. 注意事项　药物注射时，应避开神经、血管注射。

【康复训练与调护】

1. 治疗前后均宜睡硬板床休息，这是巩固疗效的重要措施，防止复发的重要环节。

2. 治疗期间用腰围固定，以巩固疗效，增强脊柱的稳定性。避免空调情况下受风寒侵袭，以防反复。发作及治疗期间，尽量侧卧和适当散步行走，尽量避免久坐及平卧时间过长，才能减轻椎间盘的压力。

3. 本病重在预防，适当的锻炼是预防腰椎间盘突出症的重要方法，重在腰背伸肌、臀肌、腹肌的锻炼，并配合股、膝、腘等部位的肌肉锻炼，及平衡运动锻炼。适当进行跑步、游泳及各种球类运动。

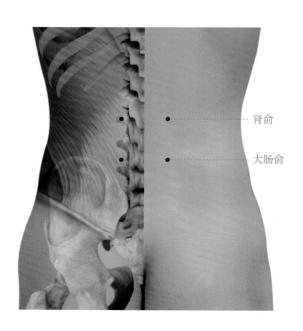
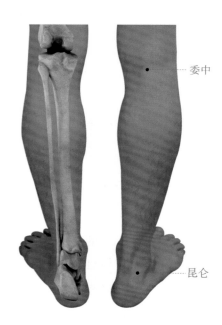

图 7-8-3　腰椎间盘突出症选穴定位图

第九节　腰椎管狭窄症

【概述】

凡造成腰椎管因骨性或纤维性增生、移位导致一个或多个平面管腔狭窄，压迫马尾或神经根而产生临床症状者为腰椎管狭窄症。本病又称腰椎管狭窄综合征，属中医学腰腿痛的范畴。多发生于 40～60 岁之间，男性多于女性，重体力劳动者多见。

【局部解剖与生理特点】

椎管是由骨性段和骨连结段交替组成，椎体、椎弓根、椎板连续的骨环，由椎间盘、黄韧带、后纵韧带相连接。整个椎管是由骨和结缔组织共同组成的"骨纤维性管道"。成年人腰椎管的形态，在第 2、3 腰椎椎管呈圆形，第 4 腰椎椎管呈三角形，而第 5 腰椎呈三叶形，椎管两侧延伸部为侧隐窝，其内有从硬膜囊内突出的神经通过，并向外进入椎间孔。神经根自离开硬膜囊到出椎间孔的一段路程总称为神经根管，管内含有脊神经的前后根、神经节和节段性动静脉血管，椎间孔的内口与侧隐窝相接的部分最为狭窄，而且在下腰部坐骨神经比上腰部的股神经明显变粗，神经根的活动缓冲余地较少，在此部若有退行变使管道进一步狭窄时，神经即易受压。当腰椎椎管、神经根管或椎间孔的骨性或纤维性结构一处或多处狭窄，造成马尾神经或脊神经根受压，引起一系列神经压迫的症状，称腰椎管狭窄症。

【病因病理】

1. 西医病理　本病病因主要分为原发性和继发性两种，原发性多为先天性所致，继发性多为后天损伤所致。发育性椎管狭窄，如先天性小椎管、软骨发育不全症、先天性椎弓峡部不连及滑脱、先天性脊柱裂等引起椎管狭窄。继发性椎管狭窄，包括骨病及创伤致椎管狭窄，如脊柱结核、脊柱化脓性感染、腰椎间盘突出症、肿瘤、创伤等引起椎管狭窄。退变性椎管狭窄。医源性椎管狭窄，主要指手术而继发的骨、纤维结构增生，引起腰椎管狭窄。

2. 中医病机　本病病机是由于先天肾气不足，肾虚不固，风寒湿邪阻络，气滞血瘀，营卫不得宣通，以致腰腿经脉痹阻而疼痛。

【临床表现】

1. 症状

（1）腰腿痛　长期反复发作的下腰痛，有时放射至下肢。痛的性质常为酸痛、刺痛等，少数放射至大腿外侧或前方、臀部或腹股沟部，多为双侧或左右交替出现。

（2）间歇性跛行　患者常在步行一二百米时产生腰腿痛，休息片刻或下蹲后症状即减弱或消失；若继续再走，不久疼痛又出现。但骑自行车不引起腰腿痛。

（3）主诉腰骶部诸多不适，而实际检查体征少，平时腰骶部负重能力差。

2. 体征

（1）脊柱偏斜不明显，弯腰正常，只是后伸痛。

（2）直腿抬高试验正常或见有中度牵拉痛。少数患者下肢肌肉萎缩，跟腱反射有时减弱或消失。

（3）X线表现　可有脊柱侧弯、椎间隙变窄、椎体边缘骨质增生、关节突关节退变肥大等；腰椎管中矢径在 10～12mm 为相对狭窄，小于 10mm 为绝对狭窄，腰椎管横径小于 20mm 时即为椎管狭窄。（图7-9-1）

（4）CT 扫描　CT 平片所提供的腰椎管狭窄症，可以准确测量椎管中矢状径，椎管横断面硬膜囊面积小于 100mm² ，提示存在中心型狭窄。另外可明确腰椎小关节是否肥大、增生退变，以及黄韧带是否肥厚、钙化，是否存在侧隐窝狭窄。同时，可以排除一些其他椎管占位性病变。

（5）MRI 检查　其图像的清晰度及信息量均优于 CT 检查，除可以分析引起腰椎管狭窄的具体解剖原因外，还可以明确是否合并有多个腰椎间盘膨出或突出，是否合并椎体滑脱，同时对蛛网膜下腔及脊髓受压、移位和脊髓内变化也可以显示。

【诊断要点】

诊断本病主要依据：

1. 中年患者，无明确原因，逐渐出现下肢麻木、乏力、僵硬不灵活等截瘫症状，呈慢性进行性或因轻外伤而加重。体格检查见下肢肌力不同程度地减弱，肌张力增高，深反射亢进，可出现髌、踝阵挛等病理征。

2. X 线片提示腰椎退行性改变、腰椎骨质增生，特别注意侧位片上有关节突起肥大、增生、突入椎管。

3. 脊髓造影呈不完全梗阻或完全梗阻。

4. CT 可见关节突肥大向椎管内突出，椎弓根短，黄韧带或后纵韧带骨化。

一般根据前三项即可明确诊断。

【鉴别诊断】

1. 腰椎间盘突出症　多见于青壮

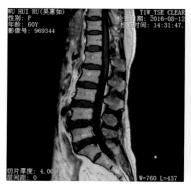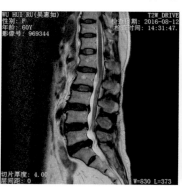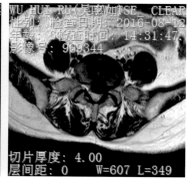

图 7-9-1　椎管狭窄

年，起病较急，有反复发作、时轻时重的特点。腰痛并向下肢放射，腹压增加时症状加重。脊柱多有明显侧弯，腰部活动明显受限，直腿抬高试验多为阳性，相应棘突旁有深压痛并向下肢放射。而椎管狭窄症多见于中老年人，发病缓慢，可有急性发作，多有持续性下腰痛和腿痛，腹压增大时症状无明显加重，有间歇性跛行，腰部活动不受限制，只是后伸试验多为阳性，

脊柱无明显侧弯，直腿抬高试验多为阴性。症状与体征分离是本病的一大特点。若查 CT 或 MRI 可进一步明确诊断。

2. 血栓闭塞性脉管炎　二者相同的是都有"间歇性跛行"，但脉管炎患者足背动脉搏动减弱或消失，椎管狭窄症患者则搏动良好。可进一步行下肢动脉超声或 DSA 检查。

【治疗方法】

1. 中医分经与辨证

（1）分经

①足太阳经型：腰部后侧酸胀、麻木、疼痛不适，痛引双目。

②足少阳经型：腰部外侧酸胀、麻木、疼痛，并向小腿部放射，伴头晕、耳鸣。

（2）辨证

①气滞血瘀型：腰部疼痛、刺痛、胀痛，痛处固定不移，拒按，舌质暗，苔薄白，脉细涩。

②风寒湿阻型：腰部疼痛时作时缓，恶风畏寒，遇风尤剧，口不渴，头重身困，苔薄白，脉浮。

（3）治法　行气活血通络、祛风温经化湿。

2. 选用穴位　夹脊穴、双侧肾俞穴、阿是穴。

3. 药物　健骨注射液。

4. 操作方法　按穴位注射操作常规进行。穴位皮肤常规消毒后，用 6 号针头5mL 注射器抽取药液，选穴后快速刺入皮肤，慢慢进针提插得气后，回抽无血方可徐徐注入药液。具体操作：每穴直刺 0.8～1.5 寸，注药 1mL。

5. 疗程　隔日一次，6 次一疗程，一般 2～3 疗程有效。

6. 注意事项　针刺夹脊穴时，应避免针刺过深或提插捻转伤及神经。

【康复训练与调护】

1. 本病病因复杂，经保守治疗无效，病程较长，临床症状日益严重者可考虑手术治疗。

2. 氟骨症所引起的椎管狭窄者，应当治疗原发病。

3. 急性期应卧床休息 2～3 周，症状严重者，需佩戴支具固定，减少腰骶后伸。

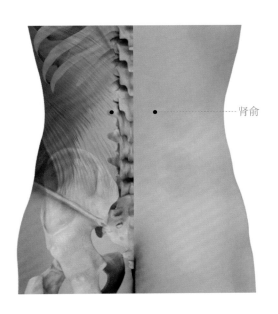
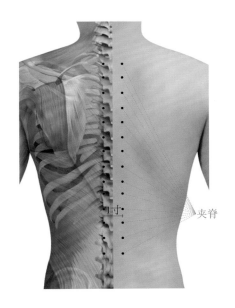

图 7-9-2　腰椎管狭窄症选穴定位图

第十节　退行性腰椎滑脱

【概述】

腰椎滑脱指腰椎自发性移位，又称腰椎假性滑脱。本病因退行性骨关节病而造成一个椎体或数个椎体向前或向后移位，向前滑脱较多见。移位距离一般不超过椎体的 4/5，多发生于 45 岁以上的女性，病情可长达数年以上。

【局部解剖与生理特点】

请参考"腰椎间盘突出症"的局部解剖和生理功能内容。

【病因病理】

1.西医病理　本病原因尚未完全明了，与妇女更年期后期椎骨退变、长期工作姿势不当；腰椎结构异常，腰椎失稳造成代偿性位移有关。本病好发于第 4、5 腰椎，其他腰椎亦可发生，腰椎的关节突关节退变后其关节软骨剥离，软骨下骨质裸露。L_4 是腰椎中活动最大的椎骨，L_5 有粗壮的横突和坚强的腰韧带，又有两侧的髂嵴保护，而 L_4 则无。如 L_4 下关节突前面磨损，易致 L_4 前滑脱。关节突关节的相互磨损，也可导致 L_5 向后滑脱。腰椎的滑脱使椎管狭窄，再加上关节周围组织增厚和骨赘形成，卡压神经根，易造成腰部疼痛，并牵涉臀、腿部，出现感觉障碍或肌肉无力，亦有可能出现椎管狭窄压迫马尾神经的症状。

2.中医病机　本病属于中医"腰痛"范畴，主要与年老体衰、肝肾亏虚、跌仆损伤或劳欲太过等因素相关，而致腰部经络失和，气血阻滞，不通则痛。

【临床表现】

1 症状

主要症状为腰痛，有时伴有臀和腿部疼痛。疼痛呈酸痛、牵拉痛，有麻木或烧灼感，与天气变化无关，可有缓解期。约 25% 的患者疼痛可及小腿和足部，并伴行走无力，少数可有阴部麻木感，小便潴留或失禁。间歇性跛行少见，发生疼痛后坐卧片刻可缓解。腰背部板滞，活动受限，腰部屈伸活动时可加重症状，滑脱节段可触及"台阶感"。

2.体征

（1）X 线检查　一般正、侧位片即能明确诊断。正位片显示椎板形态，侧位片可显示滑脱程度。

（2）CT　可见硬膜囊在椎间盘后缘和上方移位椎体后弓之间受压，致椎管狭窄，黄韧带肥厚。

【诊断要点】

根据病史、症状及相关检查，诊断一般并不困难。

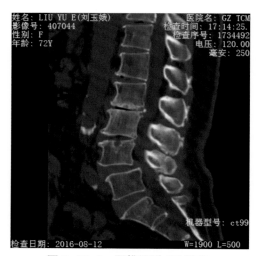

图 7-10-1　腰椎滑脱 CT 骨窗

【鉴别诊断】

应与腰椎间盘突出症、急性腰扭伤、腰椎管狭窄症相鉴别，详见相关内容。

【治疗方法】

1. 中医分经与辨证

（1）分经

①足太阳经型：腰部后侧酸胀、麻木、疼痛不适，痛引双目。

（2）辨证

①瘀血阻络：痛处固定不移，拒按，舌质暗，苔薄白，脉细涩。

②风寒袭络：疼痛时作时缓，恶风畏寒，遇风尤剧，口不渴，头重身困，苔薄白，脉浮。

2. 选用穴位　腰阳关、大肠俞、阿是穴。

3. 药物　健骨注射液。

4. 操作方法　按穴位注射操作常规进行。穴位皮肤常规消毒后，用 6 号针头 5mL 注射器抽取药液，选穴后快速刺入皮肤，慢慢进针提插得气后，回抽无血方可徐徐注入药液。具体操作：每穴直刺 0.8～1.5 寸，注药 1mL。

5. 疗程　隔日一次，6 次一疗程，一般 2～3 疗程有效。

6. 注意事项　药物注射时，应避开神经、血管。

【康复训练与调护】

1. 注意腰背部防潮、防寒，定时做腰背部体操锻炼，如广播体操、太极拳等；患者应学会自我按摩，以舒筋活血，调整局部代谢。

2. 床铺应经常日晒，防止潮湿。

3. 口服一些消炎止痛类中西药物。

4. 严重者可行神经阻滞治疗。

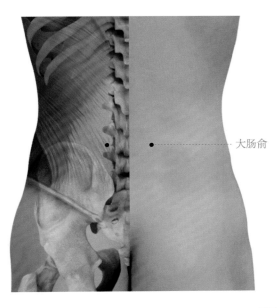
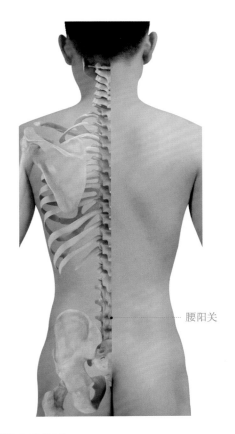

大肠俞

腰阳关

图 7-10-2　腰椎滑脱选穴定位图

第十一节　腰臀部肌筋膜炎

【概述】

腰臀部肌筋膜炎，实为腰部肌肉及其附着点筋膜或骨膜的慢性损伤性炎症，是腰痛的常见原因之一，主要症状是腰或腰骶部胀痛、酸痛，反复发作，疼痛可随气候或劳累程度变化而变化，如日间劳累加重，休息后可减轻，时轻时重，为临床常见病、多发病。发病因素较多，其日积月累，可使肌纤维变性，甚而少量撕裂，形成瘢痕、纤维条索或粘连，遗留长期慢性腰背痛。

【局部解剖与生理特点】

腰背筋膜遮于背部诸肌的浅面，向上遮盖上后锯肌的浅面与颈筋膜相连。在胸部则甚薄，内侧附于胸椎棘突，外侧附于肋角，将伸脊柱诸肌与连上肢于脊柱诸肌隔离。腰背筋膜在腰部分为后、中、前叶三层。后叶是腰背筋膜中最厚的一叶，它在内侧附着在腰骶各棘突及腰筋膜后韧带，下附于骶腰韧带。中叶位于骶棘肌的前面，腰方肌的后面，到骶棘肌的外缘与后叶会合成腹横肌的腱膜，前叶在腰方肌的前面，上附于并加强外侧腰肋韧带，并与横膈起点的纤维融合在一起，前叶的外缘在腰方肌的外缘处融集到腹横肌的腱膜内。臀筋膜将臀大肌整个包裹着，臀大肌为臀部最表浅的肌肉，在臀大肌肌肉深面的筋膜发育得较好，它向下与大腿的深筋膜（即阔筋膜）相延续，大部分臀大肌插入到这一筋膜里。臀中肌的前部（它并不被臀大肌覆盖）有一腱性的筋膜，也是阔筋膜的延续，一些肌纤维以这里为起点，阔筋膜张肌也被包括在筋膜层里，并整个地附着在此筋膜的

专门部分，即髂胫束里面。腰臀部肌筋膜的功能与其他部位的肌筋膜功能是相同的，在解剖和生理功能上是一个统一单位。

【病因病理】

1. 西医病理　肌筋膜不仅具有保护肌肉，防止肌肉受损、粘连的作用，而且还参与肌肉活动功能。当肌肉收缩时，肌筋膜不仅参与位移，同时参与肌肉收缩的张力活动，从而保证肌肉完成收缩的正常功能。其病理机制与如下因素有关：首先，损伤引发筋膜的病理改变。外伤可引起筋膜的直接撕裂，形成局部疼痛性肿块，或由长期肌肉筋膜牵拉、摩擦、受压的积累性损害所致，继而退变导致炎症形成。如在劳损基础上有急性损伤时，可发生腰肌筋膜间隙综合征。其次，炎症或无菌性炎症，如风湿、类风湿、糖尿病以及其他致痛因子等所致的筋膜炎。不良环境也是重要的致病因素，如气候变化、过度寒冷、潮湿或环境污染等，均可引起痛性筋膜炎。

2. 中医病机　本病急性期卒腰痛，乃风邪客于肾经所致。风为百病之长，最易伤人肌表，又多为寒湿侵袭之先导，风寒湿邪乘虚客于肾经是本病急性期之病机。慢性期病证多由急性期失治迁延而来，加之肾虚腰失荣养，气血不畅而为本病。

【临床表现】

1. 症状

（1）以中青年多见，男女均常见。常有慢性感染病灶，体位不良，外伤后治疗不当，慢性劳损，风湿寒冷病史。

（2）以背部肌筋膜炎为主者，好发于

两肩胛之间，尤以体力劳动者多见，背部酸痛，肌肉僵硬发板，有沉重感，疼痛常与天气变化有关，阴雨天及劳累后可使症状加重。

（3）以腰、骶部肌筋膜炎为主者，患部疼痛、麻木为主要临床症状，久坐或久睡后疼痛加剧，轻度活动后减轻，劳累过度后加重，常与天气变化、阴雨天变化有关。若为急性发作者，腰臀部疼痛甚剧，甚至不能翻身和活动。

（4）腰骶部患处可有特定压痛点，即激发点，触压时剧痛，有时可激惹远处的传导性疼痛，但并不符合周围神经或神经根性疼痛的解剖分布。一般无神经症状。

2. 体征

（1）背部肌筋膜炎　背部有固定压痛点，或压痛较为广泛，背部肌肉僵硬，沿骶棘肌行走方向可触到条索状改变，腰背功能活动大多正常。

（2）腰骶部肌筋膜炎　压痛较局限，肌肉轻度萎缩，可触到肌筋膜内结节或条索状物，重压（特别在臀部）有酸痛者，臀部疼痛点可放射到坐骨神经分布区。

（3）背、腰骶部肌筋膜炎，压痛点用1%普鲁卡因5～8mL封闭后，疼痛可消失。

（4）影像学检查　X线照片检查无特殊发现。

【诊断要点】

1. 主要表现为腰背部弥漫性钝痛，尤以两侧腰肌及髂嵴上方更为明显。腰部疼痛、发凉、皮肤麻木、肌肉痉挛和运动障碍。

2. 晨起痛，日间轻，傍晚复重，长时间不活动或过度活动均可诱发疼痛，病程长，且因劳累及气候性变化而发作。

3. 查体时患部有明显的局限性压痛点，触摸此点可引起疼痛和放射。

4. 用普鲁卡因痛点注射后疼痛消失。

5. X线检查无异常。实验室检查抗"0"或血沉正常或稍高。

6. 磁共振检查，腰背部皮下可见条片状长 T1 长 T2 信号，边界较清，为渗出的液体信号。

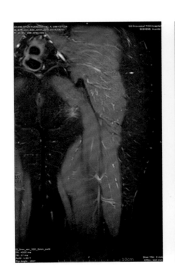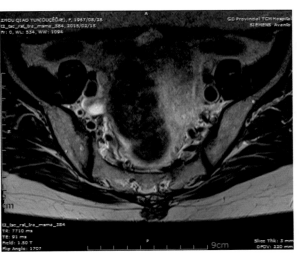

图 7-11-1　腰臀部肌筋膜炎

【鉴别诊断】

1. 腰椎间盘突出症急性期 ①剧痛，但以坐骨神经根性疼痛为主，即疼痛沿坐骨神经根分布，放射至一侧下肢；②脊柱抗痛性畸形，活动为不对称受限；③直腿抬高试验阳性；④压痛集中于 L_4、L_5 或 L_5、S_1；⑤无明显肌肉症状。

2. 骨肿瘤和脊柱结核 ①慢性发病；②腰活动逐渐受限；③脊柱正中压痛、叩痛；④全身症状；⑤血液学检查阳性；⑥放射线片显示骨疏松及骨破坏。

3. 腰椎骨折 ①受伤机制不同；②压痛点局限于骨折部位；③肌肉症状不如肌纤维炎明显；④X 线诊断。

4. 急性腰椎滑膜嵌顿 有明显的腰部扭伤史，扭伤后立即出现急性剧烈疼痛，范围局限，有准确的疼痛部位，疼痛可放射到臀部及双下肢，并出现特有的腰部侧弯姿势——坐、立、走均呈侧弯姿势，多弯向患侧，出现腰部活动障碍，骶棘肌痉挛，脊椎运动受限。但 X 线检查则无病理表现。

【治疗方法】

1. 中医分经与辨证

（1）分经

①足太阳经型：腰部后侧酸胀、麻木、疼痛不适，痛引双目。

（2）辨证

①瘀血阻络：痛处固定不移，拒按，舌质暗，苔薄白，脉细涩。

②风寒袭络：疼痛时作时缓，恶风畏寒，遇风尤剧，口不渴，头重身困，苔薄白，脉浮。

2. 选用穴位

处方：肾俞、秩边、次髎、阿是穴。

3. 药物 健骨注射液。

4. 操作方法 按穴位注射操作常规进行。穴位皮肤常规消毒后，用 6 号针头 5mL 注射器抽取药液，选穴后快速刺入皮肤，慢慢进针提插得气后，回抽无血方可徐徐注入药液。具体操作：每穴直刺 $0.8 \sim 1.5$ 寸，注药 1mL。

5. 疗程 隔日一次，6 次一疗程，一般 $2 \sim 3$ 疗程有效。

6. 注意事项 药物注射时，应避开神经、血管。

【康复训练与调护】

1. 注意腰背部防潮、防寒，定时做腰背部体操锻炼，如广播体操、太极拳等；患者应学会自我按摩，以舒筋活血，调整局部代谢。

2. 床铺应经常日晒，防止潮湿。

3. 口服一些消炎止痛类中西药物。

4. 严重者可行神经阻滞治疗。

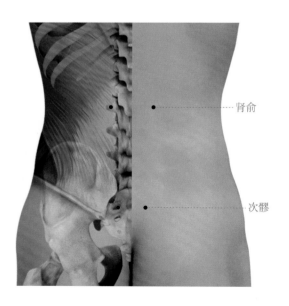

肾俞

次髎

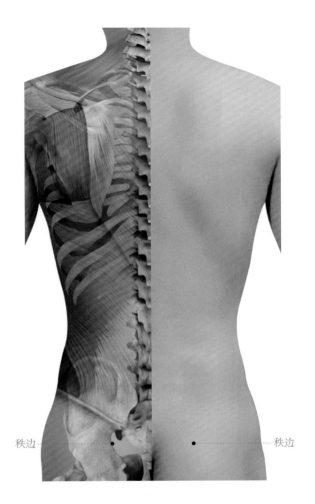

秩边 ---- 秩边

图 7-11-2　腰臀部肌筋膜炎选穴定位图

第十二节　棘上韧带和棘间韧带损伤

【概述】

棘上韧带起于 C_7 棘突，止于 L_5 棘突，当脊柱前屈时，最易为暴力所伤。棘间韧带位于棘突之间，在韧带的退行变加上弯腰屈身等姿势不正，用力不当，使棘间韧带损伤，棘上韧带和棘间韧带亦可因长期弯腰活动而劳损。因此，临床常见腰部的棘上韧带和棘间韧带损伤，出现腰背部疼痛，活动受限，弯腰及劳累后症状加重，起卧困难，甚至呈强迫体位等症状。

棘上韧带和棘间韧带损伤，在中医学中没有相应的病名，根据其临床表现，本病属中医学"腰背痛""腰痛"范畴。

【局部解剖与生理特点】

棘上韧带、棘间韧带和黄韧带都是由致密的胶原结缔组织构成，是纤维关节的重要结构，将相邻的骨体连接在一起，它带有柔韧性、屈折性以便于关节活动；另一方面，它有足够的强力和牢固性，可以耐受强大的拉力，但不能伸长。棘上韧带是指 C_7 以下的附着在腰、胸椎棘突上的韧带，而将颈段的韧带称为项韧带。在牛、羊等四足动物，为了维持头伸位，其项韧带特别发达。在人类由于站立姿势，头的重量已改为由脊柱承担，项韧带已经退化。韧带到了 C_7 棘突逐渐变薄，一般连接 $2 \sim 3$ 个相邻棘突，较深的只连接两个棘突。据统计，73% 的棘上韧带止于 L_4，22% 止于 L_3，仅 5% 止于 L_5。因此，项韧带不易受伤，由于解剖特点是下腰部较弱，且又是活动最多的区域。另外中年人可有 75% 的人有棘间韧带变性，加之局部外伤，故极易在该

处撕裂。在正常情况下，这些韧带皆受骶棘肌保护而免受损伤。

棘间韧带位于棘突之间，其纤维分三层排列。中层纤维由后上方走向前下方；两侧浅层由上一棘突下缘斜向前下，附着于黄韧带和下一个棘突上缘，屈腰时向前移位，但本身却受到挤压和牵拉。所以在前屈用力不当，脊柱过度扭转时，其最易受损伤。棘上韧带和棘间韧带由脊神经后支神经末梢分布，是极敏感的组织，一旦损伤，可通过脊神经后支传入中枢，虽然范围很小，却造成严重的疼痛。

【病因病理】

1. 西医病理　棘上韧带和棘间韧带损伤一般在临床上是由负重损伤和慢性损伤造成。多数情况下，由于弯腰劳力时，突然受外力打击，迫使腰前屈，引起棘上韧带的撕裂。韧带的多次损伤，局部有出血、渗液，修复后可造成瘢痕及组织增生。其次，由于长期从事弯腰劳动，其维持弯腰姿势的应力，主要由棘上韧带和棘间韧带负担，由于韧带经常受到牵拉而超出其弹性限度而松弛，逐渐发生水肿、炎症和粘连，刺激腰脊神经后支而引起慢性腰痛，或因韧带纤维发生退变时，弹力减弱，这时弯腰负重，常易发生部分纤维的损伤和劳损。

2. 中医病机　棘间韧带和棘上韧带损伤的病因主要是由于跌仆闪挫，气血瘀滞，搏于背脊，筋脉瘀阻，或肝肾亏损，精血不足，筋失荣养。跌仆外伤，屏气闪挫，或因久病不愈，均可导致经络气血不畅，瘀血留着局部，"不通则痛"。若本先天

稟赋不足，或久病体虚，或年老体衰，肝肾亏虚，精血不足，无以濡养筋脉，筋肉痿软，若活动不慎，则易引起本病的发生。《杂病源流犀烛·腰脐病源流》云："腰痛，精气虚而邪客病也。……肾虚其本也。风寒湿热痰饮，气滞血瘀闪挫其标也，或从标，或从本，贵无失其宜而已。"肾虚是发病的根本，而跌仆闪挫、气滞血瘀，是本病发生的重要原因。

【临床表现】

1. 症状

一般有慢性劳损病史，患者背痛或腰痛，有明显的压痛点，痛点和压痛常局限于棘突或棘上、棘间韧带的某一点。棘上、棘间韧带撕裂时，疼痛剧烈，腰背部有断裂样或刀割样感觉，弯腰时疼痛更甚。检查时，急性者用双手拇指触摸棘突上，可发现棘上、棘间韧带条索状剥离或有钝厚感，压痛明显，左右拨动时有紧缩感。慢性者触摸可发现韧带成片状或条索状剥离，局部压痛不明显，或仅有酸胀感。

2. 体征

（1）棘上韧带损伤　①局部压痛点在棘突顶端上下缘及两侧，常固定在 1～2 个棘突上，痛点多浅在皮下。②双拇指触摸棘突时，可发现棘上韧带有 1cm 左右（多为 1cm 以下）范围浮起，拇指左右拨动有紧缩感，或局部仅有明显肿胀压痛。③在局部压痛点注入少量 1% 普鲁卡因可暂时缓解疼痛，从而证实为棘上韧带损伤。

（2）棘间韧带损伤　①患者棘突间有固定明显的压痛，过伸位更著，重压则疼痛加剧。重者棘突间有空虚感，其中 L_5、S_1 间占 43.2%，$L_{4、5}$ 间占 39.9%，其他棘间韧带损伤少见。②局部注射普鲁卡因后疼痛暂时缓解，待药物消失后疼痛如故。③前屈后伸时可引起疼痛加剧，少部分患者伴有轻度肌肉痉挛。

（3）特殊试验　凡是牵拉棘上韧带和棘间韧带的试验均为阳性，其中拾物试验阳性在两韧带损伤时最为明显。

（4）拾物试验　患者站立，嘱其弯腰拾取地上的物品，如患者屈髋膝，直腰下蹲拾物而不能弯腰拾物为阳性。

【诊断要点】

根据病史、症状及局部相关检查，诊断一般不困难。

【鉴别诊断】

急性腰扭伤，腰部肌肉、筋膜、韧带、椎间小关节、腰骶关节的急性损伤，多由突然受间接外力所致。因此，急性腰扭伤包括急性棘上韧带损伤和急性棘间韧带损伤，但不包括慢性韧带损伤。其损伤的主要组织是腰部的肌肉，多为骶棘肌，侧方为腰大肌和腰方肌及腹部肌肉，其与棘上韧带和棘间韧带损伤鉴别如下。

1. 有明确的腰部扭伤史，多见于青壮年。棘上韧带和棘间韧带损伤多在弯腰拾物或负重时发生。

2. 患者在受伤后，腰部一侧或两侧剧烈疼痛，范围局限，有准确的疼痛部位。棘上韧带和棘间韧带损伤疼痛部位在腰椎正中位。

3. 腰部疼痛，活动受限，不能翻身、坐立和行走，常保持一定强迫姿势以减少疼痛。严重者可使患者在受伤的当时因疼痛而出现闭气，腰部不能挺直，面色苍白，但腰痛症状严重而不伴有下肢的神经症状，病程短而易于恢复。棘上韧带和棘间韧带损伤的活动受限主要表现为弯腰困难，但直腰反而较适。

4. 腰肌和臀肌痉挛或可触及条索状硬物，损伤部位有明确压痛点。单纯棘上韧带和棘间韧带损伤时，腰臀肌无痉挛和压痛，痛点亦无条索状物。

5. X线平片脊柱生理弧度改变。棘上韧带和棘间韧带损伤一般则无变化。

【治疗方法】

1. 中医分经与辨证

（1）分经

①督脉型：腰部正中疼痛不适为主。

②足太阳经型：腰部后侧酸胀、麻木、疼痛不适，痛引双目。

（2）辨证

①气滞血瘀型：痛处固定不移，拒按，舌质暗，苔薄白，脉细涩。

②风寒湿阻型：疼痛时作时缓，恶风畏寒，遇风尤剧，口不渴，头重身困，苔薄白，脉浮。

③痰湿阻络型：腰背困重如裹，四肢麻木不仁，舌暗红，苔厚腻，脉弦滑。

2. 选用穴位
阿是穴、夹脊穴、命门、腰阳关。

3. 药物
健骨注射液。

4. 操作方法
按穴位注射操作常规进行。穴位皮肤常规消毒后，用6号针头5mL注射器抽取药液，选穴后快速刺入皮肤，慢慢进针提插得气后，回抽无血方可徐徐注入药液。具体操作：将药液注射于棘突尖部及其上、下缘，在各部位需将针刺到骨质表面，轻轻推药，使稍有阻力，以便将该部位粘连组织分离，每穴直刺0.8～1.5寸，注药1mL。

5. 疗程
隔日一次，6次一疗程，一般2～3疗程有效。

6. 注意事项
针刺夹脊穴时，应避免针刺过深或提插捻转伤及神经。

【康复训练与调护】

1. 本病急性期应卧床休息，减少弯腰活动，外敷消肿止痛药物。

2. 治疗后，腰部注意保暖，佩戴护腰，适当休息，以利于修复。

3. 平时坚持下弯腰和左右侧腰等运动，每次3～5遍，每日2～3次，运动时不宜过急过猛过速，可采用先轻后重，先慢后快之法。

4. 平时坚持颈背腰部肌肉锻炼，如反复做俯卧位抬头举上肢及抬腿运动，做仰卧起坐运动，每次10～15遍，3～5min，每日2～3次。

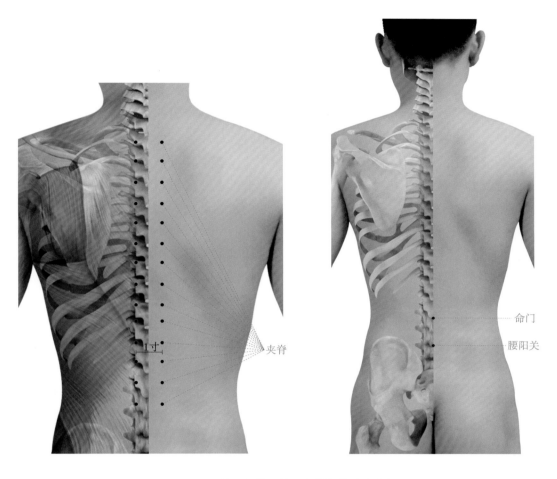

图 7-12-1 棘上韧带和棘间韧带损伤选穴定位图

夹脊

1寸

命门

腰阳关

第十三节　强直性脊柱炎

【概述】

强直性脊柱炎，简称强脊炎，是一种血清反应阴性、病因不明的常见关节疾病；是一种进行性、独立性、全身性疾病，由骶髂关节向上、髋关节、椎间关节、胸椎关节侵犯发展性疾病；以侵犯中轴关节及四肢大关节为主，并常波及其他关节及内脏，可造成人体畸形及残废，故成为严重危害人类身体健康的疾病。

本病属于中医"腰背痛"及"痹病"范畴，尤其与"骨痹""肾痹""督脉病"相类似。例如，《素问·长刺节论》谓："病在骨，骨重不可举，骨髓酸痛，寒气至，名曰骨痹。"《内经》一书中还描述了肾痹"尻以代踵，脊以代头"等与强直性脊柱炎的症状十分相似。

【局部解剖与生理特点】

请参见"腰椎间盘突出症"及"胸小关节紊乱"的相关内容。

【病因病理】

1. 西医病理　强直性脊柱炎的病因及发病机制尚不明确，大多数学者认为其发生与遗传、感染、免疫功能紊乱、内分泌失调等因素有关。

2. 中医病机　本病其本在肾，肾为先天之本，主骨生髓，督脉贯脊属肾，总督一身之阳。若肾气充足则督脉盛，骨骼坚强，邪不可侵；反之，先天禀赋不足或后天失调养，导致肾虚督空，外邪乘虚而入，直中伏脊之脉，气血凝滞，筋骨不利，渐致"尻以代踵，脊以代头"之状，病位在肝、肾、督脉和足太阳经。肾虚督空为本病内在基础，感受外邪、内外合邪是本病的外在条件。

【临床表现】

1. 症状

大多数患者起病隐匿，早期为下腰部疼痛，酸软乏力。常无具体疼痛部位，下蹲时有僵硬感。患者有消瘦和低热的全身症状。晚期因炎性疼痛消失，脊柱大部分或全部僵直（呈渐进性），腰背畸形及关节功能活动均有明显受限。脊柱逐渐出现屈曲，不能直腰，不能抬头平视和转头斜视。因肋椎关节强直则胸椎的扩张运动受限，胸腔容积缩小，故心、肺活动功能受到影响。

2. 体征

（1）腰椎生理前凸消失甚至出现反弓，胸椎后凸增加和颈椎向前屈曲等，形成"驼背"畸形。

（2）脊柱两侧骶棘肌显著痉挛，脊柱僵硬，一侧或两侧骶髂关节及腰部有明显压痛和叩击痛。

（3）急性血沉增快，抗"O"不高，类风湿因子多为阴性，但抗原 $HLA-B_{27}$ 多为阳性。骶髂关节试验、"4"字试验、背伸试验、直腿抬高试验均为阳性。

（4）X 线检查　早期骶髂关节可见骨质疏松，腰椎小关节模糊；中期关节间隙变窄，软骨下骨质呈锯齿状破坏；晚期关节发生骨性强直，小关节融合，关节囊及韧带钙化、骨化，脊柱间有骨桥形成，呈"竹节样"改变。

（5）肺功能检查　肺活量显著减少。

【诊断要点】

1. 症状　以两骶髂关节、腰背部反复疼痛为主。

2. 体征 早、中期患者脊柱活动功能不同程度受限，晚期患者脊柱出现驼背固定，胸廓活动减少或消失。

3. 实验室检查 血沉多增快，RF多阴性，HLA-B$_{27}$强阳性。

4. X线检查 具有强直性脊柱炎和骶髂关节炎的典型结果。

分期标准：

1. 早期脊柱活动功能受限。X线显示骶髂关节间隙模糊，椎小关节正常或关节间隙改变。

2. 中期脊柱活动受限，甚至部分强直。

X线显示骶髂关节呈锯齿样改变。部分韧带钙化，形成方椎，小关节骨质破坏，间隙模糊。

3. 晚期脊柱强直或驼背畸形固定。X线片显示骶髂关节融合，脊柱呈竹节样变。

临床筛选标准：

1. 40岁以前发生腰腿痛，多见于男性，休息也不能缓解，活动后可以改善。

2. 隐匿发病病程大于3个月。

3. 伴晨僵。

4. 实验室检查血沉快，HLA-B$_{27}$阳性。

5. 排除椎间盘病变、结核、类风湿及肿瘤等疾患。

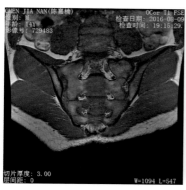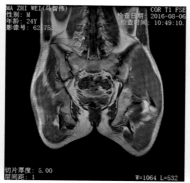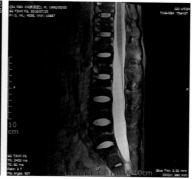

图 7-13-1　强直性脊柱炎

【鉴别诊断】

1. 骶髂关节结核 患者常有结核接触史或患病史，或同时患有肺或其他处结核病。绝大多数（98%）为单侧性，而且女性患者居多。X线片关节一侧骨质破坏较多，常可见死骨。关节破坏严重者可发生半脱位。如有脓肿或窦道鉴别就更容易。

2. 脊柱结核 患者常有结核病病史或接触史，或同时患有肺或其他结核病。脊柱活动受限仅见于受累局部，驼背多呈角形。X线片上椎体及椎间盘破坏明显，常见死骨及脓肿阴影。

3. 脊柱化脓性骨髓炎 发病多急，体温升高迅速，白细胞增多，局部疼痛明显，椎旁肌肉痉挛，脊柱活动明显受限。身体他处常可查见化脓感染病灶。早期血培养多为阳性。X线见椎体和椎间盘破坏，常见死骨和脓肿阴影，晚期骨致密度增加。

4. 外伤性腰痛

（1）起病急，活动后加重，休息后缓解。

（2）压痛点一般为局部性，患部叩击无放射痛。X线无改变。

（3）肌张力增高，主要表现在骶棘肌，

两侧对比有明显差异。

（4）脊柱侧凸，由于患肌痉挛，引起腰椎侧弯。

（5）脊柱后伸运动明显受阻。

（6）慢性腰骶关节劳损　为弥漫性疼痛，脊柱活动不受限，X线无特殊改变。

【治疗方法】

1. 中医分经与辨证

（1）分经

①督脉型：腰部正中疼痛不适为主。

②足太阳经型：腰部后侧酸胀、麻木、疼痛不适，痛引双目。

（1）辨证

①气滞血瘀型：痛处固定不移，拒按，舌质暗，苔薄白，脉细涩。

②风寒湿阻型：疼痛时作时缓，恶风畏寒，遇风尤剧，口不渴，头重身困，苔薄白，脉浮。

③痰湿阻络型：腰背困重如裹，四肢麻木不仁，舌暗红，苔厚腻，脉弦滑。

④肝肾不足型：失眠多梦，肢体麻木，面红目赤。舌红少津，脉弦。

⑤气血亏虚型：气短，倦怠乏力、四肢麻木。舌淡苔少，脉细弱。

2. 选用穴位

处方一：大椎、腰阳关、命门、阿是穴

处方二：肝俞、肾俞、足三里、相应病变局部的华佗夹脊穴。

3. 药物　健骨注射液。

4. 操作方法　按穴位注射操作常规进行。穴位皮肤常规消毒后，用6号针头5mL注射器抽取药液，选穴后快速刺入皮肤，慢慢进针提插得气后，回抽无血方可徐徐注入药液。具体操作：每穴直刺 $0.8 \sim 1.5$ 寸，注药1mL。

5. 疗程　两组穴位交替使用，隔日一次，6次一疗程，一般 $2 \sim 3$ 疗程有效。

6. 注意事项　针刺夹脊穴及督脉腧穴时，应避免针刺过深，损伤神经及脊髓。

【康复训练与调护】

1. 本病属慢性病，患者需积极配合锻炼，同时应鼓励患者增强战胜疾病的信心。

2. 注意脊柱姿势正确，应睡硬板床，并采取仰卧低枕位以助脊柱伸直。

3. 身体素质的锻炼　可根据情况采用少林内功、气功、太极拳、健身操等。

4. 进行有针对性的脊柱及关节功能锻炼，如深呼吸、扩胸、下蹲、脊柱运动等。锻炼应持之以恒，但不宜过度劳累。

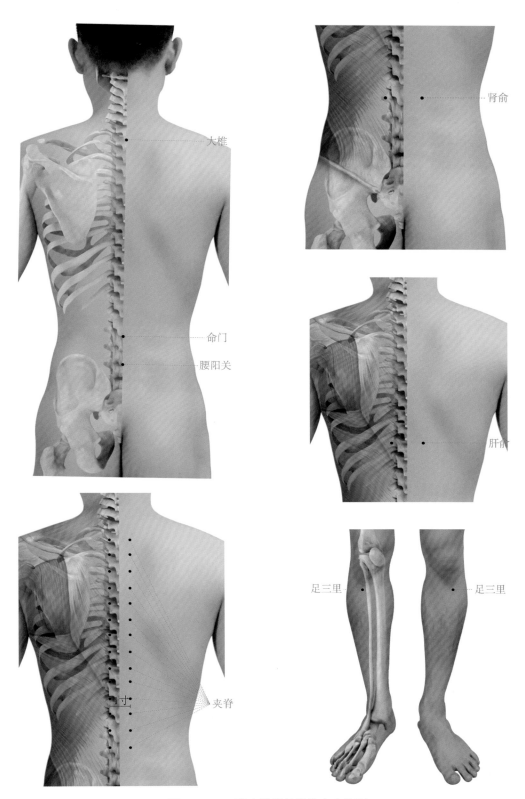

图 7-13-2　强直性脊柱炎选穴定位图

下篇　各论

第八章

腿部常见疼痛疾病

特色穴位注射疗法

第一节　膝关节骨性关节炎

【概述】

膝关节骨性关节炎是指由于膝关节软骨变性、骨质增生而引起的一种慢性骨关节疾患，主要表现为关节疼痛和活动不灵活，又称为膝关节退行性关节炎及骨性关节病等。属中医学"痹病""膝痹""膝痛"等范畴。

【局部解剖与生理特点】

膝关节是由股骨下端、胫骨上端和前方的髌骨组成，主要的运动方式是屈膝和伸膝，半屈曲位时有轻微旋转活动。膝关节周围有韧带起加强稳定作用，其前下方为髌韧带，是股四头肌的延续，止于胫骨粗隆，可伸膝；在膝关节内侧有内侧副韧带，起自股骨内上髁，止于胫骨内侧髁的内侧缘，宽而扁，其纤维与关节囊融合在一起；膝关节外侧有外侧副韧带，起于股骨外上髁，止于腓骨小头，呈圆索状，纤维与关节囊之间被脂肪组织隔开；侧副韧带的主要功能是加强关节侧方的稳定性。关节内有前后交叉韧带和内外侧半月板，交叉韧带使股骨和胫骨紧密相连，限制胫骨向前、向后移位；半月板外缘厚，与关节囊相连，内缘薄，游离于关节腔内，半月板能起到弹性垫的作用，增强关节的稳定性，并防止关节面的软骨受损。

【病因病理】

1. 西医病理　本病分为继发性和原发性两种，原发性骨性关节炎最常见，是一种慢性炎症性疾病，有人提出骨性关节炎是滑膜关节对各种刺激（包括衰老）所进行的修复过程；继发性骨性关节炎也很常见，常继发于关节畸形、关节损伤、关节炎症或其他伤病，又称创伤性关节炎。该病与个体因素、饮食因素、免疫学异常、气候因素、生物力学因素、医源性因素等有关。关节软骨的退变是膝关节骨性关节炎最直接原因，软骨细胞是成熟软骨中唯一的与修复破坏软骨组织有关的细胞类型，膝关节骨性关节炎关节软骨和非膝关节骨性关节炎正常关节软骨相比，软骨细胞明显减少；软骨退变磨损、骨质硬化、囊变、骨赘形成，关节肥大变形，构成了骨关节炎的病理核心，导致一系列与之相关的临床症状。

2. 中医病机　由于年老体弱，肝肾亏损，气血不足，而致筋骨失养；或因慢性劳损，受寒湿或轻微外伤等因素诱发所致局部气机阻滞，经络不通，气血运行不畅，不通则痛而发为本病。属中医学"痹病""膝痹""膝痛"等范畴。

【临床表现】

1. 症状　主要表现为膝关节疼痛、肿胀、晨僵、关节积液及骨性肥大，可伴有活动时的骨擦音、功能障碍或畸形。

2. 体征　膝关节髌骨周围有压痛，膝关节肿胀畸形，关节有摩擦音及功能障碍。

【诊断要点】

1. 反复劳损或创伤史。

2. 膝关节疼痛，早晨起床时较明显，活动后减轻，活动过多时加重，休息后症状缓解；后期疼痛持续，关节活动明显受限，股四头肌萎缩，关节积液，甚至出现畸形和关节内游离体。

3. 膝关节正、侧位 X 片显示髌骨、股骨髁、胫骨平台关节缘呈唇样骨质增生，胫骨髁间隆突变尖，关节间隙变窄，软骨下骨质致密。

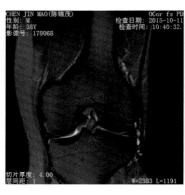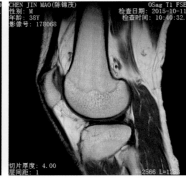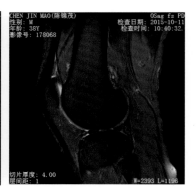

图 8-1-1　膝关节骨性关节炎

【鉴别诊断】

1. **膝关节半月板损伤**　有外伤史，伤后关节疼痛、肿胀，有弹响和交锁现象，膝内外间隙压痛。慢性期股四头肌萎缩，以股四头肌内侧尤为明显。麦氏征和研磨试验阳性。

2. **髌下脂肪垫损伤**　有外伤、劳损或膝部受凉病史。膝关节疼痛，下楼梯为甚，膝过伸位疼痛加重，髌下脂肪垫压痛明显，膝过伸试验阳性，髌腱松弛压痛试验阳性。

3. **膝关节侧副韧带损伤**　在韧带损伤部位有固定压痛，常在韧带的上下附着点或中部，侧方挤压试验阳性。

4. **膝关节非特异性滑膜炎**　表现为反复出现的膝关节腔积液，浮髌试验阳性，关节肿胀严重，但关节疼痛较轻，常表现为闷胀感，X线片仅表现软组织肿胀。

【治疗方法】

1. **中医分经与辨证**

临床上常按膝关节疼痛部位及活动受限等情况及经络循行分布间的关系进行辨经分型。足部的六条经脉均经过膝关节，故临床上按"经脉所过，主治所及"进行辨经取穴治疗。一般以局部取穴为主，辨证取穴及分症循经取穴相结合，以疏通经络、活血化瘀为治则。

2. **选用穴位**

（1）主穴　阿是穴（痛点）。

（2）配穴　血海、梁丘、犊鼻、鹤顶、内膝眼、足三里、阳陵泉、阴陵泉、丰隆、三阴交等。

3. **药物**　健骨注射液。

4. **操作方法**　按穴位注射操作常规进行，穴位皮肤常规消毒后，选用5mL一次性注射器抽取健骨注射液4mL，另换牙科5号一次性针头将抽取药液刺入穴位，寻找针感，回抽无血后徐徐注入药液。阿是穴按疼痛轻重、疼痛部位的不同，刺入的角度、深度有所差异，阿是穴注入药量1mL；其他配穴则根据患者的体质、胖瘦等情况，一般选3个配穴，交替选用，每穴注药1mL。

5. **疗程**　穴位注射隔日1次，5次为1个疗程。疗程间隔5天，一般1～2个疗程有效。

6. **注意事项**　阿是穴选择在膝关节最明显压痛点部位，药物不宜注入关节腔中，应避开神经、血管注射。膝关节肿胀较甚，疼痛较重者，有关节腔积液者，穴位注射前应及时抽出积液，并常规送检，加压包扎；在治疗期间，可结合补充外源性玻璃酸钠注射液（SH）治疗，7 天 1 次，5 次为 1 疗程。

【康复训练与调护】

1. 日常生活护理　主要是减轻关节的负担。①减肥：改变不良的饮食时间及饮食习惯，宜食清淡易消化，多吃蔬菜水果，忌生冷、煎炸之品。②避免引起疼痛的动作，如上下楼梯、爬山、长时间行走。③注意关节的保暖。

2. 加强肌力锻炼　一般的方法有：①股四头肌收缩运动：坐位或卧位，下肢伸直，踝关节背伸，用力收缩股四头肌并绷紧下肢，把膝关节压向下方，保持 10s，然后放松下肢，每天分 2 组，每组 12 次。②下肢抬腿运动：仰卧位，下肢伸直，踝关节背伸，抬高下肢至最大限度并保持 5s 后缓慢放下，每天分 2 组，每组 12 次。③屈髋屈膝蹬腿法（空中蹬踩自行车法）：仰卧位，屈髋屈膝至最大限度，再缓慢用力伸直下肢并做蹬腿动作，每次 3min，每天 2 次。④有氧训练：游泳、散步运动等能改善全身机能，减轻关节的炎症。

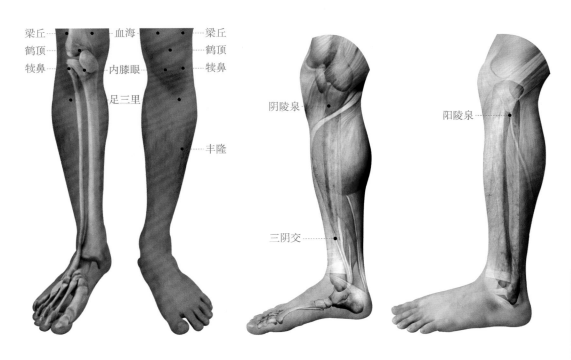

图 8-1-2　膝关节骨性关节炎选穴定位图

第二节 膝关节半月板损伤

【概述】

膝关节半月板损伤是最常见的膝关节损伤之一，属中医膝部筋伤疾病，是一种以膝关节局限性疼痛，部分患者有打软腿或膝关节交锁现象，股四头肌萎缩，膝关节间隙固定的局限性压痛为主要表现的疾病。多见于矿工、搬运工等重体力劳动者和篮球、足球及体操运动员，属中医学"痹病""伤筋"等范畴。

【局部解剖与生理特点】

半月板是膝关节的缓冲装置，分为内、外侧半月板。半月板是一种纤维软骨组织，本身无血液循环，所以损伤后修复能力极差。每侧半月板又分内、外两缘，前、后两角。半月板填充于膝关节的股骨髁与胫骨平台之间，它增强了膝关节的稳定性，并可避免周围软组织挤入关节内，还可缓冲震荡，分泌滑液。当膝关节伸直时，半月板被股骨髁推挤向前，膝关节屈曲时，半月板则被推挤向后。膝关节半屈曲位时，膝内外翻与扭转活动较大，因此临床上以外侧半月板损伤最多见。

【病因病理】

1. 西医病理　该病多由扭转外力引起。当一腿承重，小腿固定在半屈曲、外展位时，身体及股部猛然内旋，内侧半月板在股骨髁与胫骨之间受到旋转压力，而致半月板撕裂，外侧半月板损伤的机制相同，但作用力的方向相反。破裂的半月板则部分滑入关节之间，使关节活动发生机械障碍，妨碍关节伸屈活动，形成"交锁"。在严重创伤者，半月板、交叉韧带和侧副韧带可同时损伤。由于半月板缺乏血运，只在边缘有血循环，因此除边缘性撕裂外，一般很难有修复的可能。破裂的半月板不但失去了其协助稳定膝关节的作用，而且还影响膝关节的活动功能，甚至造成关节交锁的症状。同时破裂的半月板与股骨髁、胫骨髁之间长期磨损，最后将会导致创伤性关节炎。

2. 中医病机　主要由于劳损、外伤致机体脏腑功能亏虚，风、寒、湿邪气乘虚侵入机体，凝滞关节、经络，致气血运行不畅，经脉不通，不通则痛。属中医学"痹病""伤筋"等范畴。

【临床表现】

1. 症状　患者多有膝关节扭伤史。扭伤时患者自觉关节内有撕裂感，随即发生疼痛肿胀，活动受限，疼痛与压痛一般在膝关节内、外侧间隙。在伤后数小时内关节肿胀明显，慢性期一般无肿胀。急性损伤时可出现清脆的关节弹响音，慢性期膝关节伸屈时有弹响音和交锁现象。

2. 体征　损伤半月板相应的膝关节内、外侧间隙压痛；麦氏征试验、半月板研磨试验、强力过伸或过屈试验、侧压试验、单腿下蹲试验、重力试验、研磨试验等阳性；病程长者，可致股四头肌萎缩。

【诊断要点】

1. 多有膝关节外伤、劳损史。

2. 关节疼痛　膝关节在某一体位时发生疼痛，当改变体位后，疼痛即可消失。

3. 关节交锁、弹响。

4. 关节肿胀和积液　多见于急性损伤

阶段，如损伤时间较长，则关节肿胀多不甚明显。

5. 肌肉萎缩和乏力　以股四头肌为主。

6. 麦氏征试验、半月板研磨试验、强力过伸或过屈试验、侧压试验、单腿下蹲试验、重力试验等阳性。

7. 膝部 CT 或 MRI 检查可以确定半月板损伤的部位和程度。膝关节镜检查对本病的损伤定位更有价值。

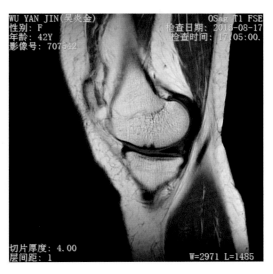

图 8-2-1　半月板撕裂

【鉴别诊断】

1. 与膝部有关骨折相鉴别　骨折后有明显肿、痛、活动障碍，可出现畸形外观，有骨擦音和下肢纵向叩击征阳性。X线摄片则能做出明确诊断。

2. 膝关节内游离体　膝关节内游离体也可引起关节活动时突然交锁，但由于游离体在关节内随意活动，因此关节运动受阻之位置也在随意变动，而半月板损伤后关节发生交锁，活动受阻且有固定的角度和体位。由于游离体是骨性，故 X 线片可以显示"关节鼠"。

3. 创伤性滑膜炎　膝关节肿胀，浮髌试验阳性。损伤后当即出现肿胀者，为瘀血所致；损伤后期出现积液，多为滑膜的炎症引起。

【治疗方法】

1. 中医分经与辨证

临床上常按膝关节疼痛部位及活动受限等情况及经络循行分布间的关系进行辨经分型。足部的六条经脉均经过膝关节，故临床上按"经脉所过，主治所及"进行辨经取穴治疗。一般以局部取穴为主，辨证取穴及分症循经取穴相结合，以疏通经络、活血化瘀为治则。

2. 选用穴位

（1）主穴　阿是穴（痛点）。

（2）配穴　血海、梁丘、内外膝眼、足三里、阳陵泉、阴陵泉、三阴交等。

3. 药物　健骨注射液。

4. 操作方法　按穴位注射操作常规进行。穴位皮肤常规消毒后，选用 5mL 一次性注射器抽取健骨注射液 4mL，另换牙科 5 号一次性针头将抽取药液刺入穴位，寻找针感，回抽无血后徐徐注入药液。阿是穴按疼痛轻重、疼痛部位的不同，刺入的角度、深度有所差异，阿是穴注入药量 1mL；其他配穴则根据患者的体质、胖瘦等情况，一般选 3 个配穴，交替选用，每穴注药 1mL。

5. 疗程　穴位注射隔日 1 次，5 次为 1 个疗程。疗程间隔 5 天，一般 1 ～ 2 个疗程有效。

6. 注意事项　阿是穴在膝关节最明显压痛点处，药物不宜注入关节腔中，应避开神经、血管注射。关节肿胀明显时，可行关节穿刺术，抽出液体，加压包扎，

并行关节制动。膝部 MRI 检查，可以确定半月板损伤的部位和程度。本穴位注射疗法对三度损伤以内膝关节半月板损伤的有效。

用膝关节镜做部分切除或探查。

2. 加强肌力锻炼　进行股四头肌功能锻炼，有利于保持关节稳定。

3. 日常生活护理　主要是减轻关节的负担。①减肥：改变不良的饮食时间及饮食习惯，宜吃清淡易消化食物，多吃蔬菜水果，忌生冷、煎炸品。②避免引起疼痛的动作，如上下楼梯、爬山、长时间行走。③注意关节的保暖。

【康复训练与调护】

1. 损伤急性期，在患肢固定的同时，应鼓励患者进行下肢肌肉的主动收缩锻炼，防止肌肉萎缩。半月板损伤的疗程较长，一定要持之以恒地坚持治疗，方能起到很好的效果。穴位注射 3 个疗程无效时，宜

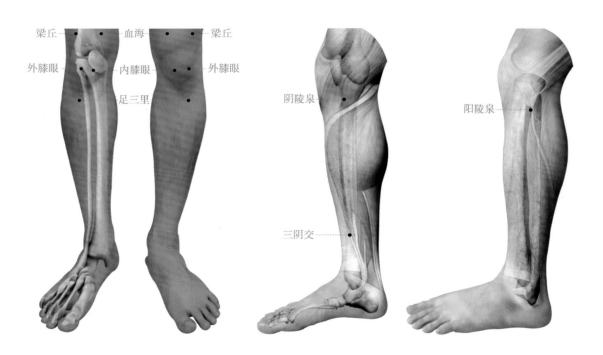

图 8-2-2　膝关节半月板损伤选穴定位图

第三节　膝关节内外侧副韧带损伤

【概述】

膝关节侧副韧带损伤，多由直接撞伤或在屈膝旋转位突然跌倒引起，轻者部分损伤，重者可完全断裂，或伴有半月板或十字韧带损伤。本病一般都有明显外伤史，膝部伤侧局部有剧痛，肿胀，时有瘀斑，膝关节不能完全伸直，韧带损伤处压痛明显，属中医学"伤筋"范畴。

【局部解剖与生理特点】

膝外侧副韧带，为一独立的纤维束，起自股骨外上髁，止于腓骨小头，膝外侧副韧带分深浅两部。膝内侧副韧带，为强而宽扁的韧带，起自股骨内上髁，向下散开止于胫骨内髁及胫骨上端内侧面，在内收肌结节附近，呈三角形，分前后两股，前股为自股骨内髁至胫骨体内侧面的扁长纤维束，前股的深部纤维与关节囊相融合，并有一部分与内侧半月板相连。

【病因病理】

1. 西医病理　膝关节是人体最大的关节，由结缔组织韧带所连系，韧带在肌肉的二端，而且血液循环较薄弱，极易损伤。本病的病因主要有以下的一些情况：①内侧副韧带损伤：主要为膝外翻暴力所致；②外侧副韧带损伤：主要为膝内翻暴力所致。膝关节内外侧副韧带损伤是膝关节过度内翻或外翻时，被牵拉的韧带超出生理负荷而发生撕裂、断裂等损伤，以膝关节肿胀、疼痛、功能障碍、有压痛点等为主要症状。

2. 中医病机　主要由于劳损、外伤致关节经脉受损，气血运行不畅，经脉不通，不通则痛。属中医学"伤筋"范畴。

【临床表现】

1. 症状　一般都有明显外伤或劳损史，膝部伤侧局部疼痛、肿胀、时有瘀斑，膝关节不能完全伸直。

2. 体征　在韧带损伤处压痛明显，内侧副韧带损伤时，压痛点常在股骨内上髁或胫骨内髁的下缘处，外侧韧带损伤时，压痛点在股骨外上髁或腓骨小头处；严重者膝关节肿胀。

【诊断要点】

1. 多有外伤或劳损史。
2. 膝关节疼痛和活动受限。
3. 患侧副韧带压痛，侧方挤压试验阳性。
4. X线摄片　见关节间隙有宽狭的改变；CT或MRI扫描有助确诊。

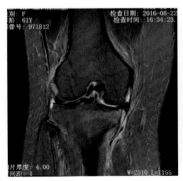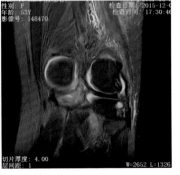

图 8-3-1　内侧副韧带损伤

【鉴别诊断】

1. 创伤性滑膜炎　关节腔积液，肿胀甚，疼痛轻，无关节失稳征。

2. 半月板损伤　关节肿胀、疼痛、膝部压痛，麦氏征阳性。

【治疗方法】

1. 中医分经与辨证

临床上常按膝关节疼痛部位及活动受限等情况及经络循行分布间的关系进行辨经分型。足部的六条经脉均经过膝关节，故临床上按"经脉所过，主治所及"进行辨经取穴治疗。一般以局部取穴为主，辨证取穴及分症循经取穴相结合，以疏通经络、活血化瘀为治则。

2. 选用穴位

（1）主穴　阿是穴。

（2）配穴　根据损伤部位取穴。内侧副韧带损伤选血海、阴陵泉、三阴交穴等；外侧副韧带损伤选用阳陵泉、膝阳关、足三里、梁丘穴等。

3. 药物　健骨注射液。

4. 操作方法　按穴位注射操作常规进行。穴位皮肤常规消毒后，选用5mL一次性注射器抽取健骨注射液4mL，另换牙科5号一次性针头将抽取药液注入穴位，阿是穴按疼痛轻重、疼痛部位的不同，刺入的角度、深度有所差异，注入药量为1mL；其他配穴则根据患者的体质、胖瘦等情况，一般选3个配穴，交替选用，每穴注药1mL。

5. 疗程　隔日1次，5次为1个疗程。疗程间隔5天，一般1～2个疗程有效。

6. 注意事项　阿是穴在膝关节韧带损伤压痛最明显处，内侧副韧带损伤时，压痛点常在股骨内上髁或胫骨内髁的下缘处；外侧韧带损伤时，压痛点在股骨外上髁或腓骨小头处。药物不宜注入关节腔中，应避开神经、血管注射。膝关节肿胀疼痛较重者，可能并有半月板、交叉韧带损伤及创伤性滑膜炎。如韧带损伤严重或断裂者，膝关节严重失稳，可做韧带重建术。

【康复训练与调护】

1. 急性损伤者，应注意休息，抬高患肢，必要时加以固定，限制活动。

2. 饮食调理　饮食方面要做到规律、合理，即以高蛋白、高维生素食物为主；多食具有润肠通便、富含纤维素的食物；忌辛辣、肥甘厚腻之品。

3. 功能锻炼　加强股四头肌锻炼，以增强膝关节的稳定性。

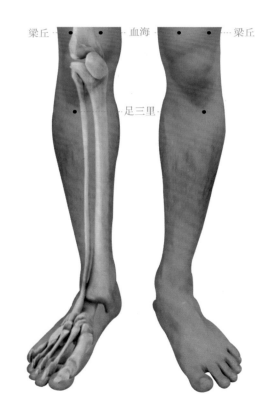

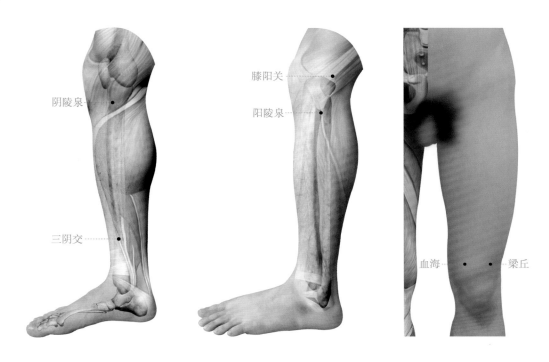

图 8-3-2　膝关节侧副韧带损伤选穴定位图

第四节　膝部滑囊炎

【概述】

膝部滑囊炎是指外伤或慢性刺激引起膝部滑囊滑液增多、肿大并产生相应症状的疾病。临床上常见的膝部滑囊炎有：髌前囊炎、髌下囊炎、鹅足滑囊炎和腘窝囊肿。常由于急慢性损伤，劳损或关节内炎症引起滑囊炎性渗出、肿胀、疼痛影响关节的活动，多见于田径、足球、篮球运动员等，又称黏液囊炎或黏液囊肿，本病属于中医"痹病""鹤膝风"等范畴。

【局部解剖与生理特点】

膝关节周围有许多肌腱，因此滑囊也较多，有的与关节腔相通，多数是孤立存在。滑囊介于肌肉或肌腱附着处与骨隆起之间，囊内有少量滑液，其作用是减少骨与肌肉、肌腱之间的摩擦，减轻压力，便于关节运动功能的灵活性。

【病因病理】

1. 西医病理　膝部滑囊炎主要是由于膝关节剧烈运动或长时间的摩擦或压迫刺激所致，主要的病理改变是滑囊滑膜渗出液增多，滑囊肿大，急性期囊内积液可为血性，以后呈黄色。慢性期，囊壁水肿、肥厚或纤维化，滑膜增生呈绒毛状，有的囊底或肌腱内有钙质沉积。

2. 中医病机　主要由外伤或劳损所致。膝关节为筋之"总聚处"，运动频繁，负重较大，磨损多，易受劳损及外邪的损害。外伤致筋脉受损，气血阻滞不通；外感风寒湿邪（以湿为主）侵入关节，瘀阻经脉；邪毒乘机侵入，热毒壅盛而致；病久则血虚气弱，筋脉失于濡养而萎弱，水湿存留

日久变稠成痰，痰浊阻络，甚至痰浊与瘀血互结，气血耗损，侵及肝肾。本病属于中医"痹病""鹤膝风"等范畴。

【临床表现】

1. 症状　膝部是全身关节中滑囊最多的部位，可分为前侧、后外侧和后内侧三组。临床上较为重要的有髌前滑囊、髌下滑囊、鹅足滑囊、腘窝内滑囊。

（1）髌前滑囊炎　急性滑囊炎常因外伤和感染而发病，表现为髌前疼痛或肿胀，压痛轻微，波动征阳性，髌骨和膝关节受限不明显。慢性期可见肿胀、压痛和粗糙的摩擦音。

（2）髌下滑囊炎　主要症状是半蹲位疼痛，髌韧带深部压痛，局部肿胀。

（3）鹅足滑囊炎　表现为膝关节内侧肿物，大小不定，有波动感，病人于用力屈膝、外展外旋时疼痛。

（4）腘窝囊肿　腘窝囊肿初期症状不明显，仅有腘窝部不适或胀感。当囊肿增大时，则在膝关节后方出现肿块，屈膝不便。肿块呈圆形或椭圆形，表面光滑有弹性、无压痛或仅有轻压痛，伸膝时肿块明显且变硬，屈膝时肿块不明显且较软。

2. 体征　膝关节局部压痛，可触及波动感或囊性感；活动受限：膝关节活动时有牵扯痛，稍活动后可缓解。

【诊断要点】

1. 有膝部受伤史或长期劳损史。
2. 较大滑囊损伤后（如髌前囊等）局限性软组织肿胀，疼痛较重，皮温增高。创伤严重者，囊内积血，可伴有软组织挫

伤和皮下瘀血。

3.触压局部，疼痛较重，并可触及波动感或囊性感。

4.较小的滑囊炎，痛点与解剖位置相

应，压之酸胀痛。

5.膝关节活动时有牵扯痛，稍活动后可缓解。

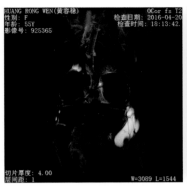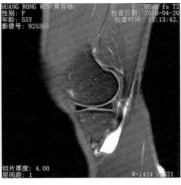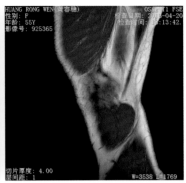

图 8-4-1　膝关节滑囊炎

【鉴别诊断】

1.膝关节半月板损伤　有外伤史，伤后关节疼痛、肿胀，有弹响和交锁现象，膝内外间隙压痛。慢性期股四头肌萎缩，以股四头肌内侧尤为明显。麦氏征和研磨试验阳性。

2.髌下脂肪垫损伤　有外伤、劳损或膝部受凉病史。膝关节疼痛，下楼梯为甚，膝过伸位疼痛加重，髌下脂肪垫压痛明显，膝过伸试验阳性，髌腱松弛压痛试验阳性。

3.膝关节侧副韧带损伤　在韧带损伤部位有固定压痛，常在韧带的上下附着点或中部，侧方挤压试验阳性。

【治疗方法】

1.中医分经与辨证

临床上常按膝关节疼痛部位及活动受限等情况及经络循行分布间的关系进行辨经分型。足部的六条经脉均经过膝关节，故临床上按"经脉所过，主治所及"进行辨经取穴治疗。一般以局部取穴为主，辨证取穴及分症循经取穴相结合，以疏通经络、活血化瘀为治则。

2.选用穴位

（1）主穴　阿是穴（痛点）。

（2）配穴　按髌前滑囊炎、髌下滑囊炎、鹅足滑囊炎、腘窝囊肿等常见疾病，根据部位不同选取相应的穴位。血海、梁丘、鹤顶、内膝眼、犊鼻、足三里、阳陵泉、阴陵泉、丰隆、三阴交、委中、承筋、承山等。

3.药物　健骨注射液。

4.操作方法　按穴位注射操作常规进行。穴位皮肤常规消毒后，选用 5mL 一次性注射器抽取健骨注射液 4mL，另换牙科 5 号一次性针头将抽取药液注入穴位，阿是穴按疼痛轻重、疼痛部位的不同，刺入的角度、深度有所差异，注入药量 1mL；其他配穴则根据患者的体质、胖瘦等情况，一般选 3 个配穴，交替选用，每穴注药 1mL。

5.疗程　隔日 1 次，5 次为 1 个疗程。疗程间隔 5 天，一般 1～2 个疗程有效。

6.注意事项　阿是穴在膝关节滑囊解剖位置相应的最明显压痛点处，药物不宜注入关节腔中，应避开神经、血管注射。

【康复训练与调护】

1. 急性损伤者，应注意休息，抬高患肢，必要时加以固定，限制活动。

2. 饮食调护　饮食方面要做到规律、合理，即以高蛋白、高维生素食物为主；多食具有润肠通便、富含纤维素的食物，忌辛辣、肥甘厚腻之品。

3. 功能锻炼　加强股四头肌锻炼，以增强膝关节的稳定性。

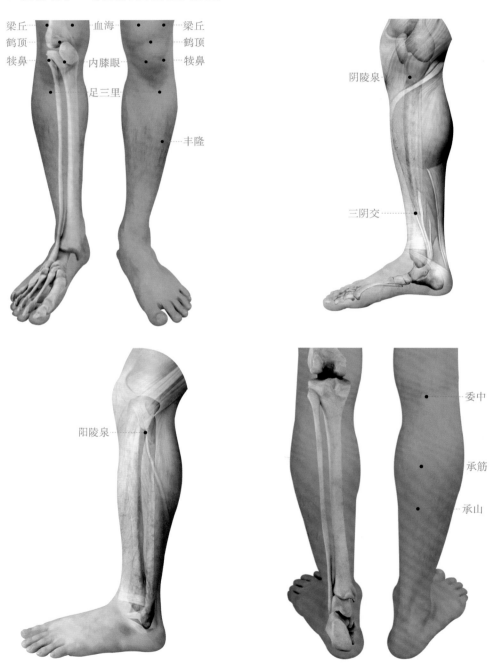

图 8-4-2　膝部滑囊炎选穴定位图

第五节　髌下脂肪垫损伤

【概述】

髌下脂肪垫损伤，又称为髌下脂肪垫炎，主是由损伤或劳损及膝部其他疾患引起的髌下脂肪垫的炎性疼痛。该病以缓慢发病为特点，膝前痛及膝关节功能障碍是其主要的临床表现，多与膝关节滑膜炎并发，常被误诊为"风湿性关节炎"。多发生于运动员及膝关节运动较多者，其中女多于男，属中医学"痹病""筋伤"等范畴。

【局部解剖与生理特点】

髌下脂肪垫位于髌骨后侧，呈三角形，尖端附着于股骨髁间窝的前方，基底附着于髌骨下缘与髌腱两侧，两侧游离呈分散状，其中一部分夹在两层滑膜之间，随滑膜在髌骨下方中线两侧向关节囊内突入，形成翼状皱襞。脂肪垫的主要作用是加强关节稳定和减少摩擦作用。

【病因病理】

1. 西医病理　膝关节的反复屈伸运动是髌下脂肪垫损伤的主要原因，膝关节的直接撞击等外伤，如人自高处落地，或膝前方直接受到打击，膝关节过伸畸形，均可导致脂肪垫发生水肿，长期则变为肥厚。此外，脂肪垫周围组织的炎性蔓延，特别是滑膜的炎症蔓延，也常可使脂肪垫发生炎性反应和脂肪变性，甚至发生脂肪组织破坏。

2. 中医病机　是由于外伤、劳损等因素损伤经脉，风湿热邪或风寒湿邪侵袭，筋脉痹阻，气血不畅，不通则痛，属中医学"痹病""筋伤"等范畴。

【临床表现】

1. 症状　自觉膝部疼痛，膝关节完全伸直时疼痛加剧，伴有酸痛无力感，有时膝痛可放射至腘痛，往往在劳累后症状加重，上下楼梯痛；髌韧带及两膝眼肿胀。

2. 体征　髌韧带两旁及髌骨下 1/2 处两侧均有压痛；膝关节过伸试验、髌腱松弛压痛试验阳性。

【诊断要点】

1. 有外伤史或劳损史，好发于体力劳动者及中老年人。

2. 髌骨下、髌韧带旁有压痛，膝关节过伸时髌下压痛明显。

3. 膝眼部肿胀，但膝关节屈伸障碍不大。

4. 膝关节过伸试验阳性，髌腱松弛压痛试验阳性。

5. X 线一般无异常，可排除骨性疾病。

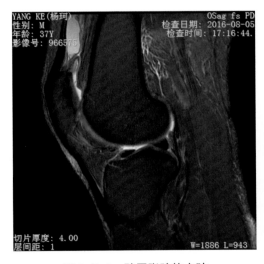

图 8-5-1　髌周脂肪垫水肿

【鉴别诊断】

1. **膝关节半月板损伤** 有外伤史，伤后关节疼痛、肿胀，有弹响和交锁现象，膝内外间隙压痛。慢性期股四头肌萎缩，以股四头肌内侧尤为明显。麦氏征和研磨试验阳性。

2. **髌下脂肪垫损伤** 有外伤、劳损或膝部受凉病史。膝关节疼痛，下楼梯为甚，膝过伸位疼痛加重，髌下脂肪垫压痛明显，膝过伸试验阳性，髌腱松弛压痛试验阳性。

3. **膝关节侧副韧带损伤** 在韧带损伤部位有固定压痛，常在韧带的上下附着点或中部，侧方挤压试验阳性。

【治疗方法】

1. 中医分经与辨证

临床上常按膝关节疼痛部位及活动受限等情况及经络循行分布间的关系进行辨经分型。足部的六条经脉均经过膝关节，故临床上按"经脉所过，主治所及"进行辨经取穴治疗。一般以局部取穴为主，辨证取穴及分症循经取穴相结合，以疏通经络、活血化瘀为治则。

2. 选用穴位

（1）主穴 阿是穴。

（2）配穴 血海、梁丘、内膝眼、犊鼻、足三里、丰隆、三阴交穴等。

3. 药物 健骨注射液。

4. 操作方法 按穴位注射操作常规进行。穴位皮肤常规消毒后，选用 5mL 一次性注射器抽取健骨注射液 4mL，另换牙科 5 号一次性针头将抽取药液注入穴位，阿是穴按疼痛轻重、疼痛部位的不同，刺入的角度、深度有所差异，阿是穴注入药量 1mL；其他配穴则根据患者的体质、胖瘦等情况，一般选 3 个配穴，交替选用，每穴注药 1mL。

5. 疗程 隔日 1 次，5 次为 1 个疗程。疗程间隔 5 天，一般 1～2 个疗程有效。

6. 注意事项 阿是穴在膝关节髌骨下、髌韧带旁，膝关节过伸时髌下压痛最明显处，药物不宜注入关节腔中，应避开神经、血管注射。

【康复训练与调护】

1. 预防措施 避免进行剧烈的活动；加强股四头肌的收缩锻炼。

2. 自我按摩治疗 掌揉髌骨四周，搓擦膝两侧，揉按血海，对按阴陵泉、阳陵泉，按揉足三里，按揉梁丘，点按髌骨四周，揉按髌骨前，按揉委中。

3. 日常生活护理 主要是减轻关节的负担。①减肥：改变不良的饮食时间及饮食习惯，宜吃清淡易消化食物，多吃蔬菜水果，忌吃生冷、煎炸之品。②避免引起疼痛的动作，如上下楼梯、爬山、长时间行走。③注意关节的保暖。

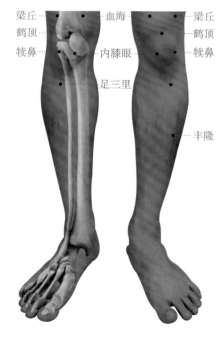

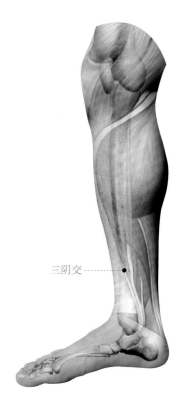
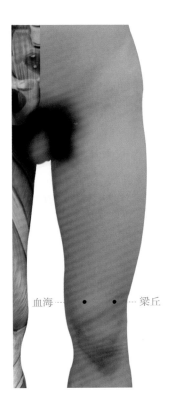

三阴交

血海 梁丘

图 8-5-2　髌下脂肪垫损伤选穴定位图

第六节　膝后疼痛综合征

【概述】

膝后疼痛综合征指膝后软组织发生病变所引起的膝后疼痛。频繁的小腿伸屈活动如游泳和踢球等，容易使这些肌肉的起点处发生病变而产生膝后侧疼痛，属中医学"痹病""筋伤"范畴。

【局部解剖与生理特点】

膝关节后侧结构主要由腓侧副韧带、腘肌腱、腘腓韧带组成。腘窝为膝后区的菱形凹陷，外上界为股二头肌腱，内上界主要为半腱肌和半膜肌，下内和下外界分别为腓肠肌内、外侧头。腘窝自上而下为：股骨内外侧髁、膝关节囊后部及腘斜韧带、腘肌。腘窝外界为股二头肌肌腱，内界为半膜肌肌腱和鹅足肌肌腱。在远端，这个空间由腓肠肌的两个头包绕。腘窝顶部由深腘筋膜形成，其底部包括股骨的腘面、膝关节后关节囊和腘肌及覆盖的腘筋膜。

【病因病理】

1. 西医病理　膝后疼痛综合征的命名较含糊，如果疼痛只局限一组软组织发生的病变，则应以发生病变的组织来命名。如压痛只局限于腓肠肌内侧头附着区时，就应诊断为腓肠肌内侧头综合征；压痛点只局限于股外上髁后上方处时，就应诊断为跖肌疼痛综合征；压痛点仅局限于股外上髁后下方时，就应诊断为腘肌综合征。如果诊断明确，有利于针对性治疗，可大大提高治疗效果。

2. 中医病机　中医认为是由于外伤、劳损等因素损伤经脉，风湿热邪或风寒湿邪侵袭，筋脉痹阻，气血不畅，不通则痛，属中医学"痹病""筋伤"范畴。

【临床表现】

1. 症状　膝关节后侧疼痛，活动受限，或伴有局部肿胀。

2. 体征　膝关节后侧局部压痛，小腿屈曲抗阻试验阳性。

【诊断要点】

1. 有外伤、劳损史。

2. 膝关节后侧疼痛，活动受限，或伴有局部肿胀。

3. 膝关节后侧局部压痛，小腿屈曲抗阻试验阳性。

【鉴别诊断】

1. 膝后疼痛综合征　指膝后软组织发生病变所引起的膝后疼痛。频繁的小腿伸屈活动如游泳和踢球等，容易使这些肌肉的起点处发生病变而产生膝后侧疼痛。

2. 髌骨膝前疼痛综合征　发生在髌骨前面或者髌腱周围的疼痛，亦称为髌韧带疼痛综合征或者跑步膝。

3. 髌后疼痛　在活动或半蹲位出现，初期为酸乏不适，以后发展为持续或进行性酸痛。往往在开始活动时疼痛明显，活动后减轻，活动结束或休息时疼痛又加重。

【治疗方法】

1. 中医分经与辨证

临床上常按膝关节疼痛部位及活动受限等情况及经络循行分布间的关系进行辨经分型。膝后疼痛综合征以膝关节后侧疼痛，活动受限，或伴有局部肿胀为主，故主属足三阴经。临床上按"经脉所过，主治所及"进行辨经取穴治疗。一般以局部取穴为主，辨证取穴及分症循经取穴相结合。

2.选用穴位

（1）主穴　阿是穴。

（2）配穴　委中、阴谷、膝关、曲泉、承筋、阳陵泉、阴陵泉、三阴交穴等。

3.药物　健骨注射液。

4.操作方法　按穴位注射操作常规进行。穴位皮肤常规消毒后，选用5mL一次性注射器抽取健骨注射液4mL，另换牙科5号一次性针头将抽取药液注入穴位，阿是穴按疼痛轻重、疼痛部位的不同，刺入的角度、深度有所差异，注入药量1mL；其他配穴则根据患者的体质、胖瘦等情况，一般选3个配穴，交替选用，每穴注药1mL。

5.疗程　隔日1次，5次为1个疗程。疗程间隔5天，一般1～2个疗程有效。

6.注意事项　阿是穴在膝关节后侧局部压痛最明显处，药物不宜注入关节腔中，应避开神经、血管注射。

【康复训练与调护】

1.日常生活护理　主要是减轻关节的负担。①减肥：改变不良的饮食时间及饮食习惯，宜吃清淡易消化食物，多吃蔬菜水果，忌生冷、煎炸之品。②避免引起疼痛的动作，如上下楼梯、爬山、长时间直立及行走。③注意关节的保暖。

2.加强肌力锻炼　为了促进恢复应进行股四头肌功能锻炼，有利于保持关节稳定。

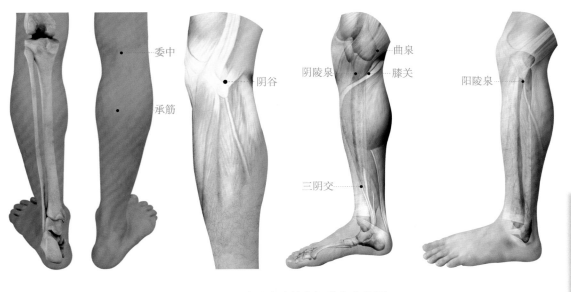

图8-6-1　膝后疼痛综合征选穴定位图

第九章

腕踝部常见疼痛类

第一节　狭窄性腱鞘炎

【概述】

桡骨茎突部狭窄性腱鞘炎（简称狭窄性腱鞘炎）是指桡骨茎突部的肌腱与纤维性鞘管壁摩擦产生炎症肿胀、疼痛的病证。本病多发于腕部操作劳动者，如瓦工、木工、家庭妇女等，女性多于男性，属于职业性劳损疾病。本病属中医学"筋伤""筋凝"范畴，多为慢性劳损性伤害，以局部活动过度为诱因，而致筋骨疲劳与磨损，气血不畅，功能失调，活动乏力，局部疼痛。另外，体虚血弱或气血亏虚而致血不荣筋亦可发为本病。

【局部解剖与生理特点】

腱鞘是保护肌腱的滑囊，有内外两层，内层与肌腱紧密贴附，外层通过滑液腔与内层分开，内外两层相互移行而构成封闭的腔隙。内外层之间有滑液，可润滑肌腱，减少肌腱运动时的摩擦，使之有充分的运动度。在桡骨下端茎突处，有一腱鞘，该腱鞘内有拇长展肌肌腱与拇短伸肌肌腱，两根肌腱通过这个腱鞘，长 7～8cm，进入拇指背侧。腱鞘浅层，被伸肌支持带遮盖；深层为桡骨茎突部之纵沟，形成一个骨纤维性管道，管道的沟浅而窄，表面粗糙不平，两条肌腱被约束在这狭窄又比较坚硬的鞘管内，通过此鞘管后，肌腱折成一定角度，跨过腕关节面附于拇指，当手腕或拇指活动时，此折角角度加大。

【病因病理】

1. 西医病理　腕部经常运动或短期内运动过度，腱鞘因摩擦而产生慢性劳损或受到慢性寒冷刺激是导致本病的主要原因。日常生活和生产劳动中，如果经常用拇指捏持操作，使两条肌腱在狭窄的腱鞘内不断地摩擦，日久可引起肌腱、腱鞘的损伤性炎症，如遇寒则症状加重。其主要病理变化是肌腱与腱鞘发生炎症、水肿，腱鞘内外层逐渐增厚，使本来就狭窄的腱鞘管道变得更加狭窄，以致肌腱与腱鞘之间轻度粘连，肌腱从狭窄的腱鞘内通过变得困难，临床上可产生交锁现象，影响到拇指的运动功能。由于肌腱的肿胀、受压，腱鞘内的张力增加，在腱鞘部位产生肿胀疼痛。

2. 中医病机　中医将本病归属为"筋伤""筋凝"的范畴，认为本病的发生多是由于劳伤经筋或扭挫外伤，气血运行不畅甚或瘀血内停所致。其病机为拇指牵拉损伤或劳力过度，气血瘀阻，津液滞涩，日久黏稠，致使筋肌挛结，屈伸运动受阻。它的症状及临床特点包括疼痛、结节形成、手指活动障碍，部分病人出现手指肿胀、感觉麻木等。其基本治法为通痹止痛，根据腕部拇指节为手阳明经所过，多在相应穴位采用普通针刺或穴位注射技术。

【临床表现】

1. 症状　患者自觉腕部桡骨茎突部疼痛，初起较轻，逐渐加重，可放射至手或肩臂部。严重时局部有酸胀感或烧灼感，遇寒或拇指运动时疼痛加剧。拇指无力，伸拇指或外展拇指运动受限，提物乏力，尤其不能做倒水等动作。

2 体征　掌指关节掌侧有明显压痛点，甚至可触及肿胀，有时可在掌指关节处触及米粒、黄豆大小的痛性结节。患者活动受限，动则疼痛加剧，严重者患指屈曲困难。随病程延长逐渐出现活动时的弹响音，日久可引起大鱼际萎缩。

【诊断要点】

1. 多见于长期从事体力劳动者，可有长期腕部及拇指伸曲活动史。

2. 腕部桡骨茎突部肿胀、疼痛，局部压痛，腕关节运动受限。

3. 影像学检查一般无异常改变，握拳尺偏试验阳性。

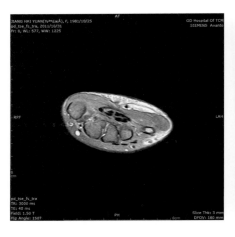
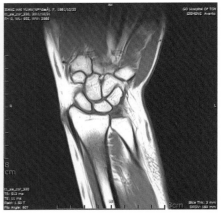
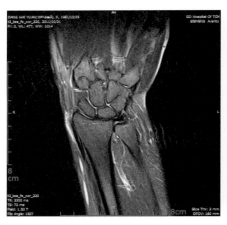
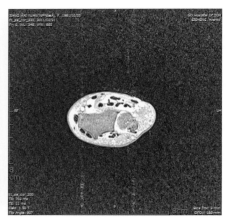

图 9-1-1　桡骨茎突部狭窄性腱鞘炎

【鉴别诊断】

1. **腕舟骨骨折**　腕桡侧深部疼痛，鼻烟窝部肿胀及压痛，第 1、2 掌骨远端腕部叩击痛阳性。X 线片外展位，常可早期明确诊断。

2. **下尺桡关节损伤**　间接扭拧伤为常见原因。下尺桡关节稳定性减弱，握物无力，有挤压痛、异常错动感，转腕可出现响声。前臂旋前时尺骨小头向背侧突出。

【治疗方法】

1. 中医分经与辨证

①手阳明经型：症见桡骨茎突前部及

外侧压痛，可扩散到拇指偏尺侧，拇指以外展、上翘功能障碍为主。

②手太阴经型：症见桡骨茎突后部及内侧前缘疼痛和有压痛，拇指内收后伸功能障碍为主。

③手少阳经型：症见疼痛或压痛部位可扩散至尺骨与桡骨之间，伴有腕部上举、下垂均受限。

④混合型：上述中的2种类型或2种类型以上者。

2. 选用穴位

（1）主穴　外关、阿是穴。

（2）配穴　手阳明经型加阳溪，手太阴证型加列缺，手少阳经型加阳池。

3. 药物　健骨注射液。

4. 操作方法　按穴位注射操作常规进行。穴位皮肤常规消毒后，用6号针头5mL注射器抽取药液，选穴后快速刺入皮肤，慢慢进针提插得气后，回抽无血方可徐徐注入药液。具体进针操作：外关直刺0.5～0.8寸，注药1mL；阿是穴依据部位的不同，针刺角度、深度有所差异，注入阿是穴1mL；阳溪直刺0.5～0.8寸，注药1mL；列缺向上斜刺0.5～0.8寸，注药1mL；阳池直刺0.3～0.5寸，注药1mL。

5. 疗程　2～3日一次，6次一疗程，一般2～3疗程见效。

6. 注意事项　进针深度不宜过深，应避开正中神经及血管，如进针过程患者有麻窜感及针头回抽血液回流，应停止注射并及时出针。

【康复训练与调护】

1. 避免腕关节的过度运动。

2. 避免接触寒凉。

3. 嘱患者进行功能锻炼，经常做拇指的外展、背伸运动，可防止肌腱和腱鞘粘连。

4. 局部有酸胀感或烧灼感，遇寒冷刺激或拇指运动时剧烈者，可进行局部封闭治疗。

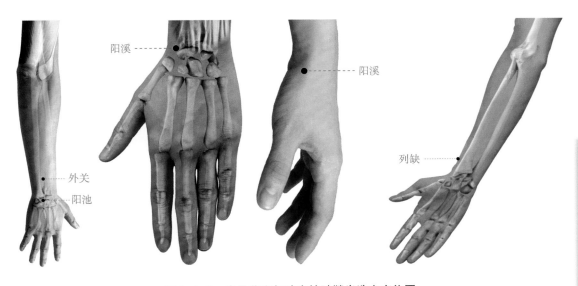

图9-1-2　桡骨茎突部狭窄性腱鞘炎选穴定位图

第二节　腕管综合征

【概述】

腕管综合征是指正中神经在腕管内受到压迫，引起桡侧三个半手指麻木、疼痛的病证，又称"迟发性正中神经麻痹""腕管狭窄症""正中神经挤压征"。本病较为常见，女性多于男性，常见年龄为 30～60 岁，一般为单侧发病，也可双侧。本病属中医学"筋伤"范畴，由于劳累过度，机体劳损，使血瘀经络；或寒湿淫筋，风邪袭肌，致气血流通不畅；或因动作失调，经筋受损，气滞血瘀，不通则痛而引起。

【局部解剖与生理特点】

腕关节掌侧横行韧带（宽 1.5～2.0cm，长 2.5～3.0cm），桡侧附着于舟骨结节及大多角骨，尺侧端附着于豌豆骨及钩状骨，该韧带与腕骨连接构成"腕管"，是一个骨纤维管道，其背面由 8 块腕骨组成，掌面由坚韧的腕横韧带构成；腕管内部除一根正中神经通过外，还有 9 根指屈肌腱通过，正中神经至腕部以下分出肌支，支配鱼际肌及第 1、2 蚓状肌。其感觉支，掌侧分布于桡侧三个半手指和鱼际皮肤，背侧分布于桡侧三个半手指的中、末节手指，"腕管"间隙狭窄，易产生腕管综合征。

【病因病理】

1. 西医病理　其病因主要是由于腕部的外伤因素，包括骨折、脱位、扭挫伤，改变了腕管的形状，减少了腕管原有的容积。以及腕管内各种肌腱周围发生慢性炎症改变，如非特异性屈肌肌腱滑膜炎、类风湿肌腱滑膜炎等，滑膜鞘增生、体积增大。更有由于腕部占位性病变如腱鞘囊肿、良性肿瘤、恶性肿瘤引起腕管内容物增多，或慢性劳损如过度地掌屈、背伸，或退行性变，腕骨骨质增生。甚至内分泌紊乱，多见于妊娠、哺乳、绝经期妇女，也见于糖尿病、甲状腺功能低下的患者，以上因素可致腕管相对或绝对地变窄，腕管内正中神经被挤压而产生神经压迫症状。

2. 中医病机　中医学认为腕管综合征属于"伤筋"范畴，由于急性损伤或慢性劳损，使血瘀经络，或风邪袭肌，寒湿浸淫，致气血流通不畅而引起发病。甚至造成"不通则痛""不荣则痛""气血虚少成麻木"等症状。在治疗上应采取舒筋活血、通络止痛的治则治法。

【临床表现】

1. 症状　初期主要为正中神经受压迫症状，患手桡侧三个半手指（拇、食、中、1/2 环指）有感觉异常、麻木、刺痛。一般夜间较重，当手部温度增高及劳累后症状加重。甩动手指，症状可暂时缓解。偶可向上放射到臂、肩部。患肢可发冷、发绀、运动不利。后期则症状加重甚至无法进行正常的生理活动。

1 体征　在腕掌横纹周围出现明显压痛点，拇、食、中指及环指桡侧的一半感觉消失；拇指处于手掌的一侧，不能单侧外展（即拇指不能与掌面垂直）。患病后期出现鱼际肌（拇展短肌、拇对掌肌）萎缩、麻痹及肌力减弱，拇指外展、对掌无力，握力减弱。肌萎缩程度与病程长短有密切关系，一般病程在 4 个月以后可逐步出现。

【诊断要点】

1. 腕部有外伤史或劳损史。

2. 痛觉改变甚至麻木，以拇、食、中三指末节掌面多见。

3. 手掌叩击试验阳性　即在腕掌韧带上轻轻叩击，则产生拇、食、中三指的放射性疼痛。

4. 屈腕试验阳性　即让患腕极力屈曲1min，可出现拇、食、中三指的放射性疼痛。

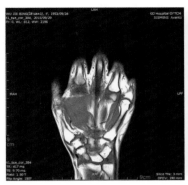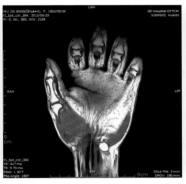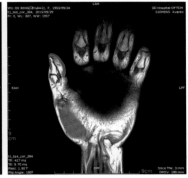

图 9-2-1　腕管综合征

【鉴别诊断】

1. 神经根型颈椎病　神经根受刺激时，麻木不仅在手指，在颈臂部均有疼痛麻木感，臂丛神经牵拉试验和叩顶试验阳性。尚有颈肩部症状。

2. 多发性神经炎　症状常为双侧性，且不局限在正中神经，尺、桡神经均受累，有手套状感觉麻木区。

【治疗方法】

1. 中医分经与辨证

①手阳明经型：症见疼痛或麻木，以食指为主，在食指周围存在广泛压痛，有时疼痛可放射到上肢外侧前缘，上肢以外展、上举功能障碍为主。

②手少阳经型：症见疼痛或麻木，以环指和中指为主，在环指周围存在压痛，有时疼痛可放射到上肢外侧后缘。

③手厥阴经型：症见疼痛或麻木，以中指为主，在中指周围存在广泛压痛甚或刺痛，中指屈伸不利并伴有腕横纹处疼痛麻木，症状较重，以刺痛为主。

④手太阴经型：症见疼痛或麻木，以拇指或食指为主，在拇指周围出现广泛压痛甚或刺痛，经常出现大鱼际处肌肉萎缩无力，上肢以旋后及后伸功能障碍为主。

⑤混合型：上述中的2种类型或2种类型以上者。

2. 选用穴位

（1）主穴　阿是穴、郄门、间使、大陵。

（2）配穴　手阳明经型配曲池、合谷；手少阳经型配外关、阳陵泉；手厥阴经型配曲泽；手太阴经型配鱼际。

3. 药物　健骨注射液。

4. 操作方法　按穴位注射操作常规进行。穴位皮肤常规消毒后，用6号针头5mL注射器抽取药液，选穴后快速刺入皮肤，慢慢进针提插得气后，回抽无血方可徐徐注入药液。具体进针操作：阿是穴依据部位的不同，针刺角度、深度有所差异，注入阿是穴1mL；郄门直刺1.0～1.2寸，注药 1mL；间使直刺 0.5～1.0 寸，注药 1mL；大陵直刺 0.3～0.5 寸，注药 1mL；曲池直刺 0.5～1.0 寸，注药 1mL；合谷直刺 0.5～1.0 寸，注药 1mL；外关直刺 0.5～0.8 寸，注药 1mL；阳陵泉直刺或向下斜刺 1.0～1.5 寸，注药 1mL；曲泽直刺 0.5～1.0 寸，注药 1mL；鱼际直刺 0.5～0.8 寸，注药 1mL。

5. 疗程　2～3 日一次，6 次一疗程，一般 2～3 疗程见效。

6. 注意事项　进针深度不宜过深，应避开正中神经及血管，如进针过程患者有麻窜感及针头回抽血液回流，应停止注射并及时出针。注射肌肉丰厚处时应使患者肌肉放松以减少疼痛。

【康复训练与调护】

1. 伸臂钩臂　平立，左臂伸向背后，并尽量上提，掌心向背，诸指紧贴同侧肩胛内侧，下身不动，上身半向左转，同时右手仿穿云掌势向左上方伸出，然后钩掌向面部，两眼注视掌心，数 30 个数。上身转正，将右手收回至胸前，再沿右侧胸廓移至后背，上身半向右转，同时左手向右上方伸出，钩掌，与左同姿同数。

2. 旋体旋臂　翻掌运臂。

3. 手功练习　嘱患者进行功能锻炼，拇指与各指轮流划圈及拇指压各指第 2 节，或者手握圆珠笔或铅笔，在手中滚动，练习精细动作，促进功能恢复。

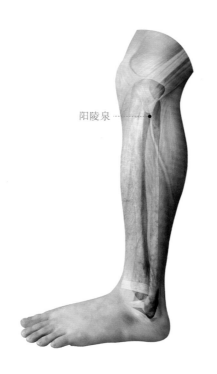

阳陵泉

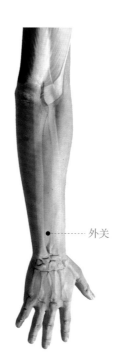

外关

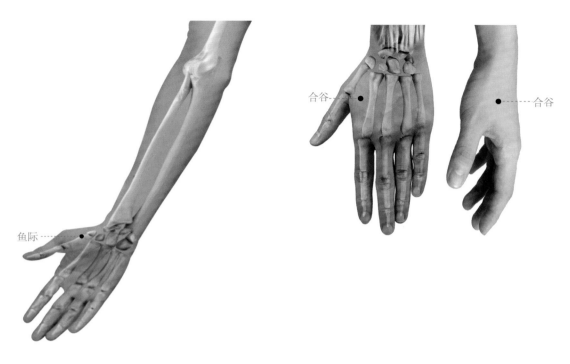

合谷 ----- 合谷

鱼际 -----

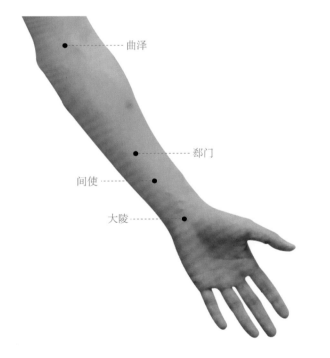

曲泽

郄门

间使 -----

大陵 -----

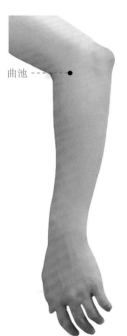

曲池 -----

图 9-2-2　腕管综合征选穴定位图

第三节　腕尺管综合征

【概述】

腕尺管综合征是指尺神经在腕部尺侧骨性纤维管道中，受到卡压而引起的感觉、运动功能障碍的症状和体征，所以本病亦称腕部尺神经卡压综合征。属于中医痹病范畴。中医认识痹病的发生，与体质的盛衰以及气候条件、生活环境有关。痹病初起，不难获愈，晚期则病程缠绵，具有渐进性或反复发作的特点。

【局部解剖与生理特点】

腕部尺神经管又称 Guyon 管，位于腕前区尺侧，尺神经及尺动、静脉经过豌豆骨及钩骨之间进入手掌，两骨之间有豆骨钩骨韧带，并为尺侧腕屈肌肌腱的扩张部所覆盖，构成一骨性纤维鞘管，称为腕部尺神经管，尺神经在管内分为深支和浅支，即运动支和感觉支。

尺神经管为斜形的管道，近端的内侧壁为豌豆骨，远端的内侧壁为钩骨钩；管的底部为豆状三角关节，并有腕横韧带；管的顶部为尺侧腕屈肌附着部，并有腕掌侧韧带包绕。由此可知尺神经管缺乏伸缩性，神经容易受到损伤。外伤、劳损可造成钩骨钩、豌豆骨等骨折、脱位、韧带撕裂血肿、肥厚、囊肿等，均可卡压尺神经。综合征的表现与神经受压的部位有密切的关系，可分为3个类型：

第1型：在尺神经管的远端，尺神经在豌豆骨水平受压，深浅两支均受到损害，在手部尺神经分布区感觉与运动均出现障碍。

第2型：在尺神经管的远端，即尺神经深支在钩骨钩远端受压，主要表现为掌内肌运动障碍。

第3型：在尺神经管远端的内侧，主要压迫尺神经的浅支，主要表现为环小指感觉障碍。

【病因病理】

1. 西医病理　长期反复腕关节背伸尺偏，以钩骨为支点，形成张力性姿势，使韧带、滑膜发生无菌性炎症，水肿增生，而尺管延展性差，故管内压增高，压迫尺神经致局部变性、外膜增厚。长期高负荷使用右手，使右手血管增粗、位置异常，导致小鱼际肌腱弓对尺神经卡压，因小鱼际肌腱弓下间隙的宽度大于血管神经束的横径，而纵向高度与血管神经束纵径几乎相等，同时异常血管搏动对受压神经造成刺激，产生异常生物电冲动，使支配血管的交感神经失去对血管的舒缩控制而扩张渗出，腕尺管内压升高，造成对尺神经的进一步卡压。腱鞘囊肿等局部占位性病变使尺管内容物增多，其靠近腕尺管之近端，尺神经尚未分出深、浅支，故引起的病变为感觉运动障碍型。挤压伤致腕关节病变引起尺管内出血水肿或管内结构改变，造成局部纤维组织增生、瘢痕粘连，引起尺神经卡压。

2. 中医病机　中医认为痹病的发生，主要由风、寒、湿、热之邪乘虚侵袭人体，引起气血运行不畅，经络阻滞；或病久痰浊瘀血，阻于经隧，深入关节筋脉。一般多以正气虚衰为内因；风寒湿热之邪为外因。痹病起病一般不明显。疼痛呈游走性或有定处，有的为刺痛，或麻木，或肿胀。但部分患者起病有发热、汗出、口渴、咽红痛、全身不适等症，继之出现关节症状。本病初起，以邪实为主，病位在肢体皮肤经络。久病多属正虚邪恋，或虚实夹杂，病位则深入筋骨或脏腑。临床上可出现瘀血痰浊阻痹、气血亏虚或复感于邪，脏腑损伤等病理变化。

【临床表现】

1. **症状** 根据压迫位置的不同，临床症状也不同。在豌豆骨处受压，尺神经的深、浅两支同时受压，表现为混合型症状，患手尺侧疼痛、麻木，夜间症状加重，有时可向肘部放射，患手无力，严重者出现爪形手畸形。豆钩管处受压，则没有环指及小指麻木疼痛的症状，在腕尺管的远端受压时则为小鱼际处、环指尺掌侧、小指掌侧症状较为明显。

2. **体征** 在豌豆骨处受压时，临床检查可发现骨间肌和小鱼际萎缩，Guyon 管处压痛，Tinel 征有时阳性，Phalen 征阳性，环指尺侧及小指的感觉减退，但指背的感觉存在，Froment 征阳性。压迫发生于豆钩管处，主要是尺神经深支受压，临床表现与上述部位受压相同，只是没有环、小指的感觉障碍。但尺神经浅支在腕尺管的远端受压时，临床上表现为小鱼际远侧、环指尺掌侧、小指掌侧的感觉障碍，而无手内部肌肉受损的表现。

【诊断要点】

1. 多见于中年男性，有手部尺侧摔伤史，长期使用震动工具史、类风湿病史等。

2. 临床表现主要为腕及手环指、小指麻木、刺痛、无力，夜间疼痛加重，疼痛可连及肘部。

3. 体格检查时压痛常见于腕钩骨区。

4. 屈腕试验 屈腕 90° 时，环指、小指麻木、刺痛、灼热感加重为阳性。

5. 叩击试验（Tinel 征） 用手指叩击近腕部尺神经，环指、小指疼痛加剧，并有牵扯性麻木感为阳性。

6. 捏纸试验（Froment 氏征） 拇指与食指间捏一纸，掌指关节轻度屈曲末节

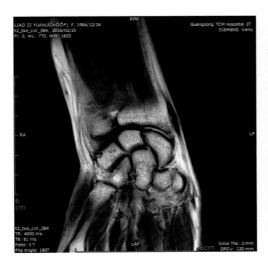
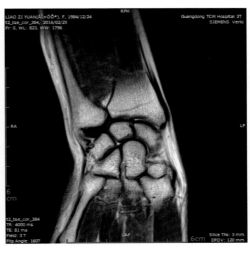

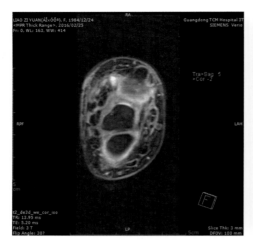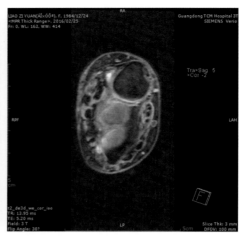

图 9-3-1　腕尺管综合征

伸直，若末指节强力屈曲为捏纸征阳性。

【鉴别诊断】

1. **胸廓出口综合征**　除尺神经受损的表现外，还可能存在正中神经及前臂内侧皮神经受损的表现，有时 Adson、Wright 及 Roos 试验阳性。

2. **腕管综合征**　为正中神经受损，表现为 3 个半手指的感觉障碍及大鱼际部分肌肉的瘫痪，Froment 征阴性。

3. **肘管综合征**　除具有腕尺管综合征的临床表现外，尺侧屈腕肌及环、小指深屈肌也有瘫痪，环、小指的背侧也存在感觉障碍。

【治疗方法】

1. **中医分经与辨证**

①手少阴经型：症见小指疼痛或麻木，有时可向上肢内面尺侧缘放射。环指尺侧及小指感觉障碍，以手掌尺侧肌肉萎缩为主，并伴有相应的运动功能障碍。

②手厥阴经型：疼痛或麻木以中指或环指桡侧为主，有时可向腕掌横纹处放射。腕部压痛明显，活动不利。

③手太阳经型：症见小指或环指尺侧疼痛麻木，或向上肢外面尺侧缘放射。严重者可伴有相应的肌肉萎缩及活动障碍。

④混合型：上述中的 2 种类型或 2 种类型以上者。

2. **选用穴位**

（1）主穴　阿是穴、外关、腕骨。

（2）配穴　根据具体疼痛部位可分别选取支正、阳谷等穴。

3. **药物**　健骨注射液。

4. **操作方法**　按穴位注射操作常规进行。穴位皮肤常规消毒后，用 6 号针头 5mL 注射器抽取药液，选穴后快速刺入皮肤，慢慢进针提插得气后，回抽无血方可徐徐注入药液。具体进针操作：阿是穴依据部位的不同，针刺角度、深度有所差异，注入阿是穴 1mL；外关直刺 0.5～0.8 寸，注药 1mL；支正直刺或斜刺 0.5～0.8 寸，注药 1mL；腕骨直刺 0.3～0.5 寸，注药 1mL；阳谷直刺 0.5～1.0 寸，注药 1mL。

5. **疗程**　2～3 日一次，6 次一疗程，一般 2～3 疗程见效。

6. **注意事项** 进针深度不宜过深，应避开尺神经及血管，如进针过程患者有麻窜感及针头回抽血液回流，应停止注射并及时出针。

【康复训练与调护】

1. 手及腕劳动强度大时应注意劳动期间休息，防止腕部正中神经持续性受压，中年女性在劳动中更要注意这一点。另外，在劳动前和劳动后放松腕部，充分活动腕关节，有助于防止腕尺管综合征的发生。

2. 注意避免劳作中洗冷水，避免寒冷刺激和过度屈伸用力，注意局部保暖。

3. 对于已经患该病的病人经过治疗后如症状缓解，要注意防止复发，要避免长时间手腕强度较大的活动。

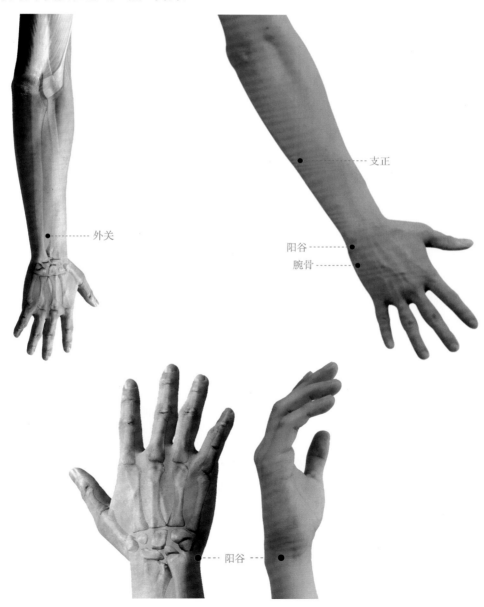

图9-3-2 腕尺管综合征选穴定位图

第四节 桡神经麻痹

【概念】

桡神经麻痹是以腕下垂为主要特征的一种神经病证。本病常因肱骨干骨折损伤，也可因熟睡、醉酒后姿势不当压迫桡神经所致，腋部拐杖压迫、铅中毒、神经纤维瘤等原因也可引起桡神经麻痹。轻度的损伤未造成神经的断裂，但由于缺血造成暂时的传导阻滞，或仅出现结旁脱髓鞘而发生可逆的神经功能丧失。本病属于中医学的"麻木"范畴，如果除感觉障碍外且运动障碍明显属于中医"痿证"范畴。

【局部解剖与生理特性】

桡神经是以运动神经为主的混合神经，出自臂神经丛后向下方分布于肱三头肌、前臂筋膜张肌、前臂伸肌、肘关节，并分出桡浅和桡深两大分支。桡浅神经分布于前臂背面皮肤，桡深神经分布于前臂腕伸肌。因该神经主要分布于固定肘关节的肌群和伸展前臂的所有肌群，所以当桡神经麻痹时，由于掌管肘关节、腕关节和指关节伸展机能的肌肉失去作用，因而患肢在运动时提伸困难，负重时肘关节等不能固定而表现过度屈曲状态。

【病因病理】

1. **西医病理** 桡神经上段紧贴于肱骨中段背侧桡神经沟，由上臂内侧行至外侧，肱骨干骨折时极易损伤，或骨折后骨痂形成压迫受损；睡眠时以手臂代枕，手术时上臂长时间外展，上肢放置止血带不当等均可导致损伤；铅中毒和酒精中毒也可选择性损伤桡神经。不合理的倒卧保定、冲撞、挫伤、蹴踢等外伤都能引起本病的发生，特别是侧卧保定、手术台保定时，过紧的系缚臂骨外髁附近部位（此处桡神经比较浅）以及在不平地面上侧卧保定时，前肢转位，使臂部、前臂部受地面或粗绳索的压迫，吊起保定时绳索从腋下通过的压迫。

2. **中医病机** 痿证病因有外感与内伤两类。外感多由温热毒邪或湿热浸淫，耗伤肺胃津液而成。内伤多为饮食或久病劳倦等因素，损及脏腑，导致脾胃虚弱、肝肾亏损。本病以虚为本，或虚实错杂。临床虽以肺热津伤、湿热浸淫、脾胃虚弱、肝肾亏损、瘀阻络脉等证型常见，但各种证型之间常相互关联。治疗时要结合标本虚实传变，在治疗过程中还要兼顾运行气血，以通利经脉、濡养筋脉。

【临床表现】

1. **症状** 桡神经麻痹的最突出表现为腕下垂及肘关节不能过屈。高位损伤产生完全性桡神经麻痹：不能伸肘、伸腕和伸指，拇指不能伸直和外展，前臂在半旋前、半旋后位时不能屈肘（肱桡肌瘫痪），不能将前臂旋后（旋后肌瘫痪）。肱骨中段病损时，肱三头肌功能完好。病损在肱骨下端或前臂上段时，肱桡肌、旋后肌、伸腕肌功能保存。严重者头肌与上臂肌萎缩，上臂屈侧面平坦，肘关节屈曲力减弱，前壁呈外旋位，不能屈曲肘关节，前臂旋外受限。

2. **体征** 高位损伤经常伴有肱三头肌反射消失。桡神经损害时，可能有前臂背面和手背桡侧的感觉减退，常因邻近感觉神经支配的重叠，而感觉缺损区仅限于拇指和第1、2掌骨背面的极小部分。有时肱头肌瘫痪时伴有肱三头肌腱反射消失，前壁外侧感觉障碍，桡骨膜反射减弱或消失。

【诊断要点】

1.运动障碍 其典型症状为腕下垂。①高位损伤（腋下发出肱三头肌分支以上）导致完全性桡神经麻痹，上肢各伸肌完全瘫痪，肘、腕、掌指关节均不能伸直，前臂伸直时不能旋后，手旋前位，肱桡肌瘫痪使前臂在半旋前位不能屈曲肘关节。②肱骨中1/3（肱三头肌分支以下）受损，肱三头肌功能完好。③损伤肱骨下端或前臂上1/3，肱桡肌、旋后肌、伸腕肌功能保存。④前臂中1/3以下损伤，仅伸指瘫痪，无垂腕。⑤接近腕关节损伤（各运动支均已发出），无桡神经麻痹症状。

2.感觉障碍 仅手背拇指和第1、2掌骨间隙区感觉障碍。

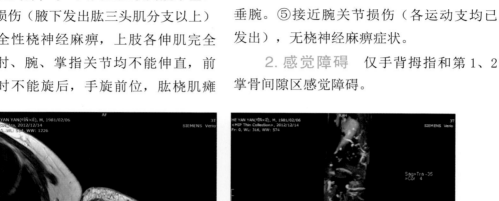

图9-4-1 桡神经麻痹

【鉴别诊断】

1.肌皮神经病 主要表现为二头肌与上臂肌萎缩，上臂屈侧面平坦，肘关节屈曲力减弱，前壁呈外旋位，不能屈曲肘关节，前臂旋外受限，肱二头肌瘫痪，肱二头肌腱反射消失，前壁外侧感觉障碍，桡骨膜反射减弱或消失。

2.臂丛神经麻痹 上臂丛损伤，上臂不能外展，前臂不能屈曲，手臂不能外旋，前臂不能旋后，手臂直伸呈内旋和内收位。感觉障碍不明显。肩部和上臂伴肌肉萎缩，肱二头肌、桡骨膜反射减弱或消失。下壁丛型手指手腕不能屈曲，手指不能外展和内收，拇指不能屈曲、内收、外展，小指不能做对掌动作，前臂及手的尺侧缘有感觉减退。大小鱼际萎缩。手部浮肿、青紫，指甲变脆，可有霍纳氏征，面、颈部出汗异常。

【治疗方法】

1.中医分经与辨证

①手阳明经型：症见腕下垂，第1、2掌骨间隙区感觉障碍，旋后肌瘫痪时引起的前臂旋后动作障碍亦属于阳明经证型。

②手少阳经型：症见腕下垂，上肢各伸肌完全瘫痪，肘、腕、掌指关节均不能伸直。

③手太阳经型：症见肩腕下垂，肱三头肌功能完好。

④手太阴经型：症见腕下垂，手背拇指区域感觉障碍，肘关节屈曲力减弱，前壁呈外旋位，不能屈曲肘关节。

⑤混合型：上述中的2种类型或2种类型以上者。

2. 选用穴位

（1）主穴　曲池、合谷、外关。

（2）配穴　肩髃、手三里、阳池，根据临床症状表现，在疼痛及感觉退化部位局部取穴。

3. 药物　健骨注射液。

4. 操作方法　按穴位注射操作常规进行。穴位皮肤常规消毒后，用6号针头5mL注射器抽取药液，选穴后快速刺入皮肤，慢慢进针提插得气后，回抽无血方可徐徐注入药液。具体进针操作：曲池直刺0.5～1.0寸，注药1mL；合谷直刺0.5～1.0寸，注药1mL；外关直刺0.5～0.8寸，注药1mL；肩髃直刺或向下斜刺0.8～1.5寸，注药1mL；手三里直刺0.8～1.2寸，注药1mL；阳池直刺0.3～0.5寸，注药1mL。

5. 疗程　2～3日一次，6次一疗程，一般2～3疗程见效。

6. 注意事项　根据病变部位分经或局部取穴，注射穴位不宜过多，以免晕针；进针深度不宜过深，应避开尺神经及血管，如进针过程患者有麻窜感及针头回抽血液回流，应停止注射并及时出针。

【康复训练与调护】

1. 给予富于营养及富含多种维生素的饮食，给予B族维生素，避免过度活动。

2. 急性期应适当休息，避免过多活动。

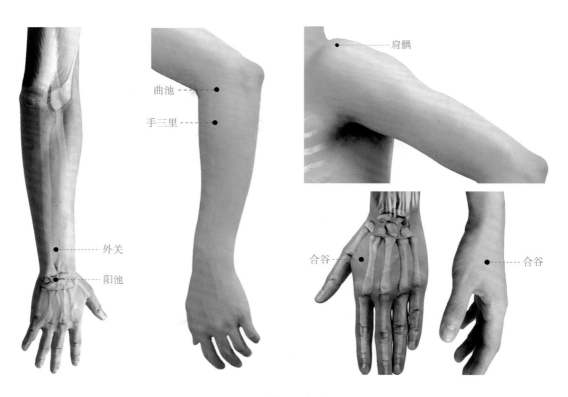

图 9-4-2　桡神经麻痹选穴定位图

第五节　腱鞘囊肿

【概述】

腱鞘囊肿是筋膜部位发生的囊性肿物，以腕关节多见，也可发生于手掌指关节和足趾的背面、腘窝等处。属于中医的"筋瘤""筋结"等范畴。多见于青壮年女性。病因尚不完全明了，但与外伤、劳损有关。若腱鞘、关节囊受损，引起局部炎性肿胀，腱鞘和关节囊积液、变薄、扩张而逐渐形成囊肿。中医学认为本病多由劳作伤筋、经气阻滞、血行不畅、瘀血内停或遭受外伤、经脉受损、气血凝滞而逐渐形成。

【局部解剖与生理特性】

腱鞘为滑液囊的变形产物，是包绕肌腱的双层套筒结构，两端封闭，多见于运动范围大的长肌腱，手部和足部最多。腱鞘分内外两层，外层（壁层）为纤维膜，附着于骨或其他组织上，起到固定和保护肌腱的作用，并防止其脱位；内层（脏层）贴于肌腱表面，由滑膜细胞构成，滑膜细胞分泌液有减少肌腱运动时摩擦和滋养肌腱的功能。两层之间有隙状腔，内有少量滑液。

【病因病理】

1. 西医病理　本病的发病机制尚不明确。囊肿的外层为较坚韧的纤维结缔组织，内层系类似滑膜白色光滑的内皮膜覆盖，内容物为淡黄色澄清的胶状黏液。部分患者的囊肿基底部比较广阔，并与关节囊或腱鞘相通，经过长期的慢性炎症刺激，囊壁逐渐增厚变硬，甚至达到与软骨硬度相似的程度。囊肿可嵌顿于关节间隙，突出于关节或腱鞘附近的皮下，形成半球形的隆起，日久与周围组织发生粘连，经久不愈。

2. 中医病机　本病的发生多是本虚标实，患者先天不足，或是后天失养，或是运动过度，或是劳力费神，或是肝火上炎而烧灼阴液，均可导致肝肾亏虚（为本），病变局部瘀络闭阻为标而发为本病。肝肾亏虚又伴气血虚弱，严重者致脾气虚弱，脾阳不升，中气不足则失去对血的统摄作用，血脉聚于患处，加重患处局部的气滞血瘀症状，外伤筋膜，邪气所居，郁滞而运化不畅，津液瘀血积聚于骨节经络而成。

【临床表现】

1. 症状　患者局部酸痛或疼痛，有时会向囊肿周围扩散。若囊肿和腱鞘相连，患部远端会出现软弱无力的感觉。有时囊肿可压迫其周围的神经和血管，从而出现相应的神经压迫症状。

2. 体征　病患局部囊肿多逐渐发生，成长缓慢，一般呈半球状隆起 1.0～2cm，外形光滑，边界清楚，医者以手指可以触及。当压迫囊肿物时，有时会出现放射疼痛。

【诊断要点】

1. 在关节面或腱鞘处可见高出皮肤呈圆形或椭圆形的囊肿。

2. 质地较软，可有波动感，无压痛。

3. 若病程较长，囊肿可变硬。

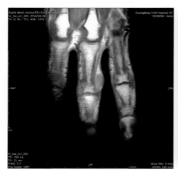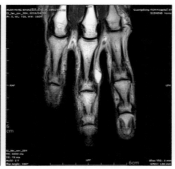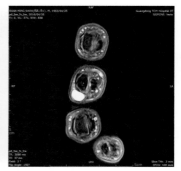

图 9-5-1 手部腱鞘囊肿

【鉴别诊断】

1. 滑膜囊肿 为类风湿关节炎并发症，或属一个症状。特点是炎症过程广泛，病变范围扩大，基底部较宽广。

2. 腕背骨膨隆症 又称腕凸症。多发生于骨性挤压伤、急性或慢性暴力伤、肌肉牵拉或慢性劳损等，主要症状为第2、3腕掌关节背侧隆突畸形，疼痛、压痛明显，过度背伸和抗阻力时症状加重。X线片显示，关节间隙狭窄，不平整，或骨质增生。

【治疗方法】

1. 中医分经与辨证

①手阳明经型：症见食指末端至第12掌骨间囊肿物突起，伴有疼痛僵硬感，有时疼痛沿前臂桡侧放射至肘外侧。

②手少阳经型：症见无名指末端至第4、5掌骨间囊肿物突起，伴有疼痛僵硬感，有时疼痛沿腕部上行于前臂外侧桡骨与尺骨之间。

③手太阳经型：症见手小指端至第五掌骨尺侧缘囊肿物突起，伴有疼痛僵硬感，有时疼痛沿上臂外侧后缘放射。

④混合型：上述中的2种类型或2种类型以上者。

2. 选用穴位

（1）主穴 阿是穴。

（2）配穴 手阳明经型配曲池、合谷；手少阳经型配外关、阳陵泉；手太阳经型配中渚。

3. 药物 健骨注射液。

4. 操作方法 按穴位注射操作常规进行。穴位皮肤常规消毒后，用6号针头5mL注射器抽取药液，选穴后快速刺入皮肤，慢慢进针提插得气后，回抽无血方可徐徐注入药液。具体进针操作：阿是穴依据部位的不同，针刺角度、深度有所差异，注入阿是穴1mL；曲池直刺0.5～1.0寸，注药1mL；合谷直刺0.5～1.0寸，注药1mL；外关直刺0.5～0.8寸，注药1mL；阳陵泉直刺或向下斜刺1.0～1.5寸，注药1mL；中渚直刺0.5～1.0寸，注药1mL。

5. 疗程 2～3日一次，6次一疗程，一般2～3疗程见效。

6. 注意事项 进针深度不宜过深，应避开正中神经及血管，如进针过程患者有麻窜感及针头回抽血液回流，应停止注射并及时出针。注射肌肉丰厚处时应使患者肌肉放松以减少疼痛。

【康复训练与调护】

1. 治疗期间，发生囊肿的关节应避免用力，并用绷带加压包扎固定2～3天。

2. 可做些温和的手部运动以缓解疼痛，

旋转手腕是简单的运动之一，可转动手腕约 2～3min。

3. 使用工具时，勿将压力集中于手腕基部，尽量使用手肘及肩膀。

4. 多食水果蔬菜，如油菜、青菜、芹菜以及橘子、苹果、生梨、山楂等，以补充维生素和均衡营养。

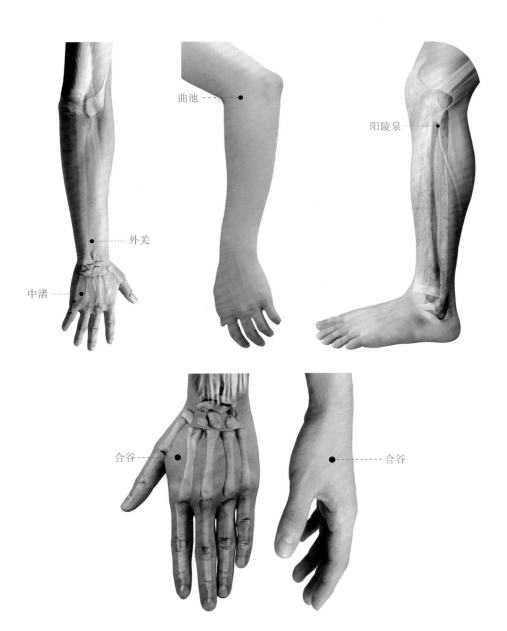

图 9-5-2　腱鞘囊肿选穴定位图

第六节　踝关节软组织损伤

【概述】

踝部软组织损伤是指踝关节的肌腱、腱鞘、韧带、滑膜、滑囊等软组织的扭挫伤，包括踝关节内外侧副韧带损伤、踝部腱鞘炎、滑囊炎等。踝关节是人体负重最大的屈戌关节，又称为持重关节。在不平的道路上行走、跑跳等均可致踝关节损伤。临床上以踝关节疼痛伴有不同程度的功能障碍为特征，以踝内、外侧副韧带损伤最为常见，可发生在任何年龄，以青壮年多见。

踝部软组织损伤属于中医学"足踝部伤筋""足痛"范畴。本病由急暴奔走、上下不慎、跌仆损伤致局部经络阻塞，气血凝滞而成。初起以肿痛为主症，失治误治迁延不愈则又可形成气虚血瘀寒凝。本证虽有虚实之分，但其病证均以瘀血为主，另须根据病的新旧、气血之盛衰、外邪之兼挟，施以行气、补气、养血、温经散寒等法。

【局部解剖与生理特性】

踝关节是由胫腓骨下端合距骨滑车构成。胫骨下端内侧向下的骨突称为内踝，后缘稍向下突出称后踝，腓骨下端向下突出称外踝，三者构成踝穴，可容纳距骨。距骨分头、颈、体三部，共有六个关节面。距骨体前宽后窄，其上面的鞍状关节面与胫骨下端的凹形关节面相接，其两侧关节面与内、外踝关节面相嵌合。

胫腓骨下端被坚韧的骨间韧带，下胫腓前、后韧带及横韧带连接在一起，以保证踝关节的稳定。踝关节囊前后松弛而两侧较紧，其前、后韧带薄弱而内、外侧韧带较坚强。内侧副韧带又称三角韧带，起自内踝，向下呈扇形附着于舟状骨、距骨前内侧、跟骨载距突和距骨后内侧，不易损伤。外侧副韧带呈束带状，分前、中、后三束。前束为距腓前韧带，起自外踝前缘，向前下方止于距骨颈；中束为跟腓韧带，起自外踝尖端，向下止于跟骨外侧面的隆起处；后束则为距腓后韧带，起自外踝内后缘，水平向后止于距骨后突。外侧副韧带不如内侧韧带坚强，故易受伤。踝关节周围有许多肌腱包绕，却缺乏肌肉和其他软组织。前面有胫前肌腱和伸趾长肌腱，后面主要为跟腱，内侧有胫后肌腱、屈趾长肌腱，外侧有腓骨长、短肌腱。

踝关节的功能主要是载重和背伸、跖屈活动。当踝关节背伸时，腓骨外旋上升并向后移动，踝穴相应增宽 1.5 ~ 2mm，以容纳较宽的距骨体前部，同时下胫腓韧带相应紧张，距骨关节面与内、外踝关节面紧密相贴，踝关节较稳定。当足跖屈时，距骨体较窄部分进入到踝穴，腓骨内旋下降并向前移动，踝穴变窄，距骨与两踝关节面虽然相接触，但此时下胫腓韧带松弛，踝关节相对不稳定，则易发生踝部韧带扭伤。

【病因病理】

1. 西医病理　踝关节过度内翻或外翻造成踝关节的扭伤。根据踝部扭伤时足所处位置的不同，可分为内翻损伤和外翻损伤两种，尤以跖屈内翻位损伤最多见。跖屈内翻位时，由于距腓前韧带最短，最先造成损伤，约占外踝损伤的 75% 以上，其次是跟腓韧带损伤，而距腓后韧带损伤则少见。外翻位扭伤多作用于内侧的三角韧带，由于三角韧带较坚韧不易损伤，因此常发生内踝的撕脱骨折。当踝关节的内、外翻及旋转活动超过了踝关节的应变能力时，则首先造成韧带的撕裂伤或韧带附着部位的撕脱骨折，韧带完全断裂时可合并踝关节脱位。

2. 中医病机　踝关节扭伤主要是因不慎跌仆或外界暴力，以致肌肉损伤，出现局部疼痛、肿胀、皮下瘀血、活动不利等症状。人体遭受外力搏击，血脉经络受损而挫伤，气运行不畅，气机阻滞不通，不通则痛，局部气机闭塞，可致瘀血，故病机为气滞血瘀。踝为足之枢纽，足三阴、三阳经筋所络，足踝用力不当，经筋牵掣损伤，气血离经，血瘀经筋则瘀肿，阳筋弛长、阴筋拘挛则牵掣，关节运动受限，伤处作痛。中医治疗方面主要以活血化瘀止痛为治疗大法。

【临床表现】

1. 症状　损伤后疼痛。外踝扭伤疼痛常在外踝前下方，内踝扭伤疼痛常在内踝下方。行走跛行或不能行走。扭伤部位瘀肿明显，轻者局部肿胀，重者当即出现皮下瘀肿。伤后 2～3 天皮下瘀血青紫更为明显，重者可波及整个踝关节。

2. 体征　病患局部压痛，若内翻扭伤者，将足做内翻动作时，外踝前下方剧痛；若外翻扭伤者，将足做外翻动作时，内踝前下方剧痛。另外 X 线摄片检查未见骨折。

【诊断要点】

1. 有明显的足内翻或外翻损伤史。
2. 疼痛局限在内踝或外踝处。
3. 伤处肿胀，皮下瘀血明显。
4. 运动功能受限，行走跛行。
5. 踝关节 X 线片应除外骨折。

【鉴别诊断】

1. 踝部骨折　踝部有扭伤史，局部

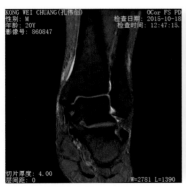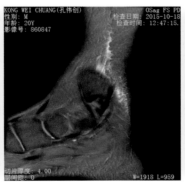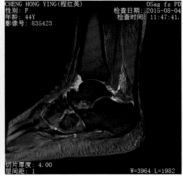

图 9-6-1　踝关节软组织损伤

肿胀严重，疼痛剧烈，压痛可能位于内踝、外踝、内踝尖、外踝尖，有时可触及异常活动或骨擦音。X 线片检查可确诊。

2. 第 5 跖骨基底部撕脱骨折　踝关节有扭伤史，疼痛及压痛部位在第 5 跖骨基底部。X 线片可确诊。

【治疗方法】

1. 中医分经与辨证

①足太阳经型：症见外踝后部红肿疼痛，肿胀明显并伴有皮下瘀血，有时疼痛剧烈可牵掣腓肠肌疼痛。

②足少阳经型：症见外踝前部红肿疼痛，肿胀明显并伴有皮下瘀血，有时疼痛部位沿外踝前牵掣腓骨下端疼痛。

③足少阴经型：症见内踝部红肿疼痛剧烈，肿胀明显并伴有皮下瘀血，足部不能用力外展。

④混合型：上述中的 2 型或 2 型以上者。

2. 选用穴位

（1）主穴　阿是穴、太冲、解溪。

（2）配穴　足太阳经型配昆仑；足少阳经型配丘墟、阳陵泉；足少阴经型配太溪。

3. 药物　健骨注射液。

4. 操作方法　按穴位注射操作常规进行。穴位皮肤常规消毒后，用 6 号针头 5mL 注射器抽取药液，选穴后快速刺入皮肤，慢慢进针提插得气后，回抽无血方可徐徐注入药液。具体进针操作：阿是穴依据部位的不同，针刺角度、深度有所差异，注入

阿是穴 1mL；太冲直刺 0.5～0.8 寸，注药 1mL；解溪直刺 0.5～1.0 寸，注药 1mL；昆仑直刺 0.5～0.8 寸，注药 1mL；丘墟直刺 0.5～0.8 寸，注药 1mL；阳陵泉直刺或向下斜刺 1.0～1.5 寸，注药 1mL；太溪直刺 0.5～0.8 寸，注药 1mL。

5. 疗程　2～3 日一次，6 次一疗程，一般 2～3 疗程见效。

6. 注意事项　在扭伤外部周围寻找阿是穴，不可在红肿热痛部位进行穴位注射，以免使症状加重；进针深度不宜过深，应避开神经和血管，如进针过程患者有麻窜感及针头回抽血液回流，应停止注射并及时出针。

【康复训练与调护】

1. 急性损伤用冰敷时，注意掌握冰敷时间。

2. 急性期以制动为原则，避免重复扭伤，患肢抬高以利水消肿。

3. 踝关节韧带损伤轻者可用绷带或胶布将踝关节固定于韧带松弛位。即外侧副韧带损伤将足外翻外固定，内侧副韧带损伤将足内翻位固定。

4. 韧带撕裂严重者，也可以采用石膏托固定，3 周左右拆除外固定即可。外固定期间，应练习足趾的屈伸运动和小腿肌肉收缩。

5. 恢复期主动练习踝关节的内、外翻及跖屈、背伸运动，促进关节运动功能恢复。

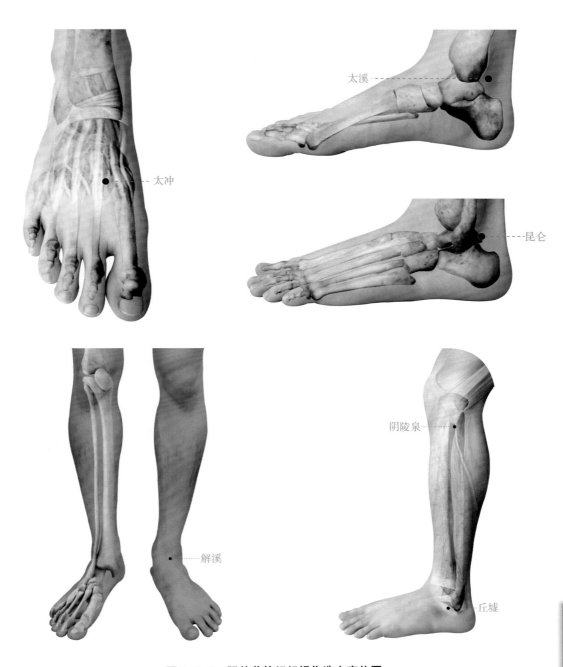

图 9-6-2 踝关节软组织损伤选穴定位图

第七节　踝关节陈旧性损伤

【概述】

踝关节损伤是日常生活和运动中常见的关节损伤，其中80%以上是踝关节外侧扭伤。踝关节陈旧性损伤可发生于任何年龄，多因反复轻微损伤或急性扭伤后，引起局部出血、水肿，由于治疗不当或不及时，通过人体自我修复与调节，最终形成瘢痕挛缩，以致在患部反复出现疼痛肿胀及功能障碍，经久难愈，给患者的工作和生活带来了极大的痛苦。踝关节陈旧性损伤属中医学"筋痹""痹病"范畴，其基本病机为经络闭阻，气血运行不畅，筋脉失养。

【局部解剖与生理特性】

踝关节是由胫腓骨下端与距骨构成的，是以背伸、跖屈为主的屈戌关节。踝关节的关节囊薄，其两侧较紧张，有坚强的韧带加强，内侧有三角韧带，外侧有距腓前韧带、跟腓韧带和距腓后韧带三条韧带。踝关节的解剖特点是外踝比内踝长，内踝韧带比外踝韧带坚强，所以有效地阻止了距骨外翻，临床外踝扭伤多见。距骨体前宽后窄，当踝关节背伸时，其宽部进入踝穴，则关节稳定；当跖屈时，其窄部进入踝穴，则关节不稳，易向侧方活动，因此踝关节易在跖屈位发生扭伤。

【病因病理】

1. **西医病理**　踝关节扭伤多由于行走、跑步时地面不平或上下楼梯不慎失足，足踝过度内、外翻而产生踝部韧带损伤或撕裂。多数韧带损伤不是完全断离，而是韧带的撕裂，部分纤维的断裂，使韧带出血、长度增加、移位、嵌顿等。陈旧性踝关节损伤多因急性损伤后治疗不及时或不彻底，或因多次反复的轻微损伤，迁延日久而造成；损伤的韧带不能及时得到修复，以致踝关节不稳；踝周围软组织损伤出血后，在修复的过程中可形成粘连和瘢痕组织，产生无菌性炎症，这些粘连和瘢痕组织使周围软组织长期处于紧张的牵拉状态，所以在行走时会产生疼痛及自觉关节活动障碍；由于踝关节皮下软组织较薄，空间较小，粘连和瘢痕组织及骨关节的不稳，都会挤压血管和体液通道，加上踝关节处于人体的低位，局部循环不畅，故微肿顽固不消。再因长期抗痛性步行使小腿诸肌疲劳性损伤，加重踝关节不稳及无菌性炎症。

2. **中医病机**　本病的发生是因人体正虚，风寒湿热之邪客于筋脉，或外伤于筋，或痰湿流注筋脉，气血闭阻，致临床以筋急拘挛、抽掣疼痛、踝关节屈曲不利、腰背强直、步履艰难等为主要表现的一种病证。本病的致病原因较为复杂，其外因大多为跌仆或外界暴力，或严冬涉水、久居湿地，负重远行，致风寒湿热之邪侵袭筋脉，其内因为禀赋不足，久病体弱，或其他痹病日久，迁延不愈，导致正气不足。内外合犯，致使筋脉阻滞，气血运行受阻，筋脉不利，而成筋痹。本病以肢体屈伸不利，筋挛节痛为特征。病前多有感受寒冷或潮湿，或外伤劳损病史。因于寒湿或湿热者，以青少年多见，且起病急，或伴发热、关节肿胀等症；因于外伤兼肝肾亏虚，寒邪凝滞者，多见于年老正虚之人，且起病较缓，悠悠难解。

【临床表现】

1. **症状** 踝关节损伤后持续或间断肿胀及疼痛；踝关节不稳症状如"足打软""恐惧感"或患者对关节的"不信任"感；继发症状包括关节内和关节周围的疼痛和肿胀等。急性损伤症状以关节的肿胀、疼痛为主，陈旧性损伤症状以关节不稳及继发症状为主。

2. **体征** 病患有踝关节局部扭伤史，检查局部压痛，若内翻扭伤者，将足做内翻动作时，外踝前下方剧痛；若外翻扭伤者，将足做外翻动作时，内踝前下方剧痛。另外X线摄片检查未见骨折。

【诊断要点】

1. 患者均有踝关节扭挫伤病史，病程两个月以上。

2. 踝关节疼痛，伸屈功能障碍，长期踝关节肿胀不消，行走时踝关节疼痛，被动活动常有踝关节摩擦声或弹响声。部分患者伤踝有麻木、乏力。

3. 局部压痛，内、外翻试验可阳性。

4. 踝关节X线片示踝部无骨折及脱位。

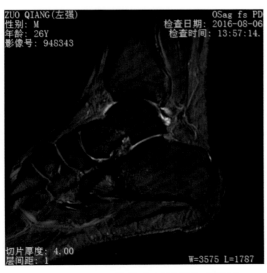

图 9-7-1 踝关节陈旧性软组织损伤

【鉴别诊断】

1. **踝关节软组织损伤** 踝关节有扭伤史，症状较重，肿胀、炎症亦较重，多在伤后2～3天皮下瘀血青紫更为明显，重者可波及整个踝关节。

2. **踝部骨折** 踝部有扭伤史，局部肿胀严重，疼痛剧烈，压痛可能位于内踝、外踝、内踝尖、外踝尖，有时可触及异常活动或骨擦音。X线片检查可确诊。

【治疗方法】

1. **中医分经与辨证**

①足太阳经型：症见外踝后部红肿疼痛，肿胀明显并伴有皮下瘀血，有时疼痛剧烈可牵掣腓肠肌疼痛。

②足少阳经型：症见外踝前部红肿疼痛，肿胀明显并伴有皮下瘀血，有时疼痛部位沿外踝前牵掣腓骨下端疼痛。

③足少阴经型：症见内踝部红肿疼痛剧烈，肿胀明显并伴有皮下瘀血，足部不能用力外展。

④混合型：上述中的2型或2型以上者。

2. **选用穴位**

（1）主穴 阿是穴、丘墟、解溪、太冲。

（2）配穴 足太阳经型配昆仑；足少阳经型配悬钟、阳陵泉；足少阴经型配太溪。

3. **药物** 健骨注射液。

4. **操作方法** 按穴位注射操作常规进行。穴位皮肤常规消毒后，用6号针头5mL注射器抽取药液，选穴后快速刺入皮肤，慢慢进针提插得气后，回抽无血方可徐徐注入药液。具体进针操作：阿是穴依据部位的不同，针刺角度、深度有所差异，注入阿是穴1mL；丘墟直刺0.5～0.8寸，注药1mL；解溪直刺0.5～1.0寸，注药

1mL；太冲直刺 0.5 ～ 0.8 寸，注药 1mL；昆仑直刺 0.5 ～ 0.8 寸，注药 1mL；悬钟直刺 0.5 ～ 0.8 寸，注药 1mL；阳陵泉直刺或向下斜刺 1.0 ～ 1.5 寸，注药 1mL；太溪直刺 0.5 ～ 0.8 寸，注药 1mL。

5. 疗程　2 ～ 3 日一次，6 次一疗程，一般 2 ～ 3 疗程有效。

6. 注意事项　在扭伤外部周围寻找阿是穴，不可在红肿热痛部位进行穴位注射，以免使症状加重；进针深度不宜过深，应避开神经和血管，如进针过程患者有麻窜感及针头回抽血液回流，应停止注射并及时出针。

【康复训练与调护】

1. 锻炼应循序渐进，以不疲劳为度，避免再次损伤。

2. 休息时踝部放置要高于臀部，利于肿胀消退，局部防寒保暖。坐位时膝屈 90°，足下踏一酒瓶往返滚动或足蹬缝纫机踏板或自行车脚踏，做背屈跖屈锻炼。站立时可做屈膝背伸和下蹲背伸等踝关节的自主操练。

3. 后期可做摇足旋转，斜坡练步，下坡时脚的跖屈角度不要过大，防止再次发生扭伤。每次锻炼后均需抬高患肢。

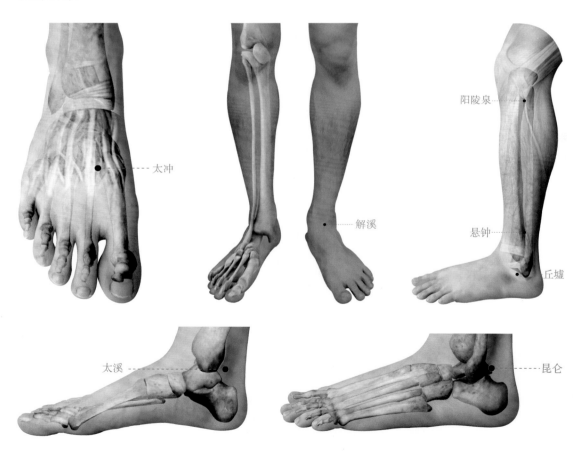

图 9-7-2　踝关节陈旧性损伤选穴定位图

第八节 慢性跟腱炎

【概述】

跟腱炎是跟腱及其周围的筋膜，因劳损、外伤或感染等刺激而引起的炎症，症状持续时间多于6周发展为慢性跟腱炎。本病容易造成跟腱周围脂肪组织、腱膜、各跟腱下滑囊的慢性无菌性炎症，临床是以跟腱周围疼痛、腱周肌紧张及有摩擦感为特征的一种病证。本病属中医学"筋伤"的范畴，多为慢性劳损性伤害，以局部外伤及过度劳损为诱因，而致筋骨疲劳与磨损，气血不畅，功能失调，活动乏力，以致跟腱局部失去濡养而发为本病。

【局部解剖与生理特性】

跟腱是人体中最长和最强大的肌腱，长约15cm，起始于小腿中部，由小腿三头肌肌腱合并而成，止于跟骨结节，由胫神经支配，具有屈小腿、提跟骨、使足跖屈的作用。跟腱周围有内外两个鞘，外侧鞘由小腿的深筋膜形成，内侧鞘则直接贴附于跟骨上，其结构类似滑膜。当踝关节屈伸时，跟腱在内、外侧鞘之间互相滑动摩擦而发生运动。

【病因病理】

1. 西医病理 本病通常发生在小腿肌肉经常紧绷的人身上，当腓肠肌和比目鱼肌紧绷时，跟腱上就承受了较大的压力，这会诱发症状的出现。跟腱炎同时也和体育运动中过度使用奔跑和爆发式动作有关，由于跑跳或提足跟动作过多，使跟腱与内、外侧鞘反复摩擦而形成慢性炎症。炎症的发生可引起肌腱的变性，肌腱周围组织充血、渗出、增生、粘连而发生本病。

2. 中医病机 中医认为本病的发生多是由于劳伤经筋或扭挫外伤，气血运行不畅甚或瘀血内停所致。其病机为跟腱部位牵拉损伤或劳力过度，气血瘀阻，津液滞涩，日久黏稠，致使筋肌挛结，屈伸运动受阻。从经络角度来看，跟腱为足太阳经筋所结，上系承山结于腘，因足跗用力过度，或用力不当，伤及经筋所结之处，撕捩损伤，气血瘀滞，气不行则滞，瘀不散则肿，筋拘黏结而痛急。

【临床表现】

1. 症状 本病常见的症状就是脚跟后面或者小腿下部的持续长时间疼痛。疼痛会在早晨变得更加严重，因为患者通常会在睡觉的时候将他们的脚背伸直，当患者起床之后将他们的双脚放在地上时，他们的跟腱就从整晚的放松状态转变到了牵拉状态，这就产生了疼痛。这种疼痛也会在一些奔跑或者爆发式运动中加重，例如各种形式的举重运动以及提踵运动，当情况很严重时，患者即使是在行走的时候也会感到疼痛。有时伴跟腱部肿胀，有牵掣感，足背伸跖屈运动受限，小腿三头肌紧张。

2. 体征 跟腱部压痛明显，甚至痛不可触及。小腿三头肌抗阻力试验阳性。

【诊断要点】

1. 有过度运动、跟腱牵拉损伤史。
2. 跟腱部摩擦感。
3. 小腿三头肌抗阻力试验阳性。

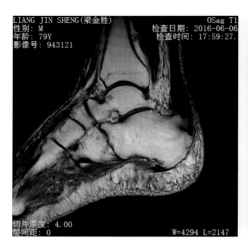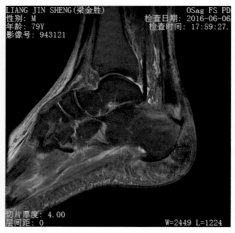

图 9-8-1　慢性跟腱炎

【鉴别诊断】

闭合性跟腱断裂　有跟腱部位突然受到沉重打击感、撕裂感，断裂处可触及凹陷，足跖屈功能丧失。

【治疗方法】

1. 中医分经与辨证

①足太阳经型：症见跟腱部疼痛、摩擦感，持续数周疼痛不解，动则加剧。疼痛部位主要在跟腱及其外侧部，有时跟腱周围牵掣紧张感可连及小腿外侧。

②足少阴经型：症见跟腱部疼痛、摩擦感，持续数周疼痛不解，动则加剧。疼痛部位主要在跟腱及其内侧部，有时跟腱周围牵掣紧张感可连及小腿部内侧肌肉如内侧腓肠肌。

③混合型：上述中的 2 型者。

2. 选用穴位

（1）主穴　阿是穴、丘墟、大钟、仆参。

（2）配穴　足太阳经型配昆仑；足少阴经型配太溪。

3. 药物　健骨注射液。

4. 操作方法　按穴位注射操作常规进行。穴位皮肤常规消毒后，用 6 号针头5mL 注射器抽取药液，选穴后快速刺入皮肤，慢慢进针提插得气后，回抽无血方可徐徐注入药液。具体进针操作：阿是穴依据部位的不同，针刺角度、深度有所差异，注入阿是穴 1mL；丘墟直刺 0.5～0.8 寸，注药 1mL；大钟直刺 0.3～0.5 寸，注药1mL；仆参直刺 0.3～0.5 寸，注药 1mL；昆仑直刺 0.5～0.8 寸，注药 1mL；太溪直刺 0.5～0.8 寸，注药 1mL。

5. 疗程　2～3 日一次，6 次一疗程，一般 2～3 疗程有效。

6. 注意事项　进针深度不宜过深，应避开神经和血管，如进针过程患者有麻窜感及针头回抽血液回流，应停止注射并及时出针。

【康复训练与调护】

1. 穿宽松的鞋，避免鞋与足跟之间的摩擦。

2. 急性期症状较严重者应卧床休息，抬高患肢，避免做踝关节运动。

3. 急性期可制动休息，急性期过后逐渐进行足的跖屈背伸运动，防止跟腱粘连。

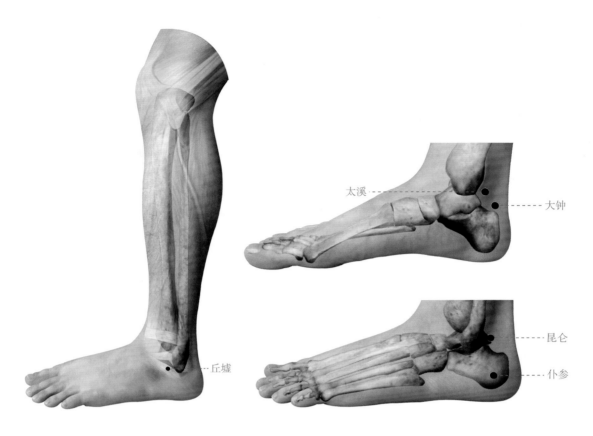

图 9-8-2　慢性跟腱炎选穴定位图

第九节　足跟痛

【概述】

足跟痛是急性或慢性损伤引起的足跟部疼痛。症状虽然简单，但病因复杂，且多缠绵难愈。一般多因从高处落下，强大暴力撞击足跟底部，或走路时足跟部被高低不平的路面或小石子顶挫致伤。因职业关系长期站立于硬板地工作，扁平足，跑跳过多，足底跖筋膜、肌肉、韧带长期处于紧张状态，反复牵拉跟骨附着处可引起足跟底痛。跳跃运动员踏跳过多，长跑运动员用前足掌蹬地过多，由于跖腱膜、屈趾短肌、跖方肌以及跖长韧带等反复牵拉，日久也可发病。

根据不同的损伤原因，可致跟底脂肪垫、滑液囊及骨膜挫伤，或跖筋膜、屈趾短肌等在跟骨结节前方附着处的牵拉伤。损伤后，跖筋膜附着处可发生充血性渗出，脂肪垫充血、肿胀，滑囊慢性炎症，跟骨骨膜增生，产生骨刺等改变。

中医学认为该病的形成是以肝肾亏虚、气血失和、筋脉失养为先决条件，复因风、寒、湿邪侵袭及外伤、劳损等致使气血阻滞而成。

【局部解剖与生理特点】

跟骨近似长方形，是人体负重的主要部分。跟骨与距骨组成纵弓的后臂，并与距骨组成内、外2个纵弓和1个横弓，内纵弓较高，外纵弓扁平，在足的前部，3个楔骨和5个跖骨基底部背宽跖窄呈拱桥式排列，组成所谓横弓。足弓具有与缓冲行走、跳跃及跑步时所产生的震荡作用。

足部为三点负重，足跟部负重约50%，足趾和小趾球部联合负重约50%。由于第1跖骨比其他跖骨长，而且还有两个籽骨垫在它的头下，因而足趾球部的负重比小趾球部为多。

跟骨体的后面呈卵圆形隆起，分上、中、下三部分。上部光滑；中部为跟腱附着部，跟腱止点上方的前方与后方均有小的滑囊；下部移行于跟骨结节。跟骨结节的下方亦有滑囊存在。足跟部皮肤是人体中最厚的部位，其皮下组织由弹力纤维和致密而发达的脂肪构成，又称脂肪垫。

跖筋膜呈三角形，后端狭窄，厚2cm左右。起自跟骨结节内侧突的前方，其深面与趾短屈肌密切结合，向前逐渐增宽、变薄，于跖骨头处分成5束，分别伸向1～5趾，止于足底前端皮肤和移行于各趾腱鞘。跖腱膜有保护足底肌肉、肌腱，支持足弓等作用。

【病因病理】

1. 西医病理　跑跳过度，路面过硬，局部硌伤，引起脂肪垫、滑液囊损伤，表现为脂肪垫充血肿胀，滑液渗出增多，囊壁增厚，跟骨骨膜增厚等病理改变，导致跟底疼痛。腰椎生理曲度消失、扁平足弓，使人体重心移至足跟，或由于过度运动牵张足展肌、趾短屈肌及跖筋膜，使跟骨结节附着部反复受到牵拉，引起炎症，形成骨刺，产生跟痛。跟腱止点滑囊炎常与穿鞋摩擦有关，引起跟腱附着部慢性无菌性炎症而疼痛。

2. 中医病机　足底为足太阳经筋所结，因足底着力不当，跟骨受损，牵掣经筋，气血瘀滞，筋挛粘结故痛甚，行走不便。或年老体衰，肝肾亏虚，肝主筋，肾主骨，久虚入骨，以致骨赘形成而为骨痹。

【临床表现】

1. 症状　主要为跟部疼痛为主，时而可牵扯小腿后侧疼痛，早晨起床时不敢直接用力及行走，久坐后起身时疼痛加重，经活动几步后症状减轻，往往病人有"疼—轻—重"的疼痛特点。病起缓慢，早晨起床下地足跟痛，稍走动后缓解，行走较多，疼痛又明显，严重时影响走动。

2. 体征　检查足跟局部，局部不红不肿，在跟骨内侧结节处，相当于跟部前方偏内侧有一限局性压痛点。

【诊断要点】

1. 有足跟急慢性损伤史。
2. 足跟部疼痛。
3. 足跟不敢着地，甚者跛行。
4. X线片　有时可见跟骨骨刺。

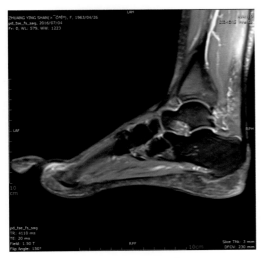

图 9-9-1　足跟痛

【鉴别诊断】

1. 跟骨骨髓炎　局部有明显的红肿热痛等急性感染的征象，严重者伴有高热等全身症状。化验和X线片检查可明确诊断。

2. 跟骨骨骺炎　多见于少年儿童，常因骨骺损伤所致。

【治疗方法】

1. 中医分经与辨证

①足太阳经型：症见足跟部疼痛，有牵拉感，久动后症状加剧。疼痛部位主要在足跟外侧部，有时周围牵掣紧张感可连及小腿部肌肉。

②足少阴经型：症见晨起足根部疼痛，稍稍运动后缓解，久行后症状加重，疼痛有时牵掣到足心部位，患者多伴有腰膝酸软、畏寒怕冷等症状。

③混合型：上述中的2型者。

2. 选用穴位

（1）主穴　阿是穴、大钟、丘墟。

（2）配穴　足太阳经型配昆仑；足少阴经型配太溪。

3. 药物　健骨注射液。

4. 操作方法　按穴位注射操作常规进行。穴位皮肤常规消毒后，用6号针头5mL注射器抽取药液，选穴后快速刺入皮肤，慢慢进针提插得气后，回抽无血方可徐徐注入药液。具体进针操作：阿是穴依据部位的不同，针刺角度、深度有所差异，注入阿是穴1mL；大钟直刺0.3～0.5寸，注药1mL；丘墟直刺0.5～0.8寸，注药1mL；大钟直刺0.3～0.5寸，注药1mL；昆仑直刺0.5～0.8寸，注药1mL；太溪直刺0.5～0.8寸，注药1mL。

5. 疗程　2～3日一次，6次一疗程，一般2～3疗程见效。

6. 注意事项　进针深度不宜过深，应避开神经和血管，如进针过程患者有麻窜感及针头回抽血液回流，应停止注射并及时出针。

或在鞋内足跟部垫一块海绵。

【康复训练与调护】

1. 避免足跟部受刺激。如穿软底鞋，

2. 急性期应注意适当地休息，减少负重，控制剧烈运动。

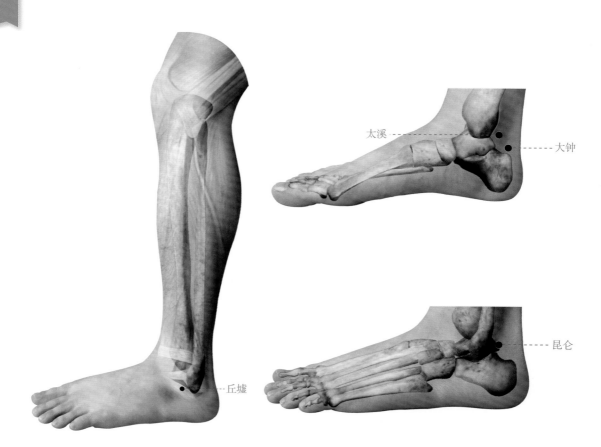

图 9-9-2　足跟痛选穴定位图

下篇　各论

第十章

其他疼痛类

特色穴位注射疗法

第一节　头痛

【概述】

头痛，是一种临床常见症状，发病原因复杂，易于反复发作，很难彻底治愈。其命名目前尚无统一标准，常用诊断有：紧张性头痛（临床上最常见的原发性头痛类型，约占所有头痛的75%），颈源性头痛（主要表现为急性或慢性的头痛，部位有偏头痛、枕部疼痛、前额疼痛、眼眶疼痛等，头痛的性质可分为钝痛、放射性痛、局部刺痛，除头痛外常伴有颈肩部肌肉的酸痛、头晕、眼花、恶心呕吐、双手麻木、耳鸣、失眠、咽喉不适，有的甚至心慌胸闷、心前区不适、血压升高，影响正常生活及工作质量），其他还有偏头痛、丛集性头痛、原发性头痛等不同诊断名称。

【局部解剖与生理特点】

头颅是人体神经中枢大脑所在位置，具有丰富的血管和神经支配。因此头痛的发生多与血管、神经因素相关，被认为是一种神经血管功能紊乱性疾病，与中枢神经系统的疼痛信号调节失常有关。

1. 血管源学说　认为是由于原发性脑血管功能障碍引起，多呈现与脉搏一致的搏动样头痛。可能是各种诱因引起脑血管收缩，造成局部脑血流下降，出现头痛"先兆"，随后血管反应性扩张，引起神经炎性反应，激活血管周围感觉神经，出现头痛、畏光、畏声、恶心等症状。

2. 神经源学说　认为本病原发因素在于脑部，因各种因素诱发的脑各部位功能失调所致。总之，头痛是一种涉及感觉敏感性的发作性疾病，其基础可能是不能正常处理正常信号，促进了三叉神经疼痛信号传递，引起血管扩张，出现头痛症状。

【病因病理】

1. 西医病理　头痛的发病机制复杂，主要从生物学因素和心理社会因素两方面研究头痛的发生机制，但仍无统一标准。多项试验研究结果发现肌肉、血管和精神性因素均和头痛的发生有关：①末梢性因素：患者颅骨周围的疼痛受体异常，导致肌硬度、肌压痛均高于正常人；②中枢性因素：各种应激导致持续性肌收缩、肌缺血，从而游离出致痛物质；③综合因素：患者头痛发作时缺乏中枢性的肌收缩抑制机制。

2. 中医病机　头痛的病因病机复杂，病程迁延难愈。本病病因可责之于风、痰（湿）、瘀、虚；病机以"不通则痛""不荣则痛"为主。风寒湿侵袭，阻滞经络，导致头部气血郁滞，不通则痛；气血不足或肝肾亏虚，不能濡润头目，不荣则痛。总之，本病病位在头，病性多虚实夹杂。

头痛的命名在古医籍文献中也呈现多元化。有按疼痛部位命名的，如偏头痛、巅顶头痛等；有按头痛性质命名的，如冲头痛、厥阴头痛等；也有按病因命名的，如首风、脑风、风头痛等；汉代张仲景按六经分类命名，即六经头痛，有太阳头痛、阳明头痛、少阳头痛及厥阴头痛等。

【临床表现】

1. 症状　头痛程度有轻有重，疼痛时间表现有长有短。疼痛形式多种多样，常见胀痛、闷痛、撕裂样痛、电击样疼痛、针刺样痛，部分伴有血管搏动感及头部紧箍感，以及恶心、呕吐、头晕、畏光、畏声、活动可加重头痛等症状。

2. 体征 颈源性头痛常见头部呈现强直体位，颈椎生理弯曲缩小或消失、颈椎棘突有压痛，颈肩肌肉触痛、发硬，尤其是枕下颈枕肌最为明显。在患者风池穴、太阳穴或乳突后缘等均可找到压痛点，按压时可向头痛区产生放射性疼痛。

【诊断要点】

1. 可见于各年龄段，其中偏头痛以中青年多见，尤以女性为多。发病可有情绪波动、感寒受风等诱因。

2. 急性或亚急性发病，呈反复发作性，病程可在6个月以上，或一日多次发作，每次发作可持续数分钟至数小时，严重者可持续数日。疼痛部位多见于颞、额、顶等，单侧发作者多见，也有或左或右辗转发作或全头痛者。疼痛的性质多为紧缩感、压缩感等。

3. 应进行神经系统检查，必要时需行理化、影像学检查排除颅外伤或脑内器质性病变。伴有颈椎病者可行X线检查。中老年必要时可行脑血流检查，评估颈、脑血管功能情况。

【鉴别诊断】

需与因颅外伤或脑内器质性病变引起者相鉴别，可行神经系统检查及理化、CT、MRI、DSA等影像学检查。

【治疗方法】

1. 中医分经与辨证

①从病因方面可分为外感、内伤头痛两大类。外感头痛又可分为风寒型、风热型、风湿型和火热型；内伤头痛可分为肝阳型、气滞型、瘀血型、痰厥型及气虚型、血虚型、肾虚型。

②从经络循行方面可分为太阳经头痛、阳明经头痛、少阳经头痛、太阳经头痛、厥阴经头痛和少阴经头痛。

2. 选用穴位 以经络辨证选穴为主，病因辨证为辅。经络辨证选穴以阳经经穴为主，尤以少阳经穴为主。但厥阴经循行直上于头，故也常见；而太阴经及少阴经通过经别、络脉的联系也上达头部，临床上亦可见到。

（1）主穴 风池、局部阿是穴（亦称"痛点"）。

（2）配穴 ①天容、率谷及阿是穴。②肩井穴、颈枕肌压痛点等（用于颈源性头痛）。③头临泣、阳白、率谷、百会、阿是穴。

3. 药物 健骨注射液。

4. 操作方法

①风池穴：令患者坐位或俯卧，双侧风池穴常规消毒后，用5mL注射器抽取健骨注射液2mL，以5号或7号针头对准穴位，注意针头方向要向鼻尖方向，斜刺进针3cm，做轻微提插，局部产生酸麻胀感，回抽无血后，每穴缓慢推注0.5～1mL药物。

②其他穴位和阿是穴：用5号针头斜刺入皮下2.5cm后向四周做浸润性注射，每个穴位注入药液0.5mL。

5. 疗程 隔日单侧交替治疗一次，5次一个疗程，治疗1个疗程后进行疗效评估。1个疗程后未愈者，隔3天后再行第2个疗程治疗。

6. 注意事项 头面部穴位，尤其是后枕部穴位行穴位注射过程中，嘱患者切勿变动体位，防止针头刺入角度、深度发生变化。

【康复训练与调护】

1. 起居规律，情绪平和，急性发作期间注意休息。

2. 避免长时间伏案、低头等不良姿势，睡眠时枕头高度适宜。

3. 饮食宜清淡，头痛发作期间应减少巧克力、乳酪、酒、咖啡、茶叶等易诱发疼痛食物的摄入，忌辛辣、生冷刺激的食物。

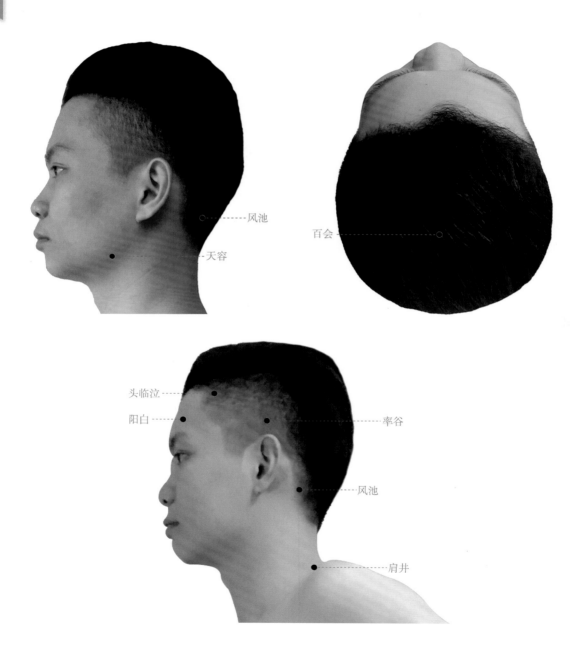

图 10-1-1　头痛选穴定位图

第二节 牙痛

【概述】

牙痛是口腔疾病中最常见的症状之一，可由许多疾病引起，牙体和牙周组织的病变为最常见原因。牙痛病灶多迁延不愈，遇冷、热、酸、甜等刺激时牙齿疼痛发作或加重，急性发作表现为剧痛，可以影响咀嚼能力，造成消化不良。

【局部解剖与生理特点】

健康成人正常牙列包括 32 颗恒牙，分上下左右四个区域，按形态和功能分为切牙、尖牙、前磨牙、磨牙。牙齿解剖可分为牙体、牙周组织，其中，牙体包括牙釉质、牙本质、牙骨质三种钙化的硬组织和容纳牙髓软组织的髓腔，都由牙冠、牙颈、牙根三部分组成。牙齿的功能是切割、撕裂、咀嚼食物、影响发音、支撑口唇等。牙周组织包括牙槽骨、牙龈、牙周膜三部分，主要功能是支持、固定和营养牙齿。

【病因病理】

1. 西医病理 牙痛可分为原发性牙痛和继发性牙痛两大类。原发性牙痛是指牙体和牙周组织本身的原因造成的，如龋齿、炎症、退行性变、萎缩、创伤、增生等，临床表现为急性、慢性、单纯性、复合性、复杂性等。继发性牙痛多是身体其他原因引发了牙神经亢奋而引起的牙根痛，如三叉神经痛、缺血性心脏病、白血病、癔症、神经衰弱、更年期综合征等，其他如熬夜或五官的病变、头痛等也可能引起牙痛。其中，龋齿是导致牙痛的重要原因，此类牙痛诊断较易，通过检查可见牙齿龋蚀、牙面粗糙发黑、有龋洞，龋洞受刺激则痛，

重者牙痛时发时止，遇冷热酸甜等加剧，甚则痛不可忍影响睡眠。

2. 中医病机 牙痛属中医的"牙宣""骨槽风"（病名，又名穿腮发、穿腮毒、牙槽风、牙叉、牙叉发等，指起于耳前腮项间，肿硬如小核隐于皮肉、渐大如胡桃，最后牙车腐坏的疾病）范畴，临床辨证主要与肾、心、足阳明胃经有关。肾主骨，齿为骨之余，肾和牙齿有着密切的关系。若素体阴虚、津液不能濡润牙齿可致牙痛，临床可见牙痛、齿松牙衄、烦热干渴等症，此类牙痛多见于老年人。由于阳明经络于齿，所以或因嗜食辛辣、燥烈刺激之品化热生火，或因情志不遂肝郁化火犯胃，或因邪热内侵、胃火亢盛，循经上攻于齿而见牙痛，可伴见面颊发热、口气热臭、唇舌腮颊肿痛，甚者牙龈红肿溃烂、牙宣出血。心五行属火，火性炎上，心火亢盛上冲头面，牙齿则可能成为火之居处，从而引起牙痛，症见心烦、失眠、便秘、尿黄、面红、牙龈肿痛出血等症。

【临床表现】

1. 症状 疼痛是主要表现，表现为剧烈的难以忍受的疼痛，疼痛有自发性疼痛、阵发性加剧、呈间歇性发作等特点，在无外界任何刺激的情况下患牙可发生剧烈疼痛，早期遇冷、热刺激均可引起疼痛加重，晚期冷刺激不但不激发疼痛，反而使疼痛暂时缓解，故临床常见患者口含冷水或吸冷气以减轻疼痛。

2. 体征 可见牙齿龋坏、缺损及牙龈牙周病变；牙齿咬合异常；可有牙齿叩痛、

压痛、牙周肿胀、张口度异常等。

【诊断要点】

1. 病史要点　疼痛的起始时间、持续时间、发作间歇时间的特点；既往史有无牙体牙周及邻近组织的病史等。

2. 疼痛的部位（是局限的、可定位的，还是放散的或不定位的疼痛）、疼痛的性质（是自发痛还是激发痛，是阵发性还是持续性，是锐痛、钝痛、跳痛、酸痛、胀痛还是烧灼样疼痛）、疼痛的促发因素等。

3. 影像学检查有助于发现隐蔽部位的龋洞、充填物与髓腔的距离、有无髓石、牙内及牙根、牙槽骨组织有无病变、颞颌关节有无异常等。

【鉴别诊断】

1. 按照牙痛的性质鉴别牙痛

短暂激发痛、快痛、定位不明确、叩痛（-），即为牙本质痛；早期间断性跳痛、温度敏感，晚期持续性、自发性痛、钝痛、定位不明确、叩痛（±）即为牙髓痛；初期持续性自发痛、钝痛（早期锐痛），晚期有波动性、定位明确、叩痛（+）即为牙周组织痛。

2. 三叉神经痛

三叉神经三个分支分布在额部、上颌部、下颌部的皮肤以及上下牙龈。三叉神经痛常常表现为上下颌、颜面部痛甚至牙痛，其疼痛是剧烈的阵发性锐痛，发作时常无先兆，疼痛与温度刺激无关，在咀嚼、讲话及触摸面部某一"扳机点"时立即发作，像突然闪电样犹如刀割、烧灼、针刺、电击般的疼痛，通常约持续几秒钟至 1～2min，每天发作几次，让人难以忍受。有无牙体牙周病却依然疼痛难当，则有可能是三叉神经痛引起。

3. 全身性疾病

①缺血性心脏病：好发于中老年人。牙痛可为钝痛、刺痛或烧灼样痛。牙痛区域弥散，定位差。劳累常为牙痛诱因，休息或用硝酸甘油可缓解疼痛，服用止痛药或局部注射麻药或对疼痛区的病牙做对症治疗均不能减轻疼痛。

②癔症、神经衰弱、更年期：牙痛持续时间长达数月或数年，为自发性阵发性疼痛或持续性痛，不定位或固定在某一区域，甚至半口或全口牙痛。无冷、热激发痛，无"扳机点"，疼痛涉及范围往往与神经解剖分布不符。

【治疗方法】

1. 中医分经与辨证

①风热牙痛：症见牙齿疼痛，呈阵发性，遇风发作，患处得冷则痛减，受热则痛增，牙龈红肿，全身或有发热、恶寒、口渴，舌红、苔白干，脉浮数。

②胃火牙痛：症见牙齿疼痛剧烈，牙龈红肿较甚，或出脓渗血，肿连腮颊，头痛，口渴引饮，口气臭秽，大便秘结，舌苔黄厚，脉象洪数。

③虚火牙痛：症见牙齿隐隐作痛或微痛，牙龈微红，微肿，久则龈肉萎缩，牙齿浮动，咬物无力，午后疼痛加重。全身可兼见腰部酸痛，头晕眼花，口干不欲饮，舌质红嫩，无浊苔，脉多细数。

2. 选用穴位

基本治法为祛风泻火、通络止痛，以手足阳明经穴为主，虚性者可辅以足少阴肾经穴位。

（1）主穴　合谷、颊车、下关。

（2）配穴　①风火牙痛者，加外关、风池；②胃火牙痛者，加内庭、二间；③阴虚牙痛者，加太溪、行间。

3. 药物　健骨注射液。

4. 操作方法　患者取坐位或卧位，皮肤常规消毒后，用 5mL 注射器抽取健骨注射液 2mL，以 5 号或 7 号针头对准穴位，直刺进针，进针约 0.5 ～ 1.5cm 后做轻微提插，局部产生酸麻胀感，回抽无血后，每穴缓慢推注 0.5 ～ 1mL 药物。循经远取可左右交叉刺。

5. 疗程　隔日 1 次，5 次为一疗程。

6. 注意事项　颜面部腧穴注意进针方向和深度，因其易出血，故出针后可稍加长按压止血时间。

【康复训练与调护】

1. 正确刷牙，这是去除牙菌斑、防治龋齿的有效方法。

2. 合理饮食，减少或控制饮食中糖的含量，尤其不要在睡前吃甜食，克服生活中的不良习惯（吸烟等），以维护牙周组织的健康。

3. 定期检查、定期洁齿，及时发现龋齿，有效预防牙龈炎及牙周炎。

4. 养成良好生活习惯，保持大便通畅，勿使腑热上攻。

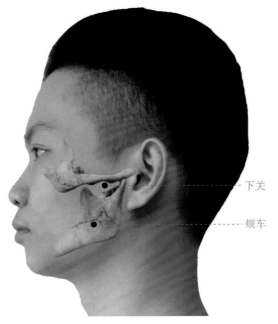

下关

颊车

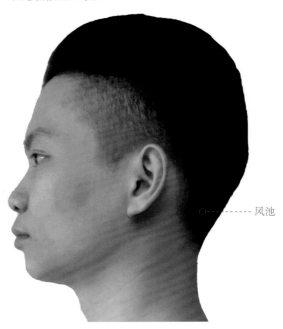

风池

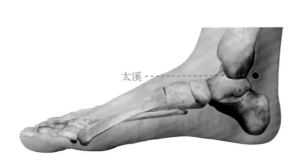

太溪

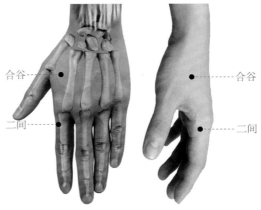

合谷

二间

合谷

二间

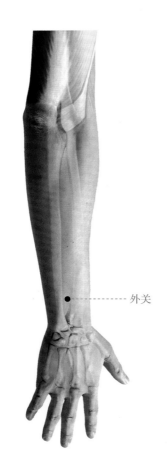

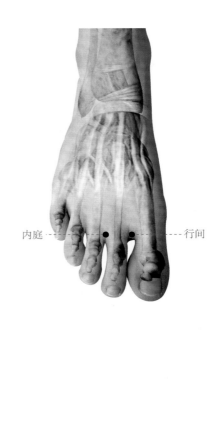

外关

内庭············   ···········行间

图 10-2-1　牙痛选穴定位图

第三节　颞下颌关节功能紊乱病

【概述】

颞下颌关节功能紊乱病，又称颞下颌关节功能紊乱综合征、颞下颌关节炎，是口腔颌面系统的一种常见病、多发病，一般发生在一侧，也有的可逐渐累及两侧。本病多发于青壮年，且女性多于男性，主要特点为关节区酸胀疼痛、运动时弹响、张口运动障碍等。由于颞下颌关节咬合运动频繁，故病程较长，常反复发作。多数属关节功能失调，预后良好，但极少数病例也可发生器质性改变。

【局部解剖与生理特点】

颞下颌关节是人体最复杂的关节之一，承担着咀嚼、语言、表情、吞咽等功能。颞下颌关节由下颌骨髁突、颞骨关节面、关节盘、关节囊和关节间隙、关节韧带及血管、神经等组成。它的基本功能分为开闭运动、前后运动、侧方运动。颞下颌关节运动中包含关节盘、翼外肌的作用以及关节间隙的变化等多方面因素，共同构成了颞下颌关节运动的生物力学变化，既有复合关节的转动、滑动，又有多轴关节的多轴心变化，还有联动关节、牙合颌关节的参与，其中牙合是关节的延伸，关节也是牙列的延伸，因此，颞下颌关节是转动、滑动相结合的多轴心运动关节，必须双侧联动；结构上由颞下颌关节、肌肉、牙齿合共同构成一功能整体，其窝大、头小、韧带及关节囊松，运动十分灵活，但易脱位。

【病因病理】

1. 西医病理　本病是一组病因尚未完全明确的临床症状和疾病的总称，是一种慢性复发性的疼痛状态，是多因素共同作用的结果，包括翼外肌功能亢进、翼外肌痉挛、关节囊和韧带松弛、关节盘与髁状突部分移位、脱出、穿孔、破裂等，且有心理因素参与。心理因素与精神紧张、忧虑、劳累、外伤、寒冷刺激、咬合紊乱、关节发育不良、偏侧咀嚼习惯、神经功能失调、关节负荷过重等因素有关。病变时颞下颌关节及其周围的关节囊、韧带、肌纤维及筋膜均可有出血、渗出、水肿、无菌性炎症等病理改变，导致局部致痛物质蓄积，刺激临近的神经血管产生疼痛。

因此，治疗的关键是祛除病因，消除局部炎症，改善微循环，从而加速关节及周围组织的修复。

本病的发展过程一般有三个阶段：功能紊乱阶段、结构紊乱阶段、关节器质性破坏阶段。但目前口腔科的治疗手段包括药物和手术，疗效不显著，治疗颇为棘手。

2. 中医病机　本病归属于"面痛"范畴，发病部位在面部，为手足三阳经交会之处，所谓"经络所过，主治所及"，故常取手足三阳经穴治疗。凡痛者，"痛则不通，通则不痛"，《素问·调经论》也云："病在筋，调至筋。"治疗上结合经筋病变部位，辨明该病经筋所属相应经脉，以局部近取为主。而穴位注射疗法是一种结合药物、针灸和经络的综合疗法，既有针刺之机械性刺激，又有药物的化学性刺激的双重作用，二者具有协同作用，可使药物直达病所，从而迅速取效。

【临床表现】

1. 症状 本病是一组以颞下颌关节以及咀嚼肌区域疼痛和压痛、关节运动弹响、张口以及咬合运动受限等三大症状为主的综合征。严重时进食及语言均受影响。此外，还可伴有颞部疼痛、头晕、耳鸣等症状。

2. 体征 颞下颌关节的关节盘、髁状突和关节窝之间的正常结构紊乱，以致在开口运动的不同时期出现关节弹响，可伴有不同程度的疼痛和开口度、开口型异常。关节运动时可闻连续的摩擦音或破碎音。

【诊断要点】

1. 咀嚼肌紊乱疾病 包括肌筋膜痛、肌炎、肌痉挛、肌纤维变性挛缩及未分类的局限性肌痛。此类疾病为关节外疾病。

2. 结构紊乱疾病 为关节正常有机结构关系的异常改变，包括关节盘各种移位、关节囊扩张及关节盘各附着松弛或撕脱等，常伴有关节半脱位，临床表现为开口过程中反复发生的暂时性锁结，关节盘不能恢复正常位置。

3. 关节炎症性疾病 包括滑膜炎和（或）关节囊炎，可分为急性及慢性。临床表现为关节局部疼痛，并随功能活动而加重，特别是随向上、后方运动关节负重压力和触压诊而加重。

4. 骨关节病 根据病因及临床情况可分为原发性骨关节病和继发性骨关节病。

5. 辅助诊断常用的方法有 X 线片、造影和关节内窥镜等，可发现关节骨、软骨和关节盘有无器质性改变。

由于本病有很多类型，治疗方法各异。因此，应做出具体类型的诊断。

【鉴别诊断】

需与本病进行鉴别的疾病分为关节内和关节外疾病两类。

1. 关节内疾病

①类风湿关节炎：常可累及颞下颌关节，出现颞下颌关节疼痛、开口受限及关节杂音等症状。需结合病史及临床检查情况分析，进行鉴别诊断。类风湿关节炎一般都伴有多发性关节病损，反复发作，左右对称，常累及四肢小关节，特别是掌指关节和近端指间关节。相关特异性抗体检测阳性、血沉增快、血清白蛋白降低、球蛋白增高等均有助于诊断。

②其他如关节炎型银屑病、系统性红斑狼疮、强直性脊柱炎、创伤性关节炎、化脓性关节炎、髁状突发育畸形、关节肿瘤等也可累及颞下颌关节，而产生关节功能紊乱症状，但根据其全身表现在临床上不难做出鉴别诊断。

2. 关节外疾病

①非典型性面部神经痛：本病疼痛特点为较弥散、深在、不易定位；与开口咀嚼运动无明显关系，有时与情绪因素有关。其发作有的伴有同侧自主神经系统症状，如流泪、面颊潮红、鼻黏膜充血等。

②三叉神经痛：第三支三叉神经痛发作时可定位于颞下颌关节区，这时常可和颞下颌关节紊乱病而致的关节区疼痛相混淆。三叉神经痛的疼痛性质、发作时间和部位，以及有扳机点等特点有助于鉴别诊断。

③耳源性疾病：颞下颌关节与外耳、中耳毗邻，关系密切。某些耳源性疼痛可以涉及关节区。临床上最常见的为外耳道疖及中耳的急性炎症。偶可见有外耳道肿

物所致的疼痛。此时，仔细进行耳科检查有助于鉴别诊断。

【治疗方法】

1. 中医分经与辨证

①阳明经型：宗筋主束骨而利机关，位于上下齿与下颌关节附近，是经筋所过之处，又是足阳明之筋所结之处，故取阳明经穴可疏通阳明经脉、调和面部气血、祛风开窍、舒筋活络，且阳明经穴大都有清热止痛功效，故取阳明经穴专治颞下颌关节功能紊乱。

②少阳经型：颞下颌关节处是少阳经经脉循行所过之处，"经脉所过，主治所及"，故少阳经腧穴也是治疗颞下颌关节功能紊乱常用选择，有疏风通络、活血止痛、利关节之效。

③太阴经型：太阴经与阳明经相表里，有相互络属关系，在久病、慢病、里病时，太阴经腧穴也是治疗口面疾病的要穴。

2. 选用穴位

（1）主穴　下关、合谷、颊车、阿是穴（颞下颌关节局部压痛点）。

（2）配穴　支沟、外关、行间、太冲等。

3. 药物　健骨注射液。

4. 操作方法　患者取坐位或侧卧位，患侧朝上，张口，取一次性5mL注射器和5号针头，1mL健骨注射液，患侧穴位（下关穴）皮肤常规消毒，直刺进针1.0～1.5cm，缓慢推进或上下提插，同时令患者缓慢做张口、闭口动作，待出现酸胀麻感时，回抽无血，缓慢将药液注入，每穴注入0.5～1.0mL，出针后按压片刻，每日选2～3穴交替注射。

还可用健骨注射液3～5mL做翼外肌封闭。穿刺点在乙状切迹中点，垂直进针，深度约1.5～3cm，回抽无血时注药。常用于张口过大的患者。

5. 疗程　隔日注射1次，5次为一疗程。

6. 注意事项　颞下颌关节附近腧穴进针时务必注意方向、深度，以免损伤周围组织。

【康复训练与调护】

1. 可针对升颌肌功能异常进行肌功能训练，方法：嘱受试者自己用手托住下颌颏部的前方、侧方或下方，对下颌相应地向前、向左或向右、向下（张口）的运动施加一个阻力，阻力的大小以自我感觉适宜为度。反复行阻力下的前伸、侧向和张口运动练习，每日3次，分早、中、晚锻炼，循序渐进，使肌肉收缩力逐渐增强，收缩有序，以恢复肌肉正常功能。

2. 勿大张口，避免开口过大造成关节扭伤，打哈欠、大笑时要注意保护下颌关节。受寒冷刺激后防止突然进行咀嚼运动，以免引起肌痉挛。

3. 拔除阻生牙时注意保护下颌关节，进行其他口腔内治疗时应注意不让病人长时间地大张口。

4. 饮食原则上不予限制，但应避免咀嚼生冷坚硬的食物。要注意改变单侧咀嚼习惯，治疗夜间磨牙等。

5. 预防本病的关键是调节生活节奏和秩序，工作紧张时不要养成咬牙的习惯，冬季时注意面部防寒保暖。

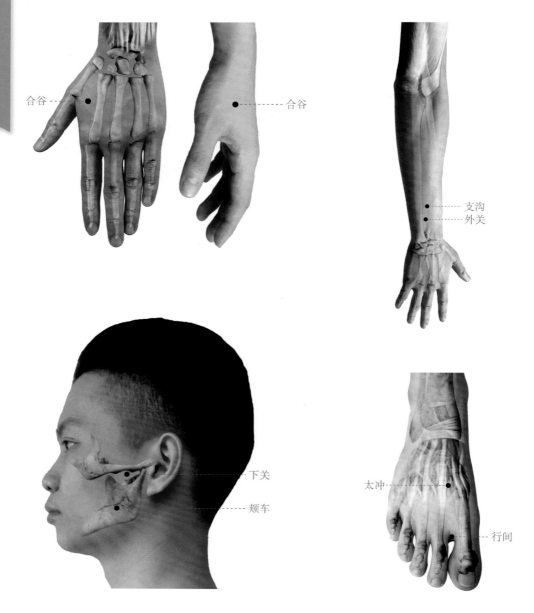

合谷　　　　　　　　合谷

支沟
外关

下关
颊车

太冲
行间

图 10-3-1　颞下颌关节功能紊乱病选穴定位图

第四节　胆绞痛

【概述】

胆绞痛为临床常见的急腹症，病因主要为急性胆囊炎、胆石症和胆道蛔虫症等。因炎症、结石等刺激胆总管，引起奥狄氏括约肌强烈痉挛及胆管内压力增高，造成阵发性剧烈腹痛，致使患者遭受极大痛苦，故及时止痛为临床治疗的首要问题。

【局部解剖与生理特点】

胆囊位于右方肋骨下、肝脏下方，是一个梨形囊袋构造，附着在肝脏的胆囊窝里，有浓缩和储存胆汁之作用。胆囊壁由黏膜、肌层和外膜三层组成，有较丰富的血管、淋巴管和弹性纤维。胆囊分底、体、颈、管四部分，颈部连接胆囊管，胆囊管连接胆囊、肝总管和胆总管。胆囊的生理功能主要是储存胆汁、浓缩胆汁、分泌黏液、收缩排空，同时又起到缓冲胆道压力的作用，进食时胆囊收缩可将胆汁直接排入肠道参与消化功能。一般情况下，进食脂肪半小时，胆囊即可排空。

【病因病理】

1. 西医病理　引起胆绞痛的常见疾病有急性胆囊炎、胆石症、胆道蛔虫症等。其中急性胆囊炎是因细菌感染、高度浓缩的胆汁，或反流入胆囊的胰液的化学刺激所引起的，主要表现为右上腹痛，呈持续性，并阵发性加剧，疼痛常放射至右肩胛区，伴有恶心、呕吐，右上腹胆囊区有明显压痛和肌紧张，部分患者可出现黄疸和高热，或摸到肿大的胆囊。胆石症是指胆道系统的任何部位发生结石的疾病，其临床表现决定于结石的部位、动态和并发症，

主要为胆绞痛，其疼痛剧烈，恶心呕吐，并可有不同程度的黄疸和高热。胆道蛔虫症是蛔虫钻进胆道所引起的一种急性病症，临床表现为上腹中部和右上腹突发的阵发性剧烈绞痛或剑突下疼痛，可向肩胛区或右肩放射，疼痛时间为数分钟到数小时，一日发作数次，可伴有恶心、呕吐，有时吐出蛔虫，继发感染时有发热。

2. 中医病机　本病属中医"胁痛""黄疸""腹痛"等范畴。胆为中精之府，与肝相表里，输胆汁而不传化水谷，功能上以通降下行为顺，任何因素影响到胆的"中精"和"通降"时即可发病。常见病因有情志不遂、饮食失节、感受外邪、虫石阻滞、劳伤过度等，致肝气郁结、胆失通降，疏泄不畅，或不通则痛，或不荣则痛，发为本病。病性多为实证，也有属虚证者。本病病位在胆腑，六腑以通为用，故治疗主要以理气开郁、清热利湿、通里攻下为原则，兼以祛瘀利胆、泻火排石，达到气行腑通、利胆止痛之功效。

【临床表现】

1. 症状　疼痛位于上腹部或右上腹部，呈阵发性，可向肩胛部或背部放射，多伴恶心、呕吐。疼痛不明显者可表现为消化不良等胃肠道症状，仅在进食后，特别是进油腻食物后，出现上腹部或右上腹部隐痛不适、饱胀，伴嗳气、呃逆等，常被误诊为"胃病"。

2. 体征　右上腹部压痛，墨菲氏征可见阳性，有的可见肌紧张及反跳痛，甚至触及肿大的胆囊，严重者可有弥漫性腹膜

炎征象。

【诊断要点】

1. 病史采集尤其注意腹痛的位置、性质及诱因，如常在劳累或油腻饮食后发作，疼痛可向右肩部放射等，还应询问过去有无类似发作史。

2. 临床表现以反复发作的右上腹胀痛或绞痛为主，伴恶心、呕吐，发作时可伴发热。急性发作时多有上腹压痛或局限性腹膜炎体征，墨菲氏征阳性，约20%～25%病人出现黄疸。发作间期多无症状或仅表现为餐后上腹饱胀、打呃、嗳气等消化不良症状，一般无阳性体征。

3. B超检查显示胆囊肿大或萎缩、胆囊壁增厚、胆囊结石。急性发作期还有白细胞计数和中性粒细胞增高，胆红素或转氨酶轻度升高等。

【鉴别诊断】

1. **胃十二指肠溃疡急性发作或穿孔** 常有胃十二指肠溃疡病病史或多年反复发作的胃痛史。疼痛绝大多数突然发生，疼痛性质不一致，通常为突发剧烈的上腹痛，继而为持续性或阵发加剧的全腹痛，伴有恶心呕吐、面色苍白、四肢发冷、心慌、脉弱、血压下降或呈休克状态等。体检全腹压痛、反跳痛及板状腹，以中上腹或右上腹为重，腹部可有移动性浊音。血白细胞总数和中性粒细胞升高，腹部 X 线摄片及透视见膈下游离气体。

2. **急性胰腺炎** 起病急，多有饮酒、暴饮暴食、高脂餐及精神激动等诱因，其主要的临床表现为持续性中上腹或左上腹剧痛，并向左后腰部放射；疼痛在弯腰或起坐前倾时减轻，伴有发热、恶心、呕吐，呕吐于腹痛发作不久出现，较剧烈，但不持久；少数出现黄疸，重症者出现呼吸及循环衰竭。上腹部压痛、反跳痛及局限性肌紧张，以左上腹部为明显，有时可有移动性浊音；血白细胞和中性粒细胞升高，血清、尿淀粉酶升高。另外，血糖增高，血钙下降，B超、CT 检查可见胰腺肿大，有时腹腔穿刺可抽出黄色或血性腹水，腹水淀粉酶增高等均可有助于诊断；胃及十二指肠溃疡穿孔、肠梗阻、胆囊炎、胆石症等，也可有轻度的血、尿淀粉酶增高，而血钙及血糖多无改变。反复多次检测尿淀粉酶后可与上述疾病相鉴别。

3. **急性肠梗阻** 从病因角度分为机械性、麻痹性和自发性三种；从局部病理改变方面又分为单纯性和绞窄性两种。仅有肠腔不通畅而无血液供应障碍者属单纯性，如兼有血液供应障碍则为绞窄性。临床上以急性机械性肠梗阻最常见，其主要原因为扭转、套叠、蛔虫、肿瘤、结核、疝嵌顿等，其中以肠粘连最为多见。急性机械性肠梗阻的主要临床表现为持续性腹痛和阵发性绞痛，伴有腹胀、恶心呕吐、便秘或排气停止；腹部检查常为膨胀的肠轮廓，甚至可见肠形，有时全腹压痛，肠鸣音亢进，肠胀气时肠蠕动音呈高调的金属音；腹部 X 线检查有助于诊断。

4. **急性阑尾炎** 可见于任何年龄，但以20～50岁多见，临床表现为脐周或中上腹部隐痛，逐渐加重，并转移至右下腹，呈持续性或阵发性加剧或突然导致全腹剧痛，伴有恶心呕吐、腹泻或便秘，严重者可出现发热。查体有麦氏点压痛、反跳痛及局部腹肌紧张，结肠充气试验阳性；若为盲肠后阑尾可出现腰大肌试验阳性，血白细胞和中性粒细胞增高。

5. 肾、输尿管结石 多见于 20 ～ 40 岁青壮年，其发生与尿路感染、梗阻、异物、饮食、菌物、高钙尿、高草酸尿有关。临床表现为患侧腹部、上腹部或下腹部持续性钝痛或阵发性绞痛发作，常向下腹或外阴部放射，伴有恶心呕吐、尿频、尿急、尿痛、血尿、脓尿及发热等。体检患侧肾区、输尿管区有压痛及叩击痛；X 线检查可发现肾区或输尿管结石阴影，B 超可发现阳性结石，尿路造影可发现结石部位和肾积水程度。凡肾区或输尿管区发现有结石阴影均可确定诊断。

6. 心肌梗死 少数急性心肌梗死患者仅表现为上腹部疼痛，伴恶心、呕吐，甚至可有腹肌紧张、上腹压痛等。这类患者容易误诊，因此对老年人，尤其有高血压、动脉粥样硬化或过去有心绞痛发作史者应高度重视，发作时心电图、超声心动图、血清酶学检查有确诊价值。

【治疗方法】

1. 中医分经与辨证

①肝胆气滞：症见右胁胀痛或隐痛，疼痛因情志变化而加重或减轻，可伴有厌油腻、恶心呕吐、脘腹满闷、嗳气频作等症，舌质淡红，舌苔薄白或腻，脉弦。

②肝胆湿热：症见胁肋疼痛或胀痛或钝痛伴见口苦咽干、身目发黄、身重困倦、脘腹胀满、小便短黄、大便不爽或秘结，舌质红，苔黄或厚腻，脉弦滑数。

③气滞血瘀：症见右胁疼痛、胀痛或刺痛，疼痛夜间加重；伴见口苦咽干、胸闷善太息、大便不爽或秘结，舌质紫暗，苔厚腻，脉弦或弦涩。

④阴虚气郁：症见右胁部隐痛不适，伴见两目干涩、头晕目眩、心烦易怒、肢体困倦、纳食减少、失眠多梦，舌质红，苔少，脉弦细。

2. 选用穴位 以足少阳经穴及相应俞募穴为主，可辅以手足阳明经穴。

（1）主穴 胆囊穴、阳陵泉、胆俞、肝俞、日月、期门。

（2）配穴 呕吐者，加足三里；黄疸者，加至阳；发热者，加大椎；肝郁气滞者，加太冲；瘀血阻络者，加膈俞；肝胆湿热者，加行间；肝阴不足者，加肝俞。

3. 药物 健骨注射液。

4. 操作方法 患者仰卧屈膝，在膝下腓骨小头前下方约 2 寸处取胆囊穴（大部分患者在胆囊穴有明显压痛）。常规消毒，用 5mL 注射器抽取健骨注射液，用 5 号长针进针后大幅度捻转提插，使局部产生酸麻胀感后回抽无血，快速注射半量药物。稍息片刻让患者采取坐位，取胆俞穴，再用上述方法针刺后注射另一半药物。每次选取胆囊穴和胆俞穴各 1 个，左右任选。一般注射 1 次，未完全止痛者次日再注射 1 次。

5. 疗程 隔日注射 1 次，5 次为一疗程。

6. 注意事项 腹、背部俞募穴操作时患者务必取仰卧或坐位（反坐式，可以双臂架在椅背上稳定身体）等舒适体位，以免操作过程中体位变动，保证进针角度和深度的准确。

【康复训练与调护】

1. 饮食清淡，以低脂肪、低胆固醇、适量蛋白和高维生素饮食为宜，并大量饮水。急性发作期应禁食脂肪或无脂饮食，充分休息，以缓解疼痛。慢性期或缓解期的患者以低脂肪、低胆固醇饮食为主，适量摄入蛋白质和碳水化合物、丰富的维生素，避免进食辛辣刺激性食物。

2. 注意卫生，防止肠道寄生虫和细菌感染，定时进餐，规律饮食，注意营养的均衡，限烟限酒。

3. 注意劳逸结合，适当运动，寒温适宜，舒畅心情。已患有急慢性胆囊炎的病人，应积极治疗，按时服药，预防复发。

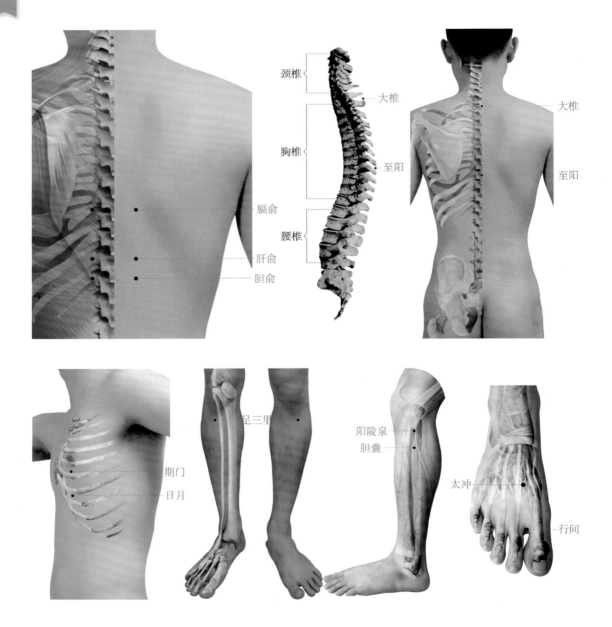

图 10-4-1　胆绞痛选穴定位图

第五节　胃脘痛

【概述】

胃脘痛是临床常见病、多发病，多指以上腹胃脘部近心窝处疼痛为主的一类症状，涉及现代医学指的急性胃炎、慢性胃炎、消化性溃疡、功能性消化不良、胃下垂、胃癌等疾病。本病发病年龄无特异性，无季节性，一年四季均可发病。临床发病以女性为多见，发病前常有情志的刺激，均以上腹部疼痛为主要症状。

【局部解剖与生理特点】

胃是消化管中最膨大部分，上连食道，下续十二指肠，大部分位于左季肋部，小部分位于腹上区，胃前壁直接与腹前壁相贴，在右侧与肝左叶贴近，在左侧与膈相邻，为左肋弓所掩盖，胃后壁与胰、横结肠、左肾及左肾上腺相邻，胃底与膈和脾相邻。胃的位置常因体型、体位、胃内容物的多少及呼吸而改变，有时胃大弯可达脐下甚至盆腔。一般胃分为五个区域：贲门（食管与胃交界处）、胃底（胃的最上部分，位于贲门至胃大弯水平连线之上）、胃体（胃底以下部分为胃体，其左界为胃大弯，右界为胃小弯，胃体所占面积最大）、胃窦（胃角切迹向右至幽门的部分称为胃窦部）、幽门（位于第1腰椎右侧，幽门括约肌连接胃窦和十二指肠）。胃壁组织由外而内分为四层，即浆膜层、肌层、黏膜下层和黏膜层。

胃作为储存大量食物的容器，以胃壁肌肉的运动进行机械性消化，还可以控制胃内容物排空入十二指肠的速率。生理状态下，胃分泌的胃液等对食物的消化具有重要作用，还可以分泌胃蛋白酶等因子。

胃功能的调控及其消化腺的活动受神经和体液因素的调节。胃可以接受丰富的外来神经和肠神经系统的支配。支配胃的副交感神经是迷走神经，支配胃的交感神经来自腹腔神经丛。另外，胃具有自我保护机制，其表面存在黏液－碳酸氢盐屏障，可保护黏膜免受胃液中高浓度的盐酸的腐蚀和胃蛋白酶的分解。

【病因病理】

1. 西医病理　急、慢性胃炎，消化道溃疡，功能性消化不良，胃神经官能症，胃下垂等均可出现类似症状。一般认为胃、十二指肠炎症，溃疡的发生与下列因素有关：①幽门螺杆菌感染，目前西医学认为这是导致胃痛的主要病因；②非甾体消炎药，如阿司匹林、吲哚美辛等；③胃酸分泌过多；④其他方面的因素，如遗传体质、心理因素、急性应激等均能导致胃痛的发生。研究表明，在兴奋和恼怒的状态下，人的胃液分泌量大为增加，过量胃液中的胃酸会破坏胃黏膜屏障，甚至引起黏膜损伤性病变；人悲伤、忧虑则会减少胃血流量，明显地抑制胃酸的分泌，同时引起胃运动减弱。因此临床上应对胃病患者加强精神方面的调护。

2. 中医病机　胃脘痛又名胃痛，是指以上腹胃脘部近心窝处疼痛为主症的病证。古代文献中所称"心痛"也多指胃痛而言。胃痛的致病因素比较多，总体可以分为外感和内伤两个方面。外感寒邪、饮食所伤、情志不和及脾胃素虚等是胃脘痛的病因。其中外感又可分为两种情况，一是外感寒邪，寒邪由表及里的经络传变最终导致胃痛；二是过食生冷，饮食入胃直接损伤胃阳而致胃脘疼痛。胃气郁滞，失于和降是胃脘痛的主要病机。胃痛的辨证应辨缓急、虚实、寒热、在气在血，还应辨兼夹证。

胃痛的病位虽在胃，但与肝脾的关系至为密切。发生胃痛的病因较多，病机演变亦较复杂，胃病初期病变脏腑单一，久则累及多个脏腑，且虚实之间可相互转化，可由寒化热，寒热错杂；可气机阻滞而血瘀；亦可瘀血阻遏气机而气滞。其治疗上强调辨证论治，这是中医特色在治疗学上的反映，但在实际临床工作中还应重视引起疾病的原因，从原因进行针对性的治疗，才能取得良好的效果。

【临床表现】

1. 症状

（1）胃炎　指各种病因引起的胃黏膜的炎症。按发病急缓和病程的长短分为急性和慢性两大类。

①急性胃炎：是胃黏膜一种自限性疾病，病程一般较短，临床表现常轻重不等，但发病均急骤。轻者仅有腹痛、恶心、呕吐、消化不良；严重者可有呕血、黑粪，甚至失水以及中毒及休克等。

②慢性胃炎：是一种常见的多发病，发病率居各种胃病之首，年龄越大，发病率越高。临床表现缺乏特异性，症状轻重与胃黏膜的病变程度并非一致。大多数病人常无症状或有程度不同的消化不良症状，如上腹不适和疼痛、恶心呕吐、食欲减退、餐后饱胀、反酸嗳气等。胃黏膜糜烂出血者伴呕血、黑便。萎缩性胃炎患者可有胃酸减少、消化不良、贫血、消瘦、舌炎、

腹泻等，个别病人伴黏膜糜烂者上腹痛较明显，并可有出血。

（2）胃溃疡：是极为常见的疾病，可诱发胃溃疡的因素很多，地理环境、饮食、吸烟、饮酒、幽门螺杆菌感染、滥用药物、精神状态和遗传因素都有可能引发。而胃溃疡的根本病因是自身的黏液-碳酸氢盐屏障失效，发生胃酸及蛋白酶侵蚀自身黏膜而导致溃疡的形成。临床表现不一，少数可无症状；或以出血、穿孔等并发症为首发症状，但绝大多数人是以长期性、周期性和节律性的中上腹疼痛为典型症状。

（3）胃癌：胃癌的发病率随着年龄的增加而显著升高，发病的高峰年龄在 $50 \sim 80$ 岁，但已逐年呈现年轻化趋势。早期胃癌70% 以上毫无症状。根据发生机理可将晚期胃癌症状分为 4 个方面：①因癌肿增殖而发生的能量消耗与代谢障碍，导致抵抗力低下、营养不良等症状。②胃癌溃烂而引起的上腹部疼痛、消化道出血、穿孔等。胃癌疼痛常为咬啮性，与进食无明确关系或进食后加重。③胃癌的机械性作用引起的症状，如由于胃充盈不良而引起的饱胀感、沉重感，以及无味、厌食、疼痛、恶心、呕吐等。④胃癌扩散转移的症状，如腹水、肝大、黄疸，及肺、脑、心、前列腺、卵巢、骨髓等转移而引起的相关症状。

2. 体征　上腹部可有压痛。少数病人消瘦、贫血。余特殊体征见上各病论述。

【诊断要点】

1. 急性胃肠炎　腹痛以上腹部与脐周部为主，常呈持续性隐痛，伴阵发性加剧，可伴恶心、呕吐、腹泻，有的发热。体格检查时可发现上腹部或及脐周有压痛，

多无肌紧张，更无反跳痛，肠鸣音稍亢进。发病前可有不洁饮食史。

2. 慢性胃炎 幽门螺杆菌感染、抽烟、饮酒、十二指肠液反流是慢性胃炎的主要病因，其临床表现为上腹部不适或隐痛，进食后饱胀，疼痛无明显的节律性，伴有恶心呕吐、食欲减退、腹胀、腹泻、消瘦，甚至出现贫血。本病的诊断主要依据胃镜检查和直视下胃黏膜活检，其他辅助检查还有胃酸测定、Hp检查、血清胃泌素含量测定等，均有助于了解胃的功能状态以及确立病因。

3. 消化性溃疡 上腹痛是溃疡病最突出的症状，特点是反复周期性发作的慢性上腹痛，有明显的节律性，胃溃疡疼痛位于上腹部正中或偏左，餐后 $0.5 \sim 1h$ 发生，至下次餐前缓解；十二指肠溃疡疼痛多位于中上腹部或偏右，餐后 $2 \sim 3h$ 发作，呈饥饿痛或夜间痛，再次进餐疼痛可缓解；伴有反酸、恶心呕吐、嗳气等。查体可见中上腹偏左有压痛，十二指肠溃疡在中上腹偏右处有压痛，均无反跳痛和肌紧张。胃液分析、粪便隐血试验均有助于诊断，胃镜检查发现溃疡有确诊价值。

4. 胃癌 多见于40岁以上的男性，病因及发病机制尚不十分清楚。其临床表现为早期上腹部隐痛或不适，晚期出现剧痛，疼痛无规律性及节律性，伴乏力、食欲减退、腹胀、消瘦发热、贫血等。查体有上腹部压痛，三成患者可触及质硬、不规则、有触痛的包块。诊断依据胃镜检查及活组织检查，发现癌细胞有确诊价值。

5. 功能性消化不良 可有反酸、嗳气、厌食、恶心呕吐、上腹不适与疼痛等症状，其他还常伴有头晕、头痛、失眠、心悸、胸闷、注意力不集中等。体检可见上腹部压痛，但部位不固定。诊断主要依靠B超、钡餐、胃镜等检查排除器质性病变。

【鉴别诊断】

1. 胆囊炎、胆结石 此病好发于中老年妇女。慢性胆囊炎者常感右上腹部隐痛、进食脂肪餐后加剧，并向右肩部放射。急性胆囊炎常在脂肪餐后发作，呈右上腹持续性剧痛、向右肩部放射，多伴有发热、恶心呕吐。患胆石症者多伴有慢性胆囊炎，胆石进入胆囊管或在胆管中移动时可引起右上腹阵发性绞痛，亦向右肩背部放射，常伴恶心。体格检查时在右上腹有明显压痛和肌紧张，墨菲氏征阳性；若有黄疸出现说明胆道已有梗阻。急性胆囊炎发作时白细胞总数及中性粒细胞明显增高，超声检查与X线检查可以确诊。

2. 急性胰腺炎 多在饱餐后突然发作，中上腹持续性剧痛，常伴恶心呕吐及发热。查体可见上腹部深压痛，肌紧张及反跳痛不甚明显。血清淀粉酶明显增高可以确诊本病。如若腹痛扩展至全腹，并迅速出现休克症状，检查发现全腹压痛，并有肌紧张及反跳痛，甚至发现腹水及脐周、腹侧皮肤瘀斑，则提示为出血坏死性胰腺炎。此时血清淀粉酶或明显增高或反不增高，CT检查可见胰腺肿大、周围脂肪层消失。

3. 心源性腹痛 由心脏疾病所引起的腹痛称为心源性腹痛。疼痛的病位在胸中，表现为绞急如割，痛彻胸背，发作时心悸、憋闷，病人常有濒死的感觉。老年人心源性腹痛较容易发生误诊或漏诊，因此老年人出现腹痛时，特别是有心脏病史的人，应考虑心脏疾患的可能性，需及时进行心电图检查，以免误诊。

【治疗方法】

1. 中医分经与辨证 胃痛在临床上可分虚实两大类，实证则多痛而拒按，治疗较易收效；虚证则多痛缓而有休止，痛而喜按，病情缠绵往往难愈，这是辨证的关键。

①寒凝气滞：腹部受寒，或过食生冷而致寒积于中可见胃痛暴作，疼痛剧烈，畏寒喜暖，得热痛减，口不渴，喜热饮，舌苔白，脉弦紧或弦迟。治以温胃散寒，行气止痛。

②饮食积滞：食滞中焦，胃失和降而致胃脘胀满疼痛拒按，嗳腐吞酸，或呕吐不消化食物，吐后较舒，不思食，大便不爽，舌苔厚腻，脉滑。治以消食导滞，和胃止痛。

③肝郁气滞：肝气郁结，横逆犯胃，胃气阻滞而致胃脘胀满，攻撑作痛，痛连两胁，胸闷嗳气，善太息，每因烦恼郁怒而痛作，苔多薄白，脉弦。治以疏肝理气，和胃止痛。

④瘀血阻络：胃痛反复发作，气滞血瘀，瘀血阻络，而致胃脘痛如针刺或刀割，痛有定处、拒按，或见吐血、黑便，舌质紫暗或有瘀斑，脉涩。治以化瘀通络，理气和胃。

⑤脾胃虚寒：胃痛日久不愈，脾胃虚寒，失于温养，症见胃痛隐隐，绵绵不断，喜暖喜按，得食则减，时吐清水，纳少，神疲乏力，手足欠温，大便溏薄，舌质淡，脉细弱。治以温阳益气健脾。

⑥脾胃阴虚：胃痛日久，胃阴亏耗，胃失濡养，而致胃脘隐隐灼痛，烦渴思饮，口燥咽干，食少，大便干，舌红少苔，脉细数或细弦。治以养阴益胃，和中止痛。

2. 选用穴位 取穴以足阳明胃经、足太阴脾经腧穴为主，对"胃不和"而"卧不安"的患者在治疗上除健脾和胃外，亦不能忽视安神。

（1）主穴

①中脘为胃之募穴，腑之会，是脾胃生化输布的枢纽，具疏利气机、补益中焦之功。

②天枢为大肠募穴，为阴阳气机升降出入的枢纽，可健脾和胃、交通上下。

③脾俞、胃俞均为背俞穴，具有健脾助运、益气和胃之功。

④足三里为胃经合穴，又为胃之下合穴，"病在胃，及以饮食不节得病者，取之于合"。

上五穴合用起健脾和胃、调畅气机、交通阴阳之效，为和胃安神之主穴。

（2）配穴 ①痰浊中阻配丰隆穴，配足三里治疗痰湿诸症；②咳嗽痰多配肺俞；③饮食伤胃配天枢、中脘以及胃俞和脾俞。

3. 药物 健骨注射液。

4. 操作方法 按穴位注射操作常规进行。腹背部俞募穴注意刺入的角度、深度；其他配穴则根据患者的体质、胖瘦等情况，一般一次选择3个穴位，每穴均注入1mL药量。

5. 疗程 隔日1次，5次为1疗程。

6. 注意事项 注射时不宜过深以防刺伤内脏。对胃痛伴见呕血、便血者，应按急性出血处理，先做止血、补血、抗感染等对症治疗，待出血停止后再用该法。随时注意观察全身情况，记录出血量、脉搏、血压等情况，预防脱证的发生。

【康复训练与调护】

1. 治疗期间饮食以软、烂、温及少食多餐为原则，禁食生冷、油腻、辛辣刺激和坚硬不易消化的食物，以清淡、营养丰富易消化的食物为主。平时应注意饮食调摄，勿过饥过饱，勿过冷过热，少吃油腻生冷之物，尽量避免进食浓茶、咖啡和辛辣食物，进食宜细嚼慢咽。

2. 避免精神刺激，保持乐观情绪，如控制压力反应、排泄法、音乐疗法、运动疗法等。

3. 注意适度锻炼身体，适时参加体育活动，以增强体质。

4. 胃痛反复发作，迁延不愈，应及时治疗，定期做有关检查，除外恶变可能。

5. 胃痛恢复期患者，当注意摄生，慎风寒，节饮食，可配合气功疗法，以恢复脾胃的健运功能。

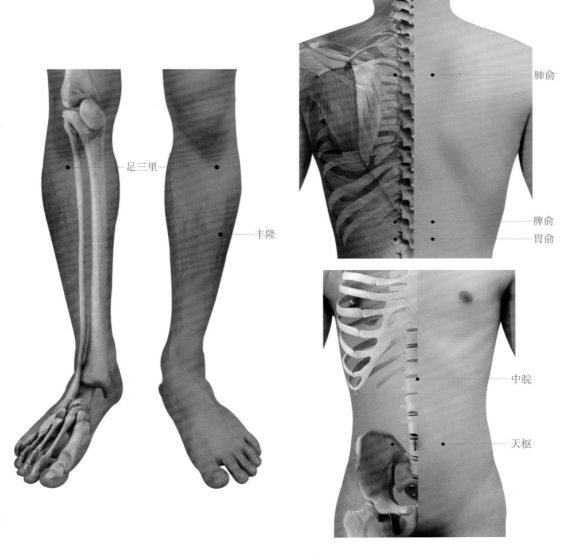

图 10-5-1　胃脘痛选穴定位图

第六节　肋间神经痛

【概述】

肋间神经痛，又名肋间神经炎，是指一根或几根肋间神经支配区的经常性疼痛。此病为中老年人常见的胸痛原因之一。由于不同原因的损害，如胸椎退变、胸椎结核、胸椎损伤、胸椎硬脊膜炎、肿瘤、强直性脊柱炎等疾病或肋骨、纵隔、胸膜病变，肋间神经受到压迫、刺激，出现炎性反应，表现为胸部肋间或腹部带状疼痛，其疼痛分布多位于一根或几根肋间神经支配区。疼痛可发作性加剧，有时被呼吸动作所激发，咳嗽、喷嚏时疼痛加重。剧烈时可放射至同侧的肩部或背部，有时呈带状分布。检查时可发现相应皮肤区的感觉过敏和相应肋骨边缘压痛。

【局部解剖与生理特点】

肋间神经由胸髓发出后经前根和后根联合而组成，共有 12 对。胸神经分为前支、后支、脊膜支和交通支。前支位于肋间内、外侧肌之间叫作肋间神经，走行在肋间动脉的下面。

【病因病理】

1. 西医病理　按发病原因临床上通常将肋间神经痛分为原发性和继发性两种。临床上因感染性或中毒性原因而致的原发性肋间神经痛较少见，通常见到的是继发性肋间神经痛。继发性者多与病毒感染、毒素刺激、机械损伤及异物压迫等有关，可见于胸腔器官的病变（胸膜炎、慢性肺部炎症、主动脉瘤等）、脊柱和肋骨的损伤、老年性脊椎骨性关节炎、胸椎段脊柱的畸形、胸椎段脊髓肿瘤，特别是髓外瘤常压

迫神经根而有肋间神经痛的症状。

还有一种带状疱疹病毒引起的肋间神经炎，也可出现肋间神经痛。现代医学认为是由水痘－带状疱疹病毒感染所致。当病毒感染后进入机体，病毒的生长繁殖会使受侵犯的神经产生炎症或坏死，而出现疼痛，同时病毒也可沿周围神经纤维移动到皮肤，在皮肤上产生沿神经分布的带状疱疹所特有的节段性水疱。大部分患者经过抗病毒、维生素营养神经、局部用药或激素治疗后痊愈，但老年患者经上述全身治疗后皮疹消失，但疼痛可长期存在。

2. 中医病机　本病属中医学的"胁痛"范畴，是针灸临床中的常见病之一。胸胁部位是肝、胆分布之处，故胸胁部的疼痛与肝胆二经的功能失调有一定的关系。疼痛在胸胁两侧均能发生，亦与现代所见的肋间神经痛一症相符。临床所见单纯的肋间神经痛，其病因主要不外情志不遂、肝气郁结，跌仆损伤、瘀血停着，饮食所伤、湿热内生，外感湿热、枢机不利，劳欲过度、精血亏虚，或致肝胆络脉失疏，或肝胆络脉失养，基本病机为肝络失和，病理变化不外"不通则痛"或"不荣则痛"，病理因素以气滞、湿热、血瘀为主，常以气滞为先，各种因素互为兼夹、相为因果。病位以肝胆为主，可涉及脾胃、肾等；病性有虚有实，以实证居多。

临床还可见一种肋间神经痛，为带状疱疹后遗症所引起，中老年患者尤为多见，且病程长，疼痛剧烈，病情顽固，也属中医学胁痛范畴。带状疱疹后遗神经痛属中

医"缠腰火丹""胁痛""腰痛""蜘蛛疮"等范畴，认为患者大多年高体弱，正气虚衰，经络气血阻滞，肌肤营卫失调；也可因情志抑郁，或因劳累耗伤气血，又感外邪，以致气机阻滞、瘀血痹络而致胁肋部疼痛。

【临床表现】

1.症状 肋间神经痛发病时疼痛可由后向前，沿相应的肋间隙放射，呈半环形，范围局限于病变肋间神经分布区，多见于一侧5～9肋间。疼痛表现为发作性的沿某一肋间神经走向的刺痛或灼痛，咳嗽、喷嚏、深呼吸时疼痛加剧，以单侧单支为最多。发病时还可见低热、疲倦、食欲不振等前驱症状，继而局部出现感觉过敏、烧灼感或程度不等的胸腹壁深部疼痛。

2.体征 可发现相应皮肤区的感觉过敏和相应肋骨边缘压痛，于肋间神经穿出椎间孔后在背部、胸侧壁、前胸穿出处尤为显著。另外，带状疱疹病毒性神经炎引起的肋间神经痛是指疱疹病毒侵犯皮肤及背根神经节，在其神经支配区的皮肤上产生成群的水疱和丘疹，而以水疱为多见，按肋间神经分布排列呈带状，同时伴有一个或几个邻近肋间神经分布区的神经痛。

【诊断要点】

1.多见于老年、免疫力低下等人群。

2.肋间神经痛一般根据症状即可诊断，以根性肋间神经痛为主，带状疱疹病毒感染引起者在皮肤上可见沿神经分布的特有的节段性水疱。

3.普通X线平片只对鉴别诊断有用。而继发性肋间神经痛有必要进行胸椎X线摄片、腰穿等。另外，需做B超、心电图检查以排除肝胆、心血管、肺脏疾病。

【鉴别诊断】

1.胸膜炎 肋间神经痛与胸膜炎主要症状都是胸痛，以胸侧腋下最明显，疼痛为剧烈针刺样，深呼吸及咳嗽时加重。胸膜炎是一个笼统的概念，有感染性胸膜炎（结核、肺炎）、肿瘤性胸膜炎（胸膜肿瘤、胸膜转移癌）、变态反应性胸膜炎（红斑狼疮）、化学性胸膜炎（尿毒症）、创伤性胸膜炎等，其中以结核性胸膜炎最为常见。发病初期，胸膜还没有渗出液时称干性胸膜炎。此时检查正常，容易当作肋间神经痛，但胸膜炎起病较急，常有畏寒、发热、干咳，呼吸常急促而表浅。当发生胸水时，胸痛可逐渐减轻或消失，而出现胸闷、气短、脉搏增快等心肺压迫症状。细菌性胸膜炎多在肺炎的基础上发生，有持续发热、咳脓痰等。癌性胸膜炎时胸水常为血性，量大、增长迅速、体质消耗症状明显。胸水常规检查、化学分析、细菌检查、病理检查等有重要意义。

2.胸肋软骨炎 属于慢性发病过程，往往无明显的发病原因，常常与患者睡觉时总是向一侧侧卧的姿势有关。临床表现除有局部疼痛的症状外，检查时可有肋软骨处的压痛和胸腔的挤压痛，但它多发生在2～4肋骨处，有时也会被认为是胸腔脏器的慢性疾病。胸肋软骨炎的疼痛特点是呈持续的钝痛，触摸软骨处有突起，可与肋间神经痛鉴别。

3.胸肌内筋膜炎 胸肌内筋膜炎也可继发肋间神经痛，表现有胸弥漫性疼痛，疼痛较剧烈者可影响运动及睡眠；点状压痛及皮下结节，患者多能用指明确指出痛点，压之除局部疼痛外，还可沿该痛点处所分布的神经末梢传导；颈椎及双上肢活动受牵感或使疼痛加剧。

【治疗方法】

1. 中医分经与辨证

本病多因情志不遂，肝气郁结，郁久化火，或因脾经蕴湿化热，或因感受风火、湿毒之邪，郁于少阳、厥阴经脉，导致肌肤壅滞而致气血凝滞不通，不通则痛。治疗以疏经通络、调和气血的整体调节为主，分经选穴，沿经络直达病所，完成平衡阴阳、扶正祛邪、疏调气血的作用，以达到治疗疾病的目的。

2. 选用穴位

（1）主穴　内关、三阴交、阳陵泉、相应华佗夹脊穴。

（2）配穴　①肝气郁结加太冲；②气滞血瘀加膈俞；③肝胆湿热加支沟；④虚证加肝俞、脾俞、期门；⑤华佗夹脊穴取病变相应节段，均取患侧，胸背部神经痛取 $T_{1\sim8}$ 夹脊穴、腰腹部神经痛取 $T_6\sim L_S$ 夹脊穴、骶部神经痛取 $L_{1\sim5}$ 夹脊穴、上肢神经痛取 $T_{1\sim3}$ 夹脊穴。

3. 药物　健骨注射液。

4. 操作方法　主穴每次仅取一穴，效果不明显者加配穴，一般不超过 3 个穴位。操作按常规进行，刺入穴位后寻找针感，沿相应神经走行放射者为佳；其他配穴则根据患者的体质、胖瘦等情况，每穴均注入 1mL 药量。

5. 疗程　隔日治疗一次，5 次为一疗程，疗程间隔 3～5 日。

6. 注意事项

①行华佗夹脊穴注射过程中，嘱患者切勿变动体位，防止针头刺入角度、深度发生变化。

②若微量的皮下出血而出现局部小块青紫时，一般不必处理，可自行消退。若局部肿胀疼痛较剧，青紫面积大且影响到活动功能时，可先做冷敷止血，再做热敷或在局部轻轻揉按，以促使局部瘀血快速消散吸收。

【康复训练与调护】

1. 卧床休息，病室宜安静，病情缓解后可逐渐恢复正常活动。

2. 观察疼痛的部位、性质，与咳嗽、饮食的关系，如伴有上腹部及肩背痛、呕吐、黄疸、寒战、发热等症状，应立即就医。

3. 保持精神乐观，戒烦躁，禁忧郁。

4. 饮食清淡，少食辛辣、海腥、油腻厚味之品，不饮酒。适当控制饮食的摄入，避免湿热内生引起的食复。

5. 起居有时，积极配合治疗。

6. 注意个人卫生，防止外邪入侵。

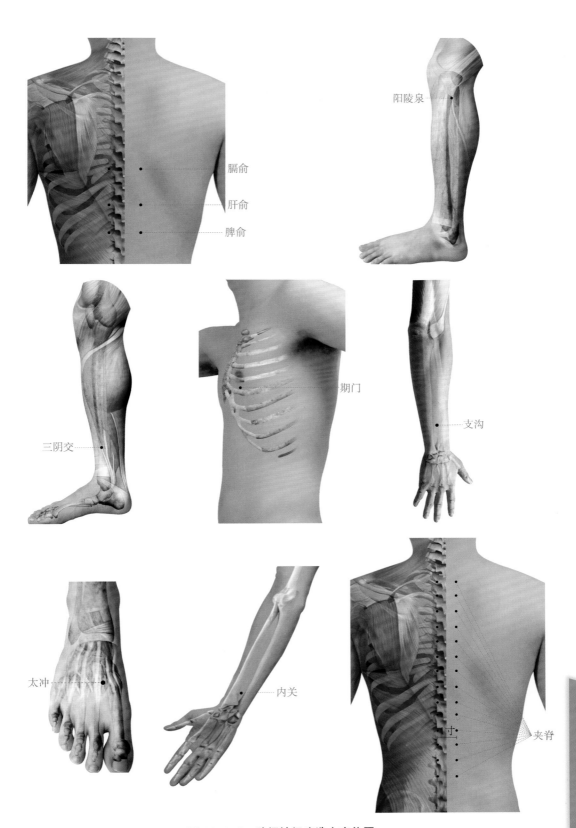

膈俞

肝俞

脾俞

阳陵泉

三阴交

期门

支沟

太冲

内关

寸

夹脊

图 10-6-1　肋间神经痛选穴定位图

第七节　骨质疏松症

【概述】

骨质疏松症是一组全身代谢性的骨骼疾病，尤其是一种危害老年人日常生活的隐袭性疾病，其特征是骨量减少、骨组织显微结构退化，导致骨强度下降、骨脆性增加，极易发生骨折，对患者的生活质量有严重影响，其引起的骨折及相关并发症更是增加了患者的致残率和致死率。不同地区、不同人种的骨密度正常值和骨密度的变化以及骨折的发生率不尽相同，有数据显示骨质疏松症是绝经后女性的常见病，尤以身材瘦小的亚洲女性多见；男性骨密度亦随年龄增长下降。多数骨质疏松症患者在其骨质疏松诊断前已患病数年，特别是有些患者至骨折发生时才得以明确骨质疏松的诊断。因此，对骨质疏松的预防和及时治疗至关重要。

【局部解剖与生理特点】

骨骼主要由骨质、骨髓和骨膜三部分构成，里面容有丰富的血管和神经组织，还包括了骨髓、骨膜、神经、血管和软骨等其他组织。骨骼的成分之一是矿物质化的骨骼组织，其内部是坚硬的蜂巢状立体结构。在人的长骨两端是呈蜂窝状的骨松质，中部是致密坚硬的骨密质，骨中央是骨髓腔，骨髓腔及骨松质的缝隙里容着的是骨髓。骨膜是覆盖在骨表面的结缔组织膜，里面有丰富的血管和神经，起营养骨质的作用，同时骨膜内还有成骨细胞，能增生骨层，能使受损的骨组织愈合和再生。

骨骼具有保护内部器官、维持身体姿势、造血、贮存身体重要的矿物质及运动等功能，是由有机物和无机物组成的。有机物主要是蛋白质，使骨具有一定的韧度，而无机物主要是钙质和磷质，使骨具有一定的硬度。所以人骨既有韧度又有硬度，但人在不同年龄骨的有机物与无机物的比例也不同，老年人骨的无机物含量大于 2/3，有机物含量小于 1/3，因此他们的骨脆性高、强度低、容易折断。

【病因病理】

1. 西医病理　骨质疏松是代谢性骨病的一种病理表现，是指骨密度或骨矿量下降、骨微结构损坏、骨强度降低、骨折危险性上升等一系列临床情况或某些疾病体征的统称，可为局部性，也可为全身性。骨质疏松症是以骨质疏松为主要临床表现的一类疾病，是一种临床综合征，其发病为激素调控、营养因素、物理因素、遗传因素和药物因素所致，可由多种病因诱发，一般分为原发性和继发性两大类。继发性在临床上多有明确的病理生理诱因或为某些疾病的一类症状，当原有诱因或疾病去除后，骨质疏松常可痊愈。原发性或特发性骨质疏松症的病因和发病机制尚在不断阐明中，一般认为是由机体遗传因素与后天心理、生理状态及社会、自然生活环境因素相互影响、交叉作用共同诱发，是一种全身性、生活方式性疾病，也是涉及人体运动系统的（骨关节肌肉系统）、钙磷内分泌代谢系统的老年常见病和多发病。其重大危害是骨折与其并发症，以脊椎、髋部骨折多见，可严重影响生活质量，甚至致残、致命、缩短预期寿命。许多因素影响本病的发生，如果体力活动缺乏、低钙摄入、原发性甲状旁腺功能亢进等危险因素被纠正，骨丢失可延缓，甚至逆转。

2. 中医病机 骨质疏松症是中老年人，特别是绝经后妇女的一种常见病、多发病，属于中医"肾虚腰痛""肾虚骨痿"范畴。中医认为本病的病因病机主要为脾肾亏虚、脾胃虚弱及气滞血瘀，其发生、发展与"肾气"密切相关。肾虚是它的根本原因，脾虚是其发病的重要病机，血瘀是其病理产物和促进因素，肝郁与其密切相关，叶天士有"女子以肝为先天"之说，说明肝在女性衰老中的重要地位，同时绝经后的妇女多有情志不遂，而致肝郁，气郁化火，易灼伤肝阴。

【临床表现】

1. 症状 疼痛是原发性骨质疏松症最常见的症状，以腰背痛多见，占疼痛患者的 70% ~ 80%。疼痛沿脊柱向两侧扩散，仰卧或坐位时疼痛减轻，直立时后伸或久立、久坐时疼痛加剧，日间疼痛轻，夜间和清晨醒来时加重，弯腰、肌肉运动、咳嗽、大便用力时加重。骨折是骨质疏松症最常见和最严重的并发症。胸、腰椎压缩性骨折，脊椎后弯，胸廓畸形，可使肺活量和最大换气量显著减少，患者往往出现胸闷、气短、呼吸困难等症状。

1. 体征 压迫相应的脊神经可产生四肢放射痛、双下肢感觉运动障碍、肋间神经痛、胸骨后疼痛类似心绞痛，也可出现上腹痛类似急腹症。若压迫脊髓、马尾还可影响膀胱、直肠功能。老年人可见身长缩短、驼背，多在疼痛后出现。

【诊断要点】

1. 中国人群原发性骨质疏松症的诊断标准：骨密度值与当地同性别的峰值骨密度相比，减少 1% ~ 12% 为基本正常，减少 13% ~ 24% 为骨量减少，减少 > 25% 为骨质疏松，其中 > 37% 以及合并骨折为严重骨质疏松。骨矿量（或骨密度）和是否存有非暴力骨折是构成本病诊断的两大支柱。

2. 骨质疏松症分级诊断有正常、骨质减少、骨质疏松症、严重骨质疏松症等，此标准中所指的骨密度或骨矿含量值是指双能 X 线骨密度测量仪（DXA）腰椎正位、髋部或前臂测量的结果，并以此作为金标准。

【鉴别诊断】

主要区分是原发性还是继发性骨质疏松症。

继发性骨质疏松症常有其特殊病史和特殊临床表现，鉴别诊断通常不存在特殊困难。除外各种继发性骨质疏松症，即可诊断原发性骨质疏松症。但老年人慢性病多，有些疾病如糖尿病、慢性肝、肾疾病也可引起骨质疏松，这种并发症也很常见，处理上应是综合性的。

【治疗方法】

1. 中医分经与辨证 古代医家从补益肝肾、疏肝健脾、活血化瘀等方面进行辨治，形成了较为完善的防治本病的理论体系。临床上常取补肾、健脾等穴位，但因每位临床医师各有自身独特的经验，穴位的选取及针刺方法差异较大，较难按某一固定的模式进行推广，极大地影响了穴位注射疗法的可重复性。对于单一穴位的选择，盖因骨质疏松属中医学"骨痿"范畴，无论是"补脾论""补肾论"还是"局部痛点论"，最终必将归于"强健筋骨"。"急则治其标，缓则治其本"，标本并重是治疗原则，早防、早治可取得较理想效果。

2. 选用穴位

（1）主穴　大杼穴（八脉交会穴之骨会，功效强筋骨、主全身与骨相关的疾病）。

（2）配穴　①肝肾亏虚者配肾俞、太溪、肝俞、气海俞；②脾胃不足者配阴陵泉、脾俞、胃俞；③瘀血内停者配足三里、三阴交、曲泉、悬钟。

3. 药物　健骨注射液。

4. 操作方法　病人仰卧位，穴位部位常规消毒后，选用5mL一次性注射器，采用快速进针法将注射针头快速刺入皮下，行提插手法至得气，回抽无血液即将药液缓慢推入。每次每穴1～2mL，每次注射2～3穴，左右共4～6穴。

5. 疗程　隔日治疗1次，每次治疗选用1组穴位，2组穴位交替使用，3个月为1个疗程，休息15天后继续第2个疗程。

6. 注意事项　行穴位注射过程中，嘱患者切勿变动体位，防止针头刺入角度、深度发生变化。

【康复训练与调护】

1. 建议以下人群应常规进行骨密度测定：①年龄＞65岁的妇女；②年轻时有骨折史；③X线平片示脊柱骨量减少；④无症状性原发性甲状旁腺亢进；⑤长期服用糖皮质激素；⑥长期应用导致骨质丢失的药物，绝经或双侧卵巢切除的妇女。

2. 具有下面危险因素者也应常规进行骨密度测定，包括：①一级亲属有低暴力骨折史；②为高加索裔或亚裔，有吸烟、酗酒、过量咖啡、缺乏体力活动、消瘦体型、低钙饮食、阳光暴露少、绝经状态、早绝经（45岁前）、先前闭经史等因素者；③有以下药物治疗史者，如糖皮质激素、抗癫痫药、过量替代治疗、抗凝药物等；④有其他疾病史者，如内分泌疾病、血液病、风湿性疾病、消化系统疾病、慢性肾衰等。

3. 本病的预防和治疗首先建议改变生活方式，包括鼓励锻炼如步行，预防跌跤；通过饮食或补充增加钙的摄入（1500 mg/d，同时给予维生素D800IU/d），尤其对长期卧床或居家不出的患者；补充氟化物，可以直接作用于骨细胞，刺激骨形成，能显著增加骨密度；避免过量饮酒并戒烟。

4. 加强体育锻炼，一定的体育锻炼和机械负荷能有效地减少骨质疏松症骨折的发生。

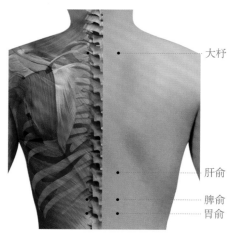

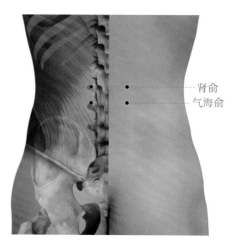

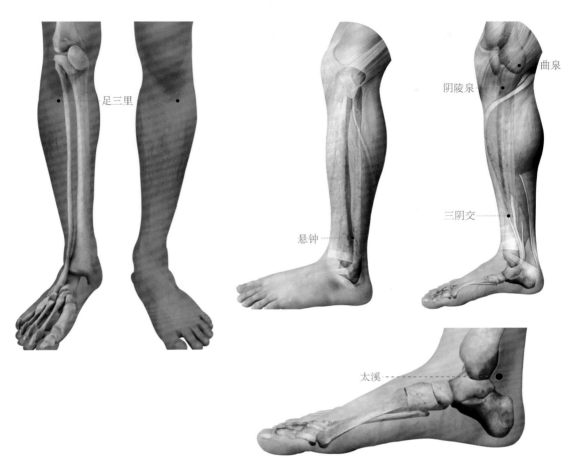

图 10-7-1　骨质疏松选穴定位图

第八节　痛经

【概述】

痛经为妇科常见病、多发病，是指妇女在经前、经期或经后出现小腹疼痛（子宫痉挛性疼痛）为主，或痛引腰部，甚至痛及腰骶，或痛引胁肋的一种病证，常伴腰酸、下腹坠胀或其他不适。每随月经周期而发，严重患者可伴有恶心、呕吐、冷汗淋漓、手足厥冷，甚至昏厥。亦称"经行腹痛"。

目前临床常将其分为原发性和继发性两种，临床以原发性痛经居多。原发性痛经多指生殖器官无明显病变者，故又称功能性痛经，约占痛经发生率的36%，多见于青春期、未婚及已婚未育者，此种痛经在正常分娩后疼痛多可缓解或消失。继发性痛经多因生殖器官有器质性病变所致。

【局部解剖与生理特点】

从月经初潮至生殖器官发育成熟，称为女性的青春期，这时女性全身及生殖器官迅速发育，性功能日趋成熟，第二性征明显，开始有月经，由于卵巢功能尚不稳定，所以月经不规则。18岁左右卵巢功能趋于成熟，历时约30年，称为性成熟期，此时是卵巢生殖功能与内分泌功能最旺盛的时期，在此期间身体各部分发育成熟，出现周期性的排卵及行经，并具有生育能力。受孕以后，身体各器官发生很大变化，生殖器官的改变尤为突出。之后进入更年期，是妇女由成熟期进入老年期的一个过渡时期，一般发生于45～55岁间，卵巢功能由活跃转入衰退状态，排卵变得不规律，直到不再排卵，月经渐趋不规律，最后完全停止。因此，痛经发生在青春期至绝经期之间，16～18岁为痛经高峰年龄。

女性自青春期到更年期，生殖器官出现周期性变化，称"性周期"。由于最明显的外在表现为月经，因而称"月经周期"。这种周期性变化，是通过在中枢神经系统控制下的下丘脑、垂体、卵巢（称为下丘脑-垂体-卵巢轴）内分泌系统的兴奋和抑制作用来调节的。月经是指伴随卵巢的周期性变化子宫内膜周期性脱落及出血。规律月经的建立是生殖功能成熟的标志之一。

【病因病理】

1. 西医病理　原发性痛经的发生主要与月经来潮时子宫内膜组织中及经血中前列腺素含量明显增高有关。前列腺素诱发刺激子宫平滑肌过强收缩，子宫因缺血、缺氧甚至引起痉挛性收缩是造成痛经的主要原因。痛经发生的时间呈有规律的周期性，发生于经期或行经前后，即月经前1～2天开始，或月经第1～2天，甚至在月经刚净时发生；疼痛部位多在小腹部或痛连腰骶部，有时放射至少腹部、阴道、肛门或双侧股部；疼痛特点呈阵发性小腹部绞痛、胀痛、坠痛，一般疼痛可持续数小时甚至1～2天，腹痛剧烈时可伴有面色苍白，恶心呕吐，出冷汗，手足发凉，甚至产生晕厥等症状。

痛经分为原发性痛经和继发性痛经两类。前者又称功能性痛经，系指生殖器官无明显器质性病变者。后者系指由于盆腔器质性疾病，如盆腔子宫内膜异位症、子宫腺肌病、慢性盆腔炎、妇科肿瘤、宫颈口粘连狭窄等所引起的痛经。痛经的发生可由于子宫尚未发育完全，宫颈内口或宫颈管狭窄，子宫位置过度后倾后屈，经血流通不畅，使子宫必须加强收缩才能排出经血，子宫肌痉挛性收缩，导致组织缺血引起疼痛，在大量经血排出后疼痛即消失，因而痛经多发生在经期的第1、2天。

2. 中医病机 冲任居于下焦，冲为血海，为十二经气血汇聚之处，是全身运行的要冲，而女子以血为本，月经以血为用，若任脉通畅，冲脉气血满盈，下达胞宫，月经则能正常而至；任为阴脉之海，主司精血津液，与冲、督脉一源三歧，同起于胞宫。胞有蓄溢之功能，同时冲脉旺盛，气血充盈，冲任协调，月经方可正常如期。痛经的病机可分为"不通则痛"和"不荣则痛"，大多是情志失调或寒凝胞宫导致冲任瘀阻，气血凝滞，经血不通，不通则痛；或气血不足，胞宫失养，不荣则痛；其中气血运行不畅是痛经的主要病机。经期前后血海由满盈而泄溢，气血由盛实而骤虚，子宫、冲任气血变化较平时急剧，导致子宫、冲任气血运行不畅或失于煦濡，不通或不荣而痛。

中医理论中"肾—天癸—冲任—胞宫"与现代医学中"下丘脑—垂体—卵巢轴—子宫"的功能相似。女性在其正常调控下，表现为月经来潮、受孕、分娩等功能活动；反之，则表现为月经失调、痛经、闭经等异常情况。

【临床表现】

1. 症状 疼痛随月经周期性发作，可于经前1～2天开始，经期第一天最剧烈，持续2～3天后缓解。疼痛为阵发性绞痛、胀痛或坠痛，通常位于下腹耻骨联合上，可放射到腰骶部、股内侧及阴道和肛门。可伴有胃肠道及心血管症状，如恶心、呕吐、腹泻及膀胱直肠刺激症状、头晕、头痛及疲乏感，偶有晕厥或虚脱等。

2. 体征 全身检查注意有无贫血貌，心肺体征是否正常、血压是否正常。腹部检查有无压痛，有无腹肌紧张或反跳痛，有无扪及包块等；若有反跳痛，应考虑有无炎症或腹腔内出血情况。另外，可行妇科检查。

【诊断要点】

1. 根据病史、临床症状和妇科检查未发现异常，临床可诊断。诊断原发性痛经前必须除外可引起痛经的妇科器质性病变。继发性痛经在初潮后数年才出现，多有月经过多、不孕、放置宫内节育器或盆腔炎病史，妇科检查易发现引起痛经的器质性病变，宫腔镜检查是最有价值的辅助诊断方法。

2. 经行小腹胀痛大多开始于月经来潮或在阴道出血前数小时，常为痉挛性绞痛，历时0.5～2h，疼痛部位在下腹部，重者可放射至腰骶部或股内前侧。在剧烈腹痛发作后转为中等程度阵发性疼痛，约持续12～24h。经血外流通畅后逐渐消失，也偶有需卧床2～3d者。

3. 伴随症状 约有50%以上的人伴有胃肠道及心血管症状，如恶心、腹泻、头晕、头痛及疲乏感。偶有晕厥或虚脱等。

4. 妇科双合诊或肛诊阴性，无盆腔器质性疾病，可得出原发性痛经的诊断。

【鉴别诊断】

排除盆腔器质性疾病所引起者。继发性痛经根据病史、妇科检查及必要的辅助诊断方法，可以明确痛经是由何种妇科疾病引起。

1. 盆腔子宫内膜异位症　痛经是子宫内膜异位症的主要症状，卵巢、子宫骶骨韧带、子宫直肠窝盆腔腹膜等处异位的内膜组织在月经周期中同样受卵巢激素的影响而有周期性变化。

2. 子宫腺肌病　因为子宫内膜侵入子宫肌层引起的一种良性病变，痛经为本病的典型症状之一，亦可有月经量增多或经期延长。妇科检查子宫呈均匀性增大、呈球形，质地较硬，一般约为2个月妊娠大小，可有轻压痛。

3. 子宫肌瘤　痛经不是子宫肌瘤的主要症状，但黏膜下肌瘤在月经期可因刺激子宫收缩而发生痉挛性疼痛。患者多伴有月经过多、经期延长或不规则阴道流血。盆腔检查可发现子宫不同程度增大，表面光滑或有结节状突起。

4. 慢性盆腔炎　下腹部疼痛和不育是慢性盆腔炎的主要症状。在月经期由于盆腔充血或因月经诱发炎症急性发作，可引起腹痛加剧。患者多有不育及急性盆腔炎史。盆腔检查子宫多为后位，活动度差，甚至完全固定。

5. 生殖道畸形　在胚胎发育中一侧副中肾管可以发育良好，形成发育较好的单角子宫。而另一侧副中肾管发育不好形成残角或始基子宫，与对侧不贯通，也不通向体外。始基子宫一般无宫腔，或有宫腔也缺乏子宫内膜；如果始基子宫有功能反应，表现为周期性出血则可因宫腔积血而引起痛经。患者多为少女。

6. 宫内节育器　痛经亦可见于宫内安置节育器的妇女。此类痛经可能是由于子宫内膜产生的前列腺素增加而引起的，也可能是节育器刺激子宫肌肉的排异性收缩，导致下腹部痉挛性疼痛。患者常有下腹部或腰骶部不适，经期症状加重，表现为痛经节育器的放置位置不当或过大也易引起子宫收缩，导致下腹疼痛及痛经。

7. 盆腔静脉瘀血综合征　本病是由慢性盆腔静脉瘀血引起的女性内生殖器官疾病，临床表现主要有盆腔坠胀、下腹部及腰骶部疼痛，并常伴有月经过多、白带增多及痛经。劳累、性交、久坐、久立后或便秘时，症状往往加重，有的患者还有乳房胀痛及膀胱、直肠刺激症状等。

【治疗方法】

1. 中医分经与辨证

①寒凝血瘀证：经前或经期小腹冷痛、得热痛减，形寒肢冷。可伴有经色紫黯有块、月经量少或错后、经行呕恶、经行大便溏泄、带下量多、色白，舌质紫黯，或有瘀斑瘀点，或舌底络脉迂曲，苔白，脉弦、涩或沉紧。

②气滞血瘀证：经前或经期小腹胀痛或刺痛，情志抑郁或烦躁易怒。可伴有经色黯红有块，或经行不畅、经前或经期乳房胀痛、肛门坠胀、月经先后不定期、经量或多或少，舌质黯红，或有瘀斑瘀点，或舌底络脉迂曲，苔薄白或薄黄，脉弦或弦涩。

③肾虚血瘀证：经行小腹坠痛、腰膝酸软。可伴见经色淡黯或夹块、月经量少或错后、头晕耳鸣、夜尿频多、性欲减退，舌质淡黯，或有瘀斑瘀点，苔薄白，脉沉细或沉涩。

④湿热瘀阻证：经前或经期小腹胀痛或灼痛，带下量多、色黄质稠。可伴见经色暗红或绛红、质稠或夹黏液、月经量多

或经期延长、口腻或纳呆、大便溏而不爽或干结、小便色黄或短赤，舌质红或暗红，苔黄腻，脉弦数或弦滑。

2.选用穴位

（1）主穴一　关元、中极、足三里、三阴交（小腹痛，瘀血为主者）。

（2）主穴二　十七椎、次髎、归来（腰骶痛，宫寒为主者）。

（3）配穴　①寒凝血瘀配天枢；②气滞血瘀配膈俞；③肾虚血瘀配关元、肾俞；④湿热瘀阻配丰隆、阴陵泉。

3.药物　健骨注射液。

4.操作方法　月经来潮的前3天做治疗。患者取仰卧位或俯卧位，皮肤常规消毒，用10mL一次性注射器抽取健骨注射液5～8mL，快速刺入穴位约2～3cm，稍做提插，得气后回抽无回血，将药液缓慢推入穴位，每穴约2mL。拔去针头，针眼用无菌消毒棉球压迫片刻。

5.疗程　隔1天或2天注射1次，5天为1个疗程，连续治疗3个月经周期，3个疗程后观察疗效。

6.注意事项　小腹部、腰骶部穴位针刺注意深度和角度。

【康复训练与调护】

1. 在月经期注意保暖，忌寒凉生冷刺激，也不宜食用辛辣香燥之物，保暖、防止寒邪侵袭，可以多喝红糖水、温开水。

2. 加强营养、增强体质，重视精神、心理调整，应尽量避免剧烈的情绪波动，避免强烈的精神刺激，保持心情愉快。

3. 注意休息、充足睡眠，经期避免剧烈运动和过重体力劳动。

4. 注意经期卫生，平时要防止房劳过度，经期绝对禁止房事。

5. 平时加强锻炼，增强体质。

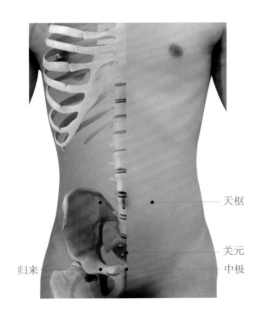

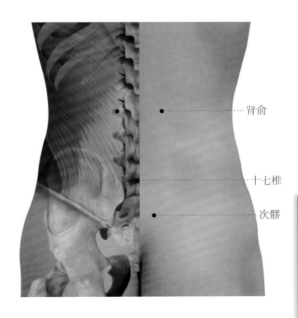

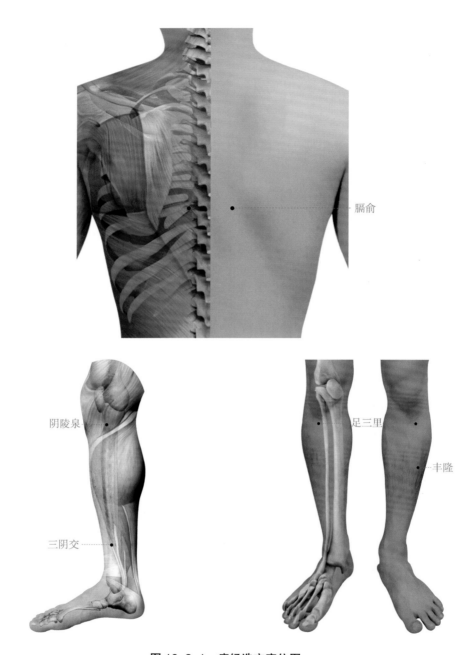

图 10-8-1 痛经选穴定位图

膈俞

阴陵泉

三阴交

足三里

丰隆

第九节　痛风

【概述】

痛风是由遗传性或获得性病因所致嘌呤代谢障碍，属于代谢性疾病、风湿性疾病，表现为血尿酸增高、伴组织损伤的一组症状，可伴有持续、显著的高尿酸血症。在多种因素影响下，过饱和状态的单水尿酸钠微小结晶析出，沉积于关节内、关节周围、皮下、肾脏等部位，引发急慢性炎症和组织损伤，出现持续临床症状和体征。

近年来，由于生活水平大幅度提高，高嘌呤饮食、饮酒及高血压、心脏病患者长期服用利尿剂等因素，痛风患者日益增多，且有年轻化、高发趋势，且常伴发代谢综合征，包括腹型肥胖、高脂血症、高血压、2 型糖尿病及心血管疾病等。高尿酸血症和痛风总体呈现出高发生率、年轻化、男性高于女性、沿海高于内地的流行趋势。

【局部解剖与生理特点】

体内尿酸每日的生成量和排泄量大约相等，生成量的三分之一是由食物而来、三分之二是体内自行合成；排泄量的三分之一由肠道排出、三分之二从肾脏排泄。上述各种途径只要有任何一方面出问题，就会造成尿酸升高。

1. 外源性嘌呤摄入方面　尿酸的生成有两大途径，约 80% 的尿酸源于体内核苷酸或核蛋白的分解，20% 的尿酸源于饮食中富含嘌呤的食品，人体血尿酸含量与食物内嘌呤含量成正比。摄入的食物内 RNA 的 50%、DNA 的 25% 都要在尿中以尿酸的形式排泄，严格限制嘌呤摄入量可使血清尿酸含量降至 $60\mu mol/L$，而尿内尿酸的分泌降至 $1.2mmol/d$（$200mg/d$）。

2. 内源性嘌呤产生方面　尿酸的清除主要由肾脏（66%）和肠道（34%）排出体外。研究表明，高尿酸血症患者肠道排泄不仅不减少，反而增多。

【病因病理】

1. 西医病理　高尿酸血症和痛风是常见并具有广泛危害的代谢性疾病，且已被证实与多种心脑血管危险因素相关，并可导致多系统损害，早期正确的处理有利于减少相关并发症或伴发病。高尿酸血症是痛风发生的重要生化基础，但仅有 10% 左右的高尿酸血症者发生痛风，且少部分患者痛风急性发作时血尿酸在正常范围。所以痛风的发病原因很复杂，其发病机制总因嘌呤代谢紊乱，导致尿酸产生过多和（或）尿酸排泄减少，进而产生高尿酸血症，引起尿酸盐晶体沉积，发生痛风，其特点是反复发作的关节及周围软组织红肿热痛，痛甚剧烈，且起病急骤，反复发作可形成痛风石，严重者可致关节畸形、功能障碍。此病目前尚未能得到根治。

高尿酸血症对多个组织器官具有危害作用，这一结论越来越得到大家的认识和重视。目前临床上普遍认为，高尿酸血症是多种代谢相关性疾病和心血管危险因素（代谢综合征、2 型糖尿病、高血压、心血管事件及死亡、慢性肾病等）发生发展的独立危险因素。血尿酸升高伴发的相关危害的广泛性使高尿酸血症被看成是继高血压、高血脂和糖尿病"三高"之后的第四个重要的危险因素。高尿酸血症是痛风发生的最重要的生化基础和最直接的致病因素。痛风是否发生以及发作的频率与血尿酸的水平直接相关。唯有有效而长期地控制血尿酸水平，才可能从根本上避免痛风的发生与复发。

2. 中医病机 传统中医也称为"历节风""白虎病""白虎历节"，属"痹病"之"湿热痹"范畴，多因过食膏粱厚味、贪饮酒浆，湿热蕴于中焦，日久聚浊为毒，留滞血脉，瘀血凝滞，阻塞经脉，使气血运行不畅，从而引起关节红肿疼痛。湿热浊毒瘀滞经络，不通则痛，治宜清热利湿，化瘀通络。

中医文献有关痹病的论述相当丰富，《素问·痹论》中就有"风寒湿三气杂至，合而为痹"的记载，其病因有内外因之别，外因不外风、寒、湿、热、痰、瘀，或诸邪相夹；内因多由嗜食甘肥厚味或酒热海腥发物，致使脾不运化，酿生湿热痰浊，或因跌仆外伤，伤及肢体筋脉，痹阻气血筋脉，亦与痛风发生息息相关。痛风的病机为风、寒、湿、热、痰、瘀等邪气滞留在筋脉、关节、肌肉，筋脉闭阻，不通则痛；久病邪气伤及筋脉，脉道痹阻不通，影响气血津液运行输布，不能濡养筋脉四肢，不荣则痛。

【临床表现】

1. 症状 主要临床特征包括高尿酸血症、反复发作的痛风性急性关节炎、痛风石、痛风肾病，常伴尿路结石，严重者呈关节畸形和功能障碍等。急性痛风性关节炎是原发性痛风的首发症状，好发于下肢，其特点是起病急骤，关节及周围软组织出现红肿热痛，痛甚剧烈，反复发作可形成痛风石，严重者可致关节畸形、活动障碍。如不及时治疗，会引起痛风性肾炎、尿酸肾结石，

以及性功能减退、高血压等多种并发症。

2. 体征 急性关节炎期体征类似于急性感染，单侧关节炎或偶有双侧先后发作，以第一跖趾关节为多见，其次为踝、手、腕、膝、肘及足部其他关节，表现为红、肿、热、痛和活动受限，明显触痛，局部皮肤紧张、发热、有光泽，外观呈暗红色或紫红色。大关节腔亦可有渗出。慢性关节炎期表现为多关节受累，可出现痛风石、关节活动受限、关节畸形等；在少数病例，骶髂、胸锁或颈椎等部位关节亦可受累；黏液囊壁与腱鞘内常见尿酸盐沉积，手、足可出现增大的痛风石并排出白垩样尿酸盐结晶碎块。

【诊断要点】

1. 多见于中老年男子，可有痛风家族史，常因劳累、暴饮暴食、吃高嘌呤食物、饮酒及外感风寒等诱发。

2. 高尿酸血症诊断 男性和绝经期后的女性血清尿酸浓度＞380μmol/L，绝经期前女性血清尿酸浓度＞380μmol/L。

3. 痛风诊断 ①突然发生拇指、跖趾、踝、膝等处的单关节红肿热痛，逐渐痛剧如虎咬，昼轻夜甚，反复发作，可伴发热、头痛等症；③继则足踝、足跟、手指和其他小关节出现红肿热痛，甚则关节腔可渗液，反复发作后可伴有关节周围及耳郭、耳轮及趾、指骨间出现痛风石。

4. 伴或不伴有尿酸增高，如秋水仙碱治疗有特效则可诊断为痛风，在滑囊液检查找到尿酸盐结晶即可确立诊断。必要时做肾B超探测、尿常规、肾功能等检查，以了解痛风后肾病变情况。X线摄片检查可示软骨缘邻近关节的骨质有不整齐的穿凿样圆形缺损。

【鉴别诊断】

1. 类风湿关节炎 也常以中小关节炎症为首发症状，但多见于女性，有晨僵，可引起关节僵硬和畸形。血尿酸多不高，但类风湿因子增高，伴有免疫球蛋白增高，X线可见关节周围的骨质疏松，关节间隙变窄，甚至关节面融合，与痛风性凿孔样缺损明显不同。

2. 化脓性关节炎与创伤性关节炎 痛风初发时常易与化脓性关节炎和创伤性关节炎混淆，但后二者血尿酸不高，创伤性关节炎常有较重受伤史，化脓性关节炎滑囊内含大量白细胞，培养可得致病菌，可做鉴别。

3. 蜂窝织炎 痛风急性发作时关节周围软组织常呈明显红肿，如忽视关节本身的症状，极易误诊为蜂窝织炎。后者血尿酸盐不高，畏寒发热和白细胞增高等全身症状更为突出，而关节疼痛不甚明显。

4. 假性痛风 为关节软骨钙化所致，多发生于老年人，膝关节最常累及，急性发作时症状酷似痛风，但血尿酸水平不高，X线片示软骨钙化。

5. 其他关节炎 急性期需与红斑狼疮、类固醇结晶关节炎、Reiter综合征、羟磷灰石沉积症等相鉴别，血尿酸检查有助于鉴别诊断。

【治疗方法】

1. 中医分经与辨证 痛风的中医治疗以"以疏治痛，祛痛致疏"为指导，急性期多属风湿热痹和湿热痹范畴，应从清热通络、祛风除湿着眼，以阻止病情发展。若发展到慢性期阶段，又需针对兼夹痰浊、血瘀者，随证参用化痰泄浊、祛瘀通络之法。同时根据阴阳气血的虚衰，注意培本，补养气血，调补脾肾。

①湿热蕴结证：局部关节红肿热痛，发病急骤，病及一个或多个关节，多兼有发热、恶风、口渴、烦闷不安或头痛汗出，小便短黄，舌红苔黄，或黄腻，脉弦滑数。

②脾虚湿阻证：无症状期，或仅有轻微的关节症状，或高尿酸血症，或见身困乏怠，头昏头晕，腰膝酸痛，纳食减少，脘腹胀闷，舌质淡胖或舌尖红，苔白或黄厚腻，脉细或弦滑等。

③寒湿痹阻证：关节疼痛，肿胀不甚，局部不热，痛有定处，屈伸不利，或见皮下结节或痛风石，肌肤麻木不仁，舌苔薄白或白腻，脉弦或濡缓。

④痰瘀痹阻证：关节疼痛反复发作，日久不愈，时轻时重，或呈刺痛，固定不移，关节肿大，甚至强直畸形，屈伸不利，皮下结节，或皮色紫暗，脉弦或沉涩。

⑤肝肾阴虚：病久屡发，关节痛如被杖，局部关节变形，昼轻夜重，肌肤麻木不仁，步履艰难，筋脉拘急，屈伸不利，头晕耳鸣，颧红口干。舌红少苔，脉弦细或细数。

2. 选用穴位

（1）主穴 足三里、三阴交、太溪、阿是穴。

（2）局部配穴 取病变关节周围穴位围刺。①跖趾关节肿痛加大敦、太冲；②肘关节肿痛者加曲池、合谷；③腕关节肿痛者加合谷、阳池、外关；④膝关节肿痛者加血海、内膝眼、阳陵泉；⑤踝关节肿痛者加昆仑、解溪。

3. 药物 健骨注射液。

4. 操作方法 ①常规消毒局部皮肤后，用一次性5mL无菌注射器抽取健骨注射液，将针头按照毫针法的角度和方向的要求迅速进入皮下或肌层的一定深度，并上下提插出现针感后，若回抽无血，即缓慢将药物注入。②围刺：在病灶边缘皮区刺入，针尖可呈 15°～45° 斜向中心，每针距离宜依据病情相隔 0.5～3cm，进针深度 0.3～1.2 寸，以得气为佳，留针 15～30min。围刺的同时，可在病灶中心刺入 1～3 针，进针可略浅，留针时间相同，每日 1 次。

5. 疗程　每次治疗根据病情选取 4～8 个穴位。隔日 1 次，5 次为 1 个疗程。治疗 1 个疗程后评定疗效。

6. 注意事项　注射时皮肤要严格消毒，关节附近针刺时要避免药液注入关节腔内。关节炎急性期应卧床休息，抬高患肢，局部冷敷，避免受累关节负重，应休息至关节疼痛缓解 72 小时后方可恢复活动。

【康复训练与调护】

1. 预防性保护措施应针对两个方面，即防止骨、关节软骨侵蚀造成的残疾和防止肾脏损伤。特殊疗法应根据本病所处不同时期及病情轻重选用。

2. 积极治疗与高尿酸血症相关的代谢性及心血管危险因素，积极控制肥胖、代谢综合征、2 型糖尿病、高血压、高脂血症、心血管疾病或卒中、慢性肾病等。

3. 生活方式改变，包括健康饮食、限制烟酒、坚持运动和控制体重等。

①限制短时间内大量摄入富含嘌呤的食物，限制富含嘌呤的肉类及动物内脏、海鲜、豆制品及果糖饮料的摄入，推荐低脂或脱脂乳制品和蔬菜，控制蛋白质摄入量。②严格戒酒，特别是啤酒、白酒和烈酒，避免诱发因素。③多饮水，保持每天尿量在 2000mL 以上，必要时宜服碱性药物，使尿 pH 值为 6.2～6.9，增加尿酸溶解度，防止结石形成。④不应使用抑制尿酸排泄的药物。⑤强调坚持运动和控制体重是预防高尿酸血症的重要措施。

4. 痛风治疗具有长期性，定期复查血尿酸很重要。因此应加强患者的宣传教育，积极开展患者医学教育，提高患者防病治病的意识，提高治疗依从性。

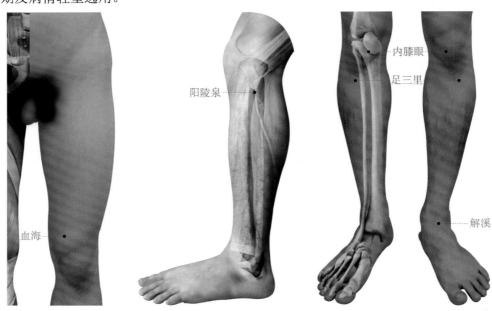

血海　　阳陵泉　　内膝眼　足三里　解溪

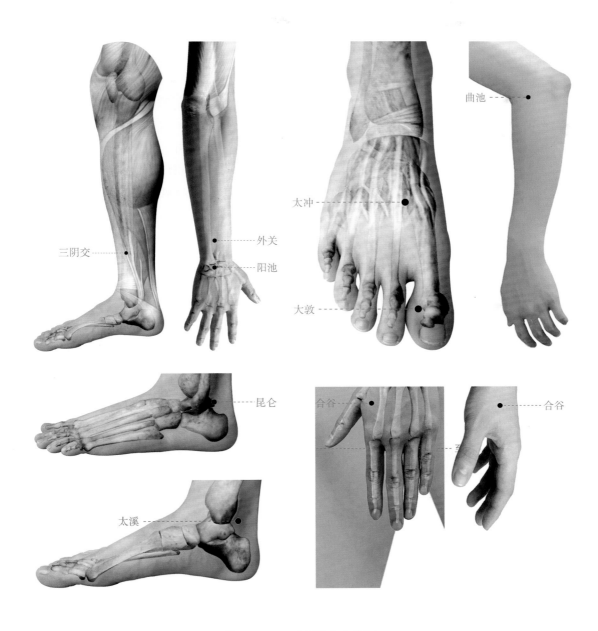

图 10-9-1 痛风选穴定位图

三阴交　外关　阳池　太冲　大敦　曲池　昆仑　合谷　合谷　太溪

第十节　股骨头坏死

【概述】

股骨头坏死，又称股骨头无菌性坏死或股骨头缺血性坏死，是由于多种病因破坏了股骨头的血液供应所造成的最终结果，是临床常见病之一。大多数学者认为其病因是由于供应股骨头的血管受损引起。作为一种进展性疾病，股骨头缺血性坏死好发于 20～50 岁的青壮年，其病程长，致残率高，如果在早期不能做出及时的诊断和治疗，髋关节会被完全破坏。

【局部解剖与生理特点】

组成髋关节的基本结构包括骨质、软骨、滑膜，不同组织结构病变的病理特点不同。股骨头坏死是骨组织发生了坏死、囊变、塌陷，最终可因软骨下骨折导致软骨碎裂，而出现关节间隙变窄；髋臼性关节炎、发育性髋关节炎、创伤性髋关节炎、扁平髋等疾病发生病变的组织结构是关节软骨，主要病理特点是负重区关节软骨结构破坏、变性，甚至剥脱；而类风湿关节炎、强直性脊柱炎并发髋关节炎的主要病理特点是滑膜充血、水肿、增生。

【病因病理】

1. 西医病理　股骨头坏死主要分为两大类：①创伤性，主要是由于外伤造成股骨头血运突然中断的结果，常见于股骨颈骨折、髋关节脱位及医源性创伤，如强力按摩、股骨颈截骨术、滑膜切除术等。②非创伤性，其发病机制是渐进的慢性过程，尽管目前本病的具体发病机制仍不十分明确，但大量的研究表明，股骨头坏死的发生与慢性劳损、较长时间或大量使用糖皮质激素、

长期过量饮酒、系统性红斑狼疮、潜水、减压病以及接触放射线等密切有关。

股骨头坏死的病因有几十种甚至更多，目前比较明确的诱发因素是激素、酒精和创伤，由这 3 种因素诱发者在股骨头坏死患者中约占 90%，其中由激素和酒精诱发者在股骨头坏死患者中占 2/3 以上，由创伤诱发者占 1/5，还有约 1/10 的患者没有明确的诱发因素。股骨头因缺血坏死而致晚期塌陷的发生率在 30%～40% 之间，青年发生率更高。其治疗的方法虽多，但治疗效果欠佳。

2. 中医病机　股骨头缺血性坏死在中医学中属于"骨痹""骨痿""骨蚀"的范畴。多由肝肾不足、筋骨失荣，又因外伤、慢性劳损、六淫之邪侵袭、七情内郁、饮食不节等，致使风寒湿邪乘虚而入，虚邪深入筋骨，寒凝于里，筋脉受阻，造成气血凝滞，瘀血形成以后，进一步阻滞经脉，使气血不能化生，营气不能环周不休、流行不止，终致"血气隔绝，不能周荣"，筋骨失去气血荣养，遂变生本病。故股骨头缺血性坏死以先天不足为发病的根本，六淫、外伤劳损为发病的诱因，发病机理关键在于气滞血瘀，它贯穿于股骨头缺血性坏死的全过程，治疗上应以活血化瘀为治疗大法，辅以补肾健骨、通经活络，以达到血液循环的畅通或促进股骨头侧支循环的建立，有效改善股骨头缺血状态，促进骨的新陈代谢，促进坏死骨的修复和新骨生成。

中医药治疗股骨头坏死的作用在于改

善血运、加快骨质修复，但对已经塌陷的股骨头则不能恢复其正常形态。因此，在塌陷前期进行中医药治疗，可扬长避短，最大限度地发挥中医药的疗效。但临床上多数患者在股骨头坏死的中、后期才就诊，治疗方法的选择上多以手术治疗为主，而临床实践已证明在股骨头坏死患者围手术期进行中医药干预有利于缓解症状、改善髋关节功能、提高患者生活质量。因此，对于股骨头坏死，无论患者处于病变的哪个阶段、是否进行手术治疗，均可应用中医药治疗。

【临床表现】

1. 症状

（1）疼痛　股骨头坏死症状的疼痛一般可分为疼痛持续性或间歇性，有时也会出现休息性疼痛，一般在行走活动后疼痛会更加严重。这些疼痛病理都会产生区域麻木感，多数疼痛为钝痛、针刺样或酸痛不适等，常常会出现在大腿内侧、臀后侧和膝内侧或者是腹股沟区，严重影响患者正常生活，造成不同程度的生活障碍。

（2）关节僵硬与活动受限　股骨头坏死就是由于骨关节出现病变所导致，一般患此疾病的患者都会伴随关节僵硬、活动受限，例如髋关节屈伸不利、不能久站、下蹲困难、行走鸭子步。早期患者症状多为外展、外旋活动受限明显，后期症状将会非常严重，行走十分困难。

（3）跛行　股骨头坏死早期会出现间歇性跛行，一般都是由于骨骼坏死、髋痛及股骨头塌陷导致，其中儿童患病症状明显。同时在股骨头坏死晚期中也会时常出现进行性短缩性跛行。

2. 体征

一般检测中"4"字试验、下肢短缩试验呈阳性，有不同程度的局部深压痛和内收肌止点压痛。通常患者都会有外展、外旋或内旋活动受限，患肢缩短，肌肉呈萎缩状态，有时还会出现半脱位体征，严重影响患者正常生活活动，伴随疼痛感。

【诊断要点】

1. 仔细询问病史，了解是否有髋部创伤史；是否有长期、大剂量的激素类药物应用史，特别是对有系统性红斑狼疮、慢性肾病、血小板减少性紫癜、哮喘、皮肤病等病史及器官移植手术史或脑部外伤史等需应用激素药物治疗的高危人群；了解患者的饮酒习惯、饮酒量及饮酒史。

2. 髋关节痛，以腹股沟和臀部、大腿为主，髋关节内旋活动受限且内旋时疼痛加重。有不同程度的髋关节功能受限，一般会伴有髋关节旋转受限、外展以及下蹲不到位等问题。

3. 虽然影像学检查股骨头坏死早期的表现不典型，但仍是必要的：①X线改变可见股骨头塌陷、不伴关节间隙变窄、股骨头内有分界的硬化带、软骨下骨有透光带（新月征阳性、软骨下骨折）。②股骨头磁共振成像示等质或异质低信号强度，伴 T1 加权像的带状改变或 T2 加权像显示双线征。③核素骨扫描示股骨头内热区中有冷区。④骨活检示骨小梁的骨细胞空陷窝＞50%，且累及邻近多根骨小梁，骨髓坏死。

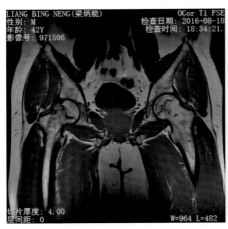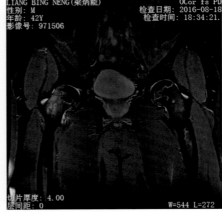

图 10-10-1　股骨头坏死

【鉴别诊断】

股骨头坏死与其他髋关节病变进行鉴别的主要方法，除全身表现外，还有不同疾病特异性的影像表现。

1. 具有类似 X 线改变疾病的鉴别诊断

①中、晚期骨关节炎：当关节间隙轻度变窄，出现软骨下囊性变时可能会混淆，但其 CT 表现为硬化并有囊变，MRI 改变以低信号为主，可据此鉴别。

②髋臼发育不良继发骨关节炎：股骨头包裹不全，髋臼线在股骨头外上部，关节间隙变窄、消失，骨硬化、囊变，髋臼对应区出现类似改变，与本病容易鉴别。

③强直性脊柱炎累及髋关节：常见于青少年男性，多为双侧骶髂关节受累，其特点为 HLA-B₂₇ 阳性，股骨头保持圆形，但关节间隙变窄、消失甚至融合，故不难鉴别。部分患者长期应用皮质类固醇可合并股骨头坏死，股骨头可出现塌陷但往往不严重。

④类风湿关节炎：多见于女性，股骨头保持圆形，但关节间隙变窄、消失。常见股骨头关节面及髋臼骨侵蚀，鉴别不难。

2. 具有类似 MRI 改变疾病的鉴别诊断

①暂时性骨质疏松症：可见于中年男女性患者，属暂时性疼痛性骨髓水肿。X 线片示股骨头、颈甚至转子部骨量减少。MRI 可见 T1 加权相均匀低信号，T2 加权相高信号，范围可至股骨颈及转子部，无带状低信号，可与本病鉴别。此病可在 3～6 个月内自愈。

②软骨下不全骨折：多见于 60 岁以上老年患者，无明显外伤史，表现为突然发作的髋部疼痛，不能行走，关节活动受限。X 线片示股骨头外上部稍变扁，MRI 的 T1 及 T2 加权相显示软骨下低信号线，周围骨髓水肿，T2 抑制相显示片状高信号。

③色素沉着绒毛结节性滑膜炎：多发于膝关节，髋关节受累少见。累及髋关节的特点为：青少年发病，髋部轻中度痛伴有跛行，早、中期关节活动轻度受限。CT 及 X 线摄片可显示股骨头、颈或髋臼皮质骨侵蚀，关节间隙轻、中度变窄。MRI 示广泛滑膜肥厚，低或中度信号均匀分布。

④股骨头挫伤：多见于中年有髋关节外伤史患者，表现为髋部痛及跛行。MRI 示

位于股骨头内的 T1 加权相中等强度信号、T2 加权相高信号，内侧较多。

【治疗方法】

1. 中医分经与辨证

本病治疗依据"邻近取穴"的原则，因累及下肢、诸经瘀滞、以足三阳为重，故取足三阳经局部穴位注射，改善局部血液循环，增加局部组织血流量，使局部瘀去新生，促进局部血液循环的重建和骨组织形态的修复。

2. 选用穴位

（1）主穴　环跳、居髎、阿是穴。

（2）配穴　①配双肝俞、双肾俞、足三里、悬钟等穴益火之源、调补肝肾、调养气血扶正；②配秩边、风市、血海、阳陵泉、绝骨等穴活血化瘀、温经通络。

3. 药物　健骨注射液。

4. 操作方法　患者侧卧位，患侧在上，选用 5mL 注射器抽取药液，取股骨头缺血性坏死侧的环跳、居髎穴，将针头与穴位皮肤垂直刺入 3 ～ 3.5cm，提插得气后，每穴注射 2.5mL。

5. 疗程　每周 3 次，连续治疗 6 个月。

6. 注意事项　注射时皮肤要严格消毒，行穴位注射过程中，嘱患者切勿变动体位，防止针头刺入角度、深度发生变化；

一般药液不宜注入关节腔和血管内，在有主要神经干通过的部位做穴位注射时，应注意避开神经干，或浅刺以不达到神经干所在的深度为宜，如针尖触到神经干，患者有触电感，要稍退针，然后再注入药物，以免损伤神经。

【康复训练与调护】

1. 股骨头坏死存在很多致病因素，且很多疾病都可伴发股骨头坏死，故积极去除导致股骨头坏死的因素及导致股骨头坏死的原发病具有重要意义。为预防股骨头缺血性坏死的发生，应注意：①重视股骨颈骨折、髋关节脱位及损伤的早期治疗。②对皮质激素的使用应慎重。③减少饮酒量，不酗酒。④与从事职业有关的患者应调离此环境，如潜水员等。⑤患有肾上腺皮质功能亢进、肝脏病、镰状细胞性贫血症等疾病者，在治疗股骨头坏死的同时应积极治疗原发病。

2. 康复功能锻炼　给予患肢牵引，每日 2 次，牵引 30 ～ 50min 为宜，然后配合下肢按摩，髋关节功能练习。同时扶拐行走、防止股骨头塌陷变形，加强股四头肌练习。

3. 日常饮食注意多选择一些钙质含量丰富的食品，在阳光充足的时候可以到户外适当地晒太阳促进钙质的吸收。

第十章　其他疼痛类

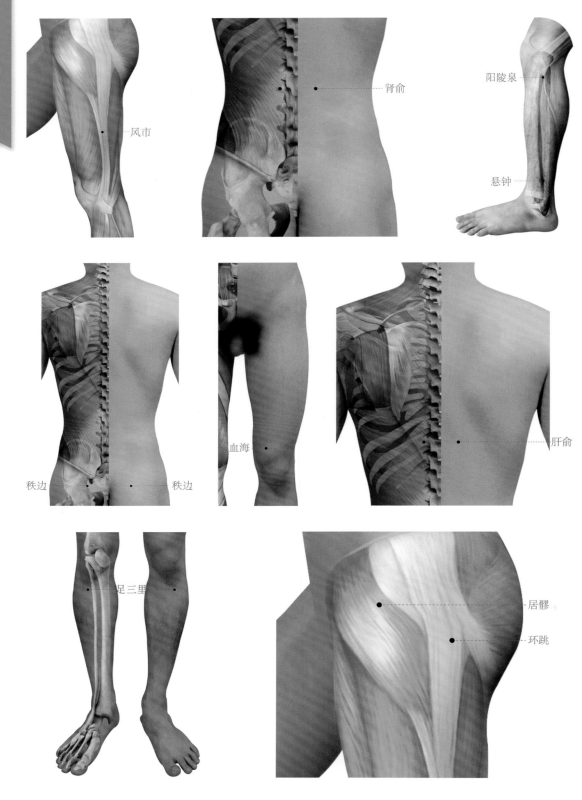

风市

肾俞

阳陵泉

悬钟

秩边　　秩边

血海

肝俞

足三里

居髎

环跳

图 10-10-2　股骨头坏死选穴定位图